偏方·秘方·验方

李春深◎编著

U0244846

天津出版传媒集团

天津科学技术出版社

本书具有让你"时间耗费少,养生知识掌握好"的方法

免费获取专属于你的
《偏方·秘方·验方》阅读服务方案

循序渐进式阅读? 省时高效式阅读? 深入研究式阅读? 由你选择!
建议配合二维码一起使用本书

图书在版编目(CIP)数据

偏方·秘方·验方 / 李春深编著 . -- 天津:天津
科学技术出版社,2020.5
ISBN 978-7-5576-5924-0

Ⅰ. ①偏… Ⅱ. ①李… Ⅲ. ①土方-汇编②秘方-汇
编③验方-汇编 Ⅳ. ①R289.2

中国版本图书馆 CIP 数据核字 (2019) 第 050952 号

偏方·秘方·验方
PIANFANG MIFANG YANFANG
责任编辑:李晓琳 孟祥刚

出   版:天津出版传媒集团
          天津科学技术出版社
地   址:天津市西康路 35 号
邮   编:300051
电   话:(022) 23332390
网   址:www.tjkjcbs.com.cn
发   行:新华书店经销
印   刷:三河市恒升印装有限公司

开本 670×960 1/16 印张 20 字数 500 000
2020 年 5 月第 1 版第 1 次印刷
定价:68.00 元

前　言

在世界医学史上，中医是唯一历经 2000 余年仍能焕发生命力的医学技术。中医药方神奇的疗效便是这一传统医术科学、高明人集中体现。在这些有效、实用的药方里，包含着历朝历代诸多名医名家的智慧和心血，他们为我国人民乃至世界人民做出了不可磨灭的贡献。中国有句古话："识得单方一味，可以气杀名医。"这句话的意思是说，一些名医和大医院治不好的病，用一味单方却能治愈，令名医们羞愧难当。一些偏方、秘方、验方，确实有神奇的疗效。这一点早已为实践所证明，亦早已为广大人民群众所心悦诚服、喜闻乐用。

由于化学药品毒副作用较大，因此要求应用天然药物的呼声不断增高。中医是应用天然药物治病的，曾为中华民族的繁荣和健康做出过巨大贡献，也对世界医学产生过巨大影响。中医药是中国人民在长期与疾病斗争中形成和发展起来的。搜集、挖掘、整理历代偏方·秘方·验方，对于继承和发展中医药学具有重大意义，对于人民群众的医疗保健也具有实际意义。

中医方书汗牛充栋、浩如烟海，属于名方范畴的方剂不计其数，且各类方剂犹如零金碎玉，散落在各类学术著作和文献资料中。以目前常用的方剂统计，有 1200 首左右，而使用频率较高的名方，可能只有 300 首左右，且大多属于经典方剂和历代名医学术思想代表方剂，极少数属于某些名医极力推荐和运用的方剂，或临床研究运用时重新发掘认识的方剂。

本书遵循因病辨证、因证立法、依法选方、安全用药的现代中医诊疗规律，所录之方皆经名老中医多次验证，疗效显著。

目　录

上篇　偏方

中篇 秘方

下篇　验方

上篇　偏方

第一章　护发老偏方

治疗斑秃，姜真是个好帮手

症状　成片脱发，没有明显伴随症状的单纯性斑秃；各证型斑秃。

偏方　①鲜生姜片直接或烤热后擦患处。②生姜片擦后涂半夏油。③生姜、闹洋花泡酒搽患处。④高粱酒泡老姜，常搽患处。

头发可以作为自身形象的修饰，打啫喱水、染发等可以让我们男性朋友更加帅气。虽然现在社会很开放，剃个秃头都能成为时尚，但如果男性朋友的头发成片脱落或"被迫"变成秃顶，就实在是让人头痛了。

斑秃俗称"鬼剃头"，是一种骤然或渐渐发生的局限性斑片状的脱发性毛发病，病变处头皮正常，光滑、无炎症及自觉症状，可自行缓解和复发。若整个头皮毛发全部脱落，称为全秃；严重者全身所有毛发均脱落，称为普秃。

斑秃可以出现在任何年龄，但以中年人较多，少数发病初期患处有轻度异常感觉。初起时为一个或数个边界清楚的圆形或椭圆形脱发区，直径为1~2厘米，或者更大。脱发区的边缘常有一些松而易脱的头发，有的已经折断，近侧端的毛往往萎缩。如果继续进展可以全秃，严重者可为普秃。

现代医学认为本病与神经系统功能紊乱和免疫反应有关。过度的脑力劳动，长期精神忧虑、焦急、悲伤、惊恐，都属于神经功能紊乱范畴，也是诱发斑秃最常见的病因。所以，斑秃患者常有失眠、易激动等神经兴奋症状，或嗜睡、精神萎靡不振等神经抑制症状。

中医认为斑秃的发生原因有以下几点。一是气血双虚：发为血之余，气虚则血难生，毛根不得濡养，所以头发成片脱落。二是肝肾不足：肝藏血，肾藏精，精血不足，则头发没有生长之源。三是血瘀毛窍：阻塞血络，新血不能养发，所以头发脱落。

根据脱发特点及症状不同，斑秃大致可分为以下两种情况。

（1）突然发生的小片状脱发，脱落处呈圆形或不规则形状，脱发局部的头皮光亮，一般没有红肿，中医称之为"油风"。

（2）顶秃，多见于男性青壮年，多表现为前额及头顶部头发稀疏变细并逐渐脱落，中医称之为"蛀发癣"。

斑秃会对一个人的工作和生活造成很大的影响。28岁的小陈，自身条件挺好，却因为脱发一直找不到合适的工作，也没有女朋友。因此，他特别自卑，整天愁眉苦脸，整个人跟丢了魂似的。他的朋友们看在眼里急在心里，于是绞尽脑汁地为他介绍各种各样的方法，效果却不怎么明显。

后来，小陈专门去医院做了检查，知道自己是单纯性斑秃脱发，就根据医生的建议用了对症的偏方。不久之后，他的头发慢慢长了出来，心情也好多了，还信心满满地跟朋友们说，自己很快就能找到工作，也能得到女孩的喜欢和青睐。看着他恢复了自信，大家都为他感到非常高兴。

姜是治疗斑秃的"好帮手"。用姜来治疗斑秃，方法可不少，具体的用法主要有以下几种。

（1）直接用鲜生姜片，或将其烤热后使用。以中度力道搓擦脱发处，直到头皮有火热感为止。每天擦1~2次，坚持使用一段时间斑秃就会有所改善。等头发慢慢长出，还要继续擦头皮进行巩固，但可减少次数或延长间隔时间。

（2）生姜6片，生半夏（研末）15克。先用生姜擦患处1分钟，稍停再擦1~2分钟，然后用生半夏末调香油涂擦，连续使用直至生出头发为止。

（3）将生姜30克，闹洋花5克，用60毫升白酒浸泡5天，然后用炮制好的药酒搓患处。可以根据斑秃头发的具体情况，每天擦1~2次。

（4）准备一块老姜，将其切片后浸泡在高粱酒中，两三天后，就可以取适量药酒来擦拭斑秃的地方，一般半个月后即可见效。

脱发的症状大家几乎都是一样的，但是每个人身体的体质不见得一样，或者说导致斑秃脱发的原因可能是不同的，所以别人用着最有效的生发药不一定就适合您，因此中医要把疾病分成许多证型来进行辨证施治，以求达到最好的治疗效果。

如果斑秃脱发没有明显的伴随症状，也就是说不能将其划分为具体的证型，就是单纯性斑秃。单纯性斑秃没有具体的发病原因可以让我们进行针对性治疗，那么我们就可以用姜来进行外治，同时保持心情愉快。

如果斑秃脱发伴有头晕、失眠、面色发黄无光、口唇指甲颜色淡白、头皮发痒等，多属于血虚风燥，应注意补血防风寒；如果伴有情绪低落、脾气急躁、胸胁胀闷等表现，并出现食欲差、疲乏无力，则是肝郁脾虚的表现，需要疏导心情并健脾；如果伴有头晕耳鸣、腰腿酸重、失眠多梦、手脚心发热、遗精等症状，多属于肝肾阴虚；如果脱发早期伴有发质油腻、头皮分泌物过多、汗多、口苦、大便干等表现，多属于湿热内盛。

患有斑秃的男性朋友们，在选取偏方进行治疗之前，一定要请专业中医师进行指导，以免误用不适合自己证型的偏方，不仅不利于治疗，甚至可能加重病情。

斑秃有时可不治自愈，但严重者也可能造成全秃，所以发现斑秃应及早进行治疗与调理，尤其是血虚风燥和肝肾不足引起的斑秃。对于，湿热内盛型斑秃除了调理治疗，平时饮食应以清淡为主，不吃高热量或刺激性食物，如煎炸食品、辣椒等；还可选用一些清湿热的中药，如黄柏、苦参、白鲜皮等煎汤洗头，用此药水浸泡头发十几分钟等。

内燥斑秃，鸡内金带来新希望

症状 津液耗伤、干燥少津导致的斑秃。

偏方 ①鸡内金炒后研成细末，饭前温开水送服，每日3次。②鸡内金研末，沸水冲泡当茶饮，每日2次，一般连用15天即可长出新发。

人们常说"聪明绝顶"，可有几个男人想做"绝顶"的人呢？毫无疑问，没有男人想因为"绝顶"而影响自己的形象。然而，一旦遭遇了斑秃，男性朋友们的这个愿望恐怕就难以实现了。

斑秃可以出现在任何年龄，但青壮年男性的发病率较高，相对来说病情也较为严重。少数患者发病初期有轻度异常感觉，大部分患者并无自觉症状，多先被别人发现。斑秃发生初期，多为一个或数个边界清楚的圆形或椭圆形脱发区，脱发区的边缘的头发容易拔出，有的已经折断甚至萎缩。

从中医的角度来看，脱发按其形成原因的不同可以分为三种：一是实脱；二是虚脱；三是燥脱。因为津液耗伤、干燥少津而导致的内燥斑秃，属于燥脱的范畴，是脱发现象中病情较为严重的一种情形。

燥脱是内外分泌同时失调，体表失去防御功能，感染外界风邪后导致毛囊吐纳分泌失调，风胜而燥血，导致头发局部成片脱落，头皮光亮发红或发白，皮肤质软，像被沸水烫过一样，或者灌脓一样，这就是斑秃。如果不及时调理，毛发长时间失去营养，毛囊及头皮慢慢萎缩。斑秃严重者连眉毛、胡须、腋毛、阴毛、全身汗毛都会脱光。

燥症分为外燥和内燥。内燥指机体津液不足，机体各组织器官和孔窍濡润减少，从而产生干燥枯涩的病理状态，表现口渴咽燥，干咳，皮肤干燥，粗糙，毛发干枯不荣，大便秘结，舌苔薄而无津，脉细涩，治宜润燥。内燥可发生在各脏腑组织，多见于肺、胃及大肠。

一般来说，阴液亏损、实热伤津、阴虚阳亢都可产生内燥。"津血同源"，津液不足就会导致血少，于是机体失去濡润而形成燥热，肌肤得不到足够的濡润，就会出现皮肤干燥、肌肤甲错，或落皮屑的情况。另外，阴虚津亏就会内生虚热，甚至可能引发命火妄动，因此内燥斑秃一般会伴有手足心热、骨蒸潮热、心烦不寐、脉细数等症状。

因为头皮的营养状况直接影响头发的质量和生长情况，所以头皮干燥就会导致头发干枯、没有光泽，甚至会异常脱落。头皮长期得不到充足的滋养，脱落的头发得不到新生头发的补充，斑秃就可能产生。

想要治疗由内燥引起的斑秃，就必须从体内调理着手，一旦"内燥"的情况得到解决，头皮与头发的营养供应就能恢复正常，那么斑秃脱发的问题自然就可以解决了。

小杨虽然刚刚步入30岁，但是斑秃就找上了门。起初头皮斑秃的面积很小，但是斑秃总是反复发作，还大有日益严重的趋势。过了没多久，小杨满头乌黑的头发已经掉得差不多了，头皮上满是大块圆形的秃斑，非常明显，想尽办法也难以遮掩了。正因为如此，他经常被新来的同事尊称为"叔叔"，所以小杨对各种活动都是能躲就躲。

春节小杨硬着头皮回老家了，还特意戴上了温暖的绒线帽。因为长期忍受斑秃的困扰，小杨的精神状态也大不如前，几个从小玩到大的伙伴简直都认不出他了。弄清楚了他的情况，一位玩伴就向他推荐了一位附近非常有名的老中医。

小杨第二天就迫不及待地去拜访这位老中医。老中医果然是非常有经验，经过"望、闻、问、切"之后，就告诉他这是因长期疏于调养，阴虚血虚导致的内燥脱发。要想解决脱发问题，必须从调养身体着手，改善阴虚血虚的状况，解除内燥，病因得到解决，斑秃自然就会慢慢好了。

小杨又问老中医应该怎么调理，老中医微笑着告诉他，服用鸡内金可以帮助治疗内燥斑秃，大约连续使用 20 天就会有新的头发长出来。小杨心里泛起了嘀咕："这治消化不良的药，真的能治愈反复发作的斑秃吗?"但小杨仍然怀着一丝希望，按照医生的嘱咐用鸡内金来治自己的斑秃。

服用了一周之后，小杨感觉自己口干上火少一些了，身体也清爽了不少。坚持服用了将近 20 天，脱发处果然长出了新头发，小杨真是万分感激，特意到老中医家去道谢。

例子中小杨经常反复的内燥斑秃，用鸡内金来治疗的偏方具体用法如下：取 100 克鸡内金，炒后将其研成极细的药末，每次取 1.5 克，在饭前用温开水送服，每日 3 次。一般将药末服用完，就会有明显的效果。如果对收到的效果不够满意，或者想对疗效进行巩固，还可以继续服用鸡内金，服用的量和频率可以稍加减少。

鸡内金用来治疗内燥斑秃还有另一种用法：取 10 克鸡内金（这只是 1 次的用量），将其研末后，用沸水冲泡，可以当茶频频饮用。每日两剂，一般连用 20 天左右斑秃脱发的地方就会有新的头发长出来。

鸡内金就是家鸡的砂囊内壁，是家鸡用来研磨食物的消化器官，常用于治疗消化不良，效果极佳，此外还可以用于对肾虚和血虚的治疗。

鸡内金治疗内燥斑秃的效果确实不错，这不仅有实例佐证，在医书里也有相应的记载。《本草纲目》中就有记载：鸡内金味甘性平，具有消食健脾之效，可以帮助脾胃运化水谷、化生血液。因此，对于因津少血虚引起的内燥斑秃，可以通过服用鸡内金来进行治疗。

因为内燥斑秃本就是由于阴虚、血虚等津液不足的情形造成的，所以患有内燥斑秃的男性朋友们应该在平常多吃一些含水分较多的凉性水果蔬菜，少吃一些会引起内热的肉类等热性食物。

不过，鞣酸能与鸡内金所含消化酶的酰胺键或肽键结构结合，形成牢固的氢键缔合物，改变酶类物质的性质，使其功效丧失。因此，在服用鸡内金时，不宜同时服用地榆、石榴皮、五倍子、虎杖、狗脊、扁蓄、大黄、茶叶、儿茶、四季青、仙鹤草、侧柏叶等含鞣酸的中药，富含鞣酸的柿子、苹果、茶叶、咖啡等食物也应该忌食。

现代医学普遍认为，精神因素也是斑秃出现的主要原因。因此，男性朋友在日常生活中还要保持良好的精神状态和愉悦的心情，扔掉悲观和紧张的情绪，以远离斑秃。

苦参水洗头，巧治斑秃脱发

症状 斑秃脱发，头皮上呈片状、圆形脱发。

偏方 ①苦参煮水洗头，一周一次，可长期使用。②熟地、黄精嚼碎后用温开水送服，每日1剂，连续服用1个月。

一些年轻男性发生斑秃之后，往往如临大敌、手足无措，导致精神长期处于过度紧张的状态，虽然东奔西走想要把病治好，却常常迁延不愈。这到底是什么原因呢？

斑秃多发生在年轻男性身上，这些人多数刚走上社会不久，面临生活、工作、学习、人际关系等多方面的压力。突如其来的斑秃，经常让他们束手无策，因而精神高度紧张，更不利于斑秃脱发的治疗。

现代医学普遍认为，精神因素是斑秃病发的主要因素。据统计，在发生斑秃前有确切的情绪紧张者约占半数以上，而伴有失眠、多梦者则更多。从病理原因上来分析，当人们受到各种精神因素刺激，在情绪性应激状态下，机体的内分泌功能发生紊乱，免疫系统功能降低，导致体表毛发生长出现暂时性抑制，局部缺血、缺氧，毛发生长所需的养料不足，毛乳头萎缩，于是便发生了脱发。

此外，医学专家还发现内向个性者发生斑秃的概率比稳定个性者高1倍；近一年内曾受心理社会因素刺激者患斑秃的机会比未受刺激者高3倍以上。据分析，性格内向的人，其基础脑血流长期保持在较恒定的水平，即使在外界经常刺激下，脑血流也无明显增加，这就可能造成大脑皮质相对缺血，头皮毛囊的营养相对缺乏，进而引发脱发。心理、家庭、社会因素可使人体处于紧张状态，从而产生一系列的心理和生理反应，这些反应反复或长期存在，就会损害机体的防御系统，再加上个性特征、遗传倾向和免疫系统异常的影响，就可能发生斑秃。

在中医看来，导致斑秃的原因是气血双虚，肝肾不足，以至于血瘀毛窍。人体的内外分泌同时失调，阴虚阳亢，人的体表失去了防御功能，偶然感染了外界的风邪，这就致使毛囊吐纳分泌失调。一旦津液分泌过少，就会风胜血燥，就造成了头发局部成片脱落。斑秃也就渐渐由小而大，脱发处的头皮就会光亮发红或者发白。

这种情况的斑秃，如果不及时调理，时间长了毛发失去营养，毛囊及头皮慢慢萎缩，就很难再长出新头发，严重者会变成全秃，这样治疗起来就更困难了。

针对斑秃，最好的治疗方法是要标本兼治。从内部调理，内分泌正常了，头发所需养分供给充足了，脱发的问题就自然得以解决。这里介绍两个治疗斑秃的偏方。苦参水洗头以及口服熟地、黄精，对治疗斑秃都有很好的效果。

苦参是一种常见的中药，《本草经百种录》中说："苦参专治心经之火，与黄连功用相近。但黄连似去心脏之火为多，苦参似去心腑小肠之火为多，则以黄连之气味清，而苦参之气味浊也。按补中二字，亦取其苦以燥脾之义也。"用苦参水洗头，正是利用了它的清热燥湿的功效。朱先生也是这个偏方的受益者之一。

朱先生刚三十岁，在一次理发的时候，理发师发现他出现了斑秃的症状，头顶和后脑勺有两小块圆形斑秃。知道自己得了斑秃，朱先生非常紧张，赶紧四处求医问药。

一个老中医推荐他用中药外洗的方法来治疗斑秃，这样不但没有副作用，而且能从根本上调理头皮，治愈后还不易复发。朱先生也对中药外洗治疗非常有信心，就请老中医给他开方子。医生给他介绍了两个偏方，一个是中药外洗的方子，用苦参煮水洗头，一周洗一次；另外一个是内服的方子，将熟地和黄精嚼碎后温开水送服，每天1次，连服一个月。

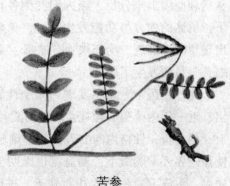

苦参

朱先生按照医生的方子用药一个月后，发现自己斑秃脱发的部位就开始出现纤细的浅色头发了。他非常高兴，仿佛看到了治愈斑秃的希望，更加用心地坚持使用医生推荐的两个小偏方。不久之后，朱先生斑秃部位的头发已经逐渐变黑变粗变密，并渐渐地恢复正常了。

朱先生使用的两种治疗斑秃脱发的偏方，具体使用方法如下。

（1）加水适量和苦参60克，一起煮水，水开后去渣取汁。待温度适宜的时候用其洗头，一般情况下每周洗一次即可，也可以长期使用。

（2）每次取熟地和黄精各10克，将两者共同放入口中，嚼碎后用温开水送服，每天1次，连续使用1个月。

根据《本草经百种录》的记载，苦参专治心经之火，与黄连的功用相近。但是二者之间也有差别，黄连多被用来去心火，而苦参则多用于去小肠之火，原因就在于黄连的气味清，而苦参的气味浊。苦参有清热燥湿的功效，将苦参煮水洗头，可使苦参的成分渗进头皮，进而促进头皮细胞的生长和修复。这是外治斑秃的方法。

嚼服熟地和黄精则是内服的一种方式。将两者嚼碎之后用温开水送服即可，每天1次，连续服用1个月，有养阴润肺、补脾益气、治愈斑秃的功效。熟地有促进红细胞恢复、抑制血栓形成、降低血压等作用；黄精有增加冠脉流量、降低血压、降低血脂、抗细菌、抗真菌、抗衰老、提高机体免疫力、提高耐缺氧能力的作用，两药共用则提高了患者的机体免疫力，改善了血液循环。除治疗斑秃外，还可以治疗一系列与血液循环、免疫力相关的皮肤病。黄精归肺、脾、肾经，具有补气养阴、健脾、润肺、益肾的功能，多用于治疗脾胃虚弱、体倦乏力、口干食少、肺虚燥咳、精血不足、内热消渴等症。此外，黄精既能用来治疗肾虚导致的斑秃，还能用于治疗肾虚引起的须发早白。

因为斑秃的发生和精神因素有很大的关系，所以精神调节很有必要。在此治疗过程中，患者的精神状态尤为重要，这从一定程度上影响着药效的发挥。所以，我们要调节自己的情绪和精神状态，保持乐观、积极的心态，这样也有助于病情的尽快恢复。

另外，我们在生活中还要注意一些细节，以辅助防治斑秃。

1. 避免暴晒

日光中的紫外线会对头发造成损害，使头发干枯变黄，因此夏季要避免日光暴晒，在室外游泳、日光浴时要注意防护。

2. 合理饮食

男性在饮食中应该少吃过于油腻、甜、辣的食物，增加膳食中谷物、蔬菜、水果的比重，多吃黑豆、黑芝麻、蛋等含铁、钙丰富的食物。另外，对头发有滋补作用的富含蛋白质的食物，如牛奶、瘦肉、家禽和鱼等，也应该多吃。

3. 放松心态

这点尤其重要，男性脱发年轻化与压力过大、睡眠不充分密不可分。压力大，长期紧张、焦虑、疲劳导致睡眠质量差，容易使内分泌功能出现紊乱，引起斑秃。所以放松心态，提高睡眠质量有助于改善脱发状况，也有助于治疗斑秃脱发。

有斑秃症状的朋友们不要过于悲观，不要有太重的心理负担，我们应该相信医学的神奇作用，有病及早治疗，不讳疾忌医。斑秃并不可怕，只要采取积极的、有针对性的治疗，就是可以治愈的。但是，在治疗用药时也要注意，对于想要尝试使用的方剂要有足够的药理了解，并向相关的医务人员咨询，得到肯定的答复后再使用，以免药不对证而延误或加重病情。

黑芝麻丸解决脱发难题

症状 肝肾不足或气血亏虚引起的头发异常或过度脱落，可伴有头晕、耳鸣、贫血等。

偏方 黑芝麻九蒸九晒后，连同黑枣肉混合成药丸状服用，每次 1~2 小勺。

我们在日常生活中都有这种经验，梳头的时候梳子上或衣服上留下几根头发都是非常正常的事情，丝毫用不着大惊小怪。但是，如果头发大量脱落，恐怕就不得不把它当回事了，否则头发越来越稀疏，可就有损形象、过早步入"大叔"的行列了。

脱发分为正常生理性脱发和病理性脱发两种。若头发的生长速度与脱落速度匹配，头发的数量处于动态的平衡，此时的脱发为正常生理性脱发。

若头发异常或过度脱落（一般认为头发每天脱落数量大于 100 根，即为异常或过度脱落），则为病理性脱发。正常生理性脱发不会对生活产生影响，因此一般脱发仅指病理性脱发。

中医学认为"肾藏精，主生殖，其华在发""发为血之余"，肾为先天之本，头发为血液的产物；脱发的病因主要在肾，若肝肾两虚气血不足，全身的血液循环就会疲软，无法将营养物质输送至头皮，毛囊得不到滋养就会渐渐萎缩，就会引起脱发。中医认为，引起脱发的原因如下。

（1）肾虚肺损：肾藏五脏六腑之精华，肾虚使精血不足；肺是人体最主要的氧气和废物交换器官，肺功能强弱，直接影响氧气吸入、废物排出以及体内的营养供应。体内营养供应不足及精血不足都会导致头发缺少营养供应，引起头发脱落。

（2）毒素积累：忧愁、环境污染、不良的饮食和作息习惯等会使人体吸收、产生和积蓄大量毒素。这些毒素不仅会破坏身体的各器官及系统，还会影响机体各器官和头发对养分的吸收，造成脱发。

（3）微量元素缺乏：经研究证明，头发的生长离不开铜、钙、镁、锌、硒等微量元素，体内这几种微量元素的缺乏会引起脱发。

导致脱发的原因很多，根据原因不同，可将脱发分为神经性脱发、内分泌脱发、营养性脱发、物理性脱发、化学性脱发、感染性脱发、先天性脱发、免疫性脱发以及季节性脱发等几种类型。

脱发的原因不同，其主要症状也不同，有的表现为头发油腻，如同抹了油一样，有的则有焦枯蓬松，缺乏光泽，有淡黄色鳞屑固着难脱，有的则灰白色鳞屑飞扬，自觉瘙痒。虽然症状不同，但大部分男性脱发的部位多集中在前额与头顶部，导致发际与鬓角往上移，前额与顶部的头发稀疏、变黄、变软，甚至彻底"寸草不生"。

老李刚刚步入中年就加入了脱发的大军，对此他十分困扰。为了防止脱发进一步加剧，老李尝试了不少市面上的口服、外用药，听人介绍就买来试。使用过程中，有的效果不错，而一旦停用，脱发还是卷土重来。所以，钱虽然花了不少，最终却收效甚微，他渐渐地也有放弃的念头。

后来，老李的朋友对他说《本草易读》一书中曾提到了治疗脱发和白发的偏方黑芝麻丸（黑芝麻，白发令黑，九蒸晒、枣肉丸服），就建议他每天吃点黑芝麻丸，价格便宜，又是食物，不会存在什么副作用。

老李坚持吃了几个月，脱发果然有止步的趋势。他大喜过望，决定继续坚持。他逢人便说"药补不如食补"，并把黑芝麻丸推荐给了几个同样脱发的朋友。但是，他们有的摆脱了脱发的困扰，有的则没什么改变。老李很是困惑，为什么大家用了有不同的效果呢？

目前还没有能完全治愈所有原因导致脱发的药物，在脱发初期若及时防治，能大大减轻脱发的严重程度。黑芝麻丸对肝肾不足、气血衰弱导致的脱发，具有很好的治疗效果。黑芝麻丸具有补肝肾、益气血的功效，长期适量吃黑芝麻丸还可增强体质，改善身体营养状况，促进头发的生长，就可达到治疗脱发的目的。对药物引起的脱发（如化疗脱发）、某些疾病引起的脱发（如伤寒、副伤寒、红斑狼疮脱发），也会有一定疗效。但引起脱发的原因很多，若属于脂溢性脱发，或者真菌感染引起的脱发，黑芝麻丸就不一定有效了。

黑芝麻丸的具体做法和用法如下：将经过九蒸九晒的黑芝麻，连同黑枣肉一起，制成药丸状，放入容器中保存，每次取 1~2 小瓷勺药丸服用即可。

黑芝麻经过九蒸能使芝麻里的营养成分充分分解、油腻性大为减少，易于人体吸收，充分发挥药效；经过九晒，芝麻吸收了太阳的能量，得了天地间的阳气。虽然经过"九蒸九晒"，黑芝麻的这些改变看不见摸不着，但确实对人体大有裨益。

吃黑芝麻丸属于食补，应该长期坚持服用。但是，黑芝麻丸不能吃太多，一般一天食用黑芝麻的含量不多于一小瓷勺。食用过多会使内分泌紊乱，导致头皮油腻，甚至会进一步加重脱发。需要特别注意的是，食欲不良、大便溏薄和脾肾虚弱的人，不太适宜多吃黑芝麻丸，以免造成肠胃的负担。此外，平日还应养成良好的饮食和作息习惯，少吃或不吃冰冷饮料及油腻食物，每晚十一点前就寝，不熬夜，才能进一步改善脱发问题。

神经性脱发反复发作，双花药酒解您忧

症状 头部突然发生的一种局限性斑状脱发。

偏方 将 60 克芝麻花、鸡冠花撕碎泡入 500 毫升酒内，密封 15 日后过滤；加 1.5 克樟脑，待溶化后每日以药酒涂擦患处 3~4 次。

在生活当中，有些男性朋友们莫名其妙地出现了严重的掉头发情况，又找不到明确的原因，其实这可能是神经性脱发。神经性脱发的进展速度很快，让很多患者尤为担心。那么，到底什么是神经性脱发，如何判断自己是不是神经性脱发呢？

现代医学认为，神经性脱发是因精神压力过度导致的脱发。在精神压力的作用下，人体立毛肌收缩，头发直立，并使为毛囊输送养分的毛细血管收缩，造成局部血液循环障碍。若精神压力过大，局部血液循环障碍改变了头发的生态并导致头发营养不良，因此造成头发异常脱落。此外，精神压力还可导致出汗和皮脂腺分泌过多，产生头垢，使头发的生存环境质量变差，从而导致脱发。

神经性脱发的症状主要有以下几种具体的表现。

（1）神经性脱发多发于头皮、眉弓等皮脂腺分布较多的部位。

（2）脱发比较突然，通常发生在一夜之间；脱发处局部皮肤平滑光亮，无炎症，边缘的头发松动易拔出；脱发者通常无感觉，症状多被别人先发现。

（3）神经性脱发的患者可能会有口腔或鼻腔臭味，有时这种异味只是自觉症状，周围的人并没有察觉。这种情况下，如不及时找出致病原因，进行针对性的治疗，可能会反复发作。

（4）神经性脱发常伴发脂溢性皮炎，头屑多。皮炎多从头皮开始，由毛发周围的红色小丘疹，逐渐扩大，融合成斑片，表面有淡黄色油腻性鳞屑或少许黄色结痂，导致头发逐渐干枯而细软。

（5）多数患者可以自愈，仅有少部分患者会出现边长边脱、反复发作而多年不愈的情况。此外，在神经性脱发患者中有 5%～10% 的病例，其脱发会逐渐进行或迅速发展，头发可在几天至几月内全部脱光，少数病情严重的患者甚至眉毛、胡须、腋毛、阴毛等体毛都可能脱光。

虽然大部分神经性脱发患者可以自愈，但对于少数神经性脱发患者来说，若不进行及时的治疗，也可能会反复发作，甚至导致全秃。

有一天，小张正在专注地工作，同事发觉他脑袋后面少了一片头发。听到同事这么说，小张很是惊讶，昨天还好好的，而且没有受什么外伤，也没有任何痛感。但是，繁重的工作任务转而淹没了他的惊讶。再加上没过多久，新的头发又长出来了，他也就没在意。

可是，最近小张的头部又接连几次出现了这种情况，而且面积越来越大，这引起了他的重视。于是，小张抽出时间去医院做了检查，经过检查确认是长期的精神压力过大及疲劳过度导致的神经性脱发。医生建议他多休息，减轻精神压力，并推荐他使用双花药酒来进行治疗。

这种方法简单不费时，小张便每天坚持在脱发处涂抹。此外，他还按照医生的建议规律作息，注意减压。几个月之后，脱发的地方就逐渐长出了新发，而且脱发也没有再出现。

事实证明，双花药酒对于防治神经性脱发的反复发作有良好的效果。双花药酒由芝麻花、鸡冠花等泡制而成，用棉签涂在脱发处即可。双花药酒具体的做法如下：将60克芝麻花和60克鸡冠花撕碎后浸泡到500毫升白酒内，密封15日后过滤，将1.5克樟脑放入药酒中，等到樟脑完全溶化，双花药酒就制成了。这时候，我们就可以取出适量的药酒，用药棉蘸着涂搽脱发的区域，每日搽3~4次。

虽然神经性脱发可以自愈，但若不及早治疗，很有可能会发展成全秃。尤其对于已经反复出现多次的脱发，需要特别注意。

为防止神经性脱发的反复发作，饮食中可适量增加富含植物蛋白（如大豆、黑芝麻）、铁质（如黑豆、蛋类）、碘（如海带、紫菜）、维生素E（如芹菜、菠菜）、碱性物质（如新鲜蔬菜、水果）及黏蛋白的骨胶质多（如牛骨汤、排骨汤）的食物；应忌烟、酒及辛辣刺激食物（如辣椒、蒜），忌油腻、燥热食物（如肥肉、油炸食品）、富含糖和脂肪的食物（如动物肝脏）；可适量增加含碘高的食物，宜多食维生素E丰富的食物，宜多吃含黏蛋白的骨胶质多的食物。

此外，人的精神压力过大会给头发造成很大的刺激，影响头发的生长及营养的供应。消除精神压抑感很重要，每天忙碌的工作之余还应经常深呼吸、散步，做松弛体操等消除精神疲劳；不论工作多忙，都应保证充足的睡眠时间，给头发保留足够的代谢时间。

常服生地与黄精，生发不远矣

症状　气血亏虚引起的脱发。

偏方　①黄精、生地煮蛋，饮汤吃蛋。②何首乌、生地、黄精冲水泡茶喝，可加冰糖调味。

随着生活条件的不断改善，注重美容的男性朋友越来越多。头发的质量在外表形象中占据着非常重要的位置，乌黑亮泽的头发不仅是健康美丽的象征，还能让人容光焕发、风采倍增。因此，头发稀少、斑秃等脱发状况使得男性脱发患者很苦恼，不但影响个人形象和人际交往，还会影响生活和工作质量。为了生发养发，患有脱发的男性朋友们不惜重金选用各种高级的洗发、护发产品。但是，仅仅单纯地关注外用洗护产品的选择，而不注重身体内在的调养，是不可能使头发永远保持健康秀丽的，也达不到很好的生发养发效果。

中医认为，"发为血之余"，头发生长的好坏与肝肾和气血都有着直接的关系。脱发患者大多伴有肝肾两虚、气血亏虚等症状。肝肾不足，精不化血，血不养发，发无生长之源，则毛根空虚而脱落，形成脱发。而气血虚损，不能荣养全身，衰老就随之而来，表现为头发干枯脱落。肝肾不亏、精血旺盛才能荣养毛发，使之不枯不落，光华润泽，可见健康的肝、肾及血液是生发养发的关键。

因为长期工作的压力，小李一直都面临着脱发较多的困扰。最近小李准备和女友结婚了，这本来是件令人高兴的事，但买房的压力使他的脱发更加严重，有些地方头发稀疏得头皮都清晰可见，看上去一下老了好几岁。

领导发现这个情况之后，出门应酬、谈业务也不带他了，相关的外联工作也不再交给他。工作和买房的压力，加上脱发造成的心理压力，又在领导那儿"失了宠"，小李的心情也就跌到了谷底。他试了很多药都不怎么奏效，脱发依然在继续。

于是，女友劝他尽快去治疗，去医院彻底检查一下。中医院的医生检查完发现，他这是因为长期的工作压力使得肝肾虚弱、气血有些不足造成的脱发，建议他多服用生地和黄精。小李按照医生的建议，服用了几个月的生地和黄精，头发便不再脱落得那么多了。

小李看到了治愈脱发的曙光，就继续服用。渐渐地，他感觉自己的身体状况越来越好，头发也恢复了往日的浓密，又重新得到了领导的赏识。

要想治疗肝肾虚弱、气血亏虚导致的脱发，甚至生发，就必须从根本上解决问题。长期服用生地与黄精，对于治疗肾虚血弱造成的脱发有很好的生发效果。这两种药都可益气补肾，对于缓解肾虚、血虚造成的脱发有很好的作用，长期服用还可以促使头发再生。生地和黄精的具体用法主要有以下几种。

（1）黄精和生地各50克，鸡蛋3个，冰糖20克。黄精、生地洗净切片，鸡蛋煮熟去壳。三者一起放入砂锅内，加清水适量，用武火煮沸后，放入冰糖，再用文火煲半小时，饮汤吃蛋。每天吃1次即可。

（2）取何首乌3克、生地3克、黄精3克，冰糖适量，冲水泡茶喝。每天1剂，冲泡次数不限。

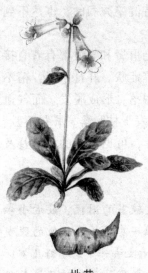

地黄

生地即"生地黄"，具有清热凉血、益阴生津之功效。以生地为原材料制成的"六味地黄丸"是补肾良药，还可用于治疗慢性肾炎、高血压、神经衰弱等。黄精又叫"老虎姜""鸡头参"，具有补气养阴、润肺、健脾、益肾的功能，对于阴虚肺燥、脾胃虚弱、脾气虚或脾阴不足、肾虚精亏有较好的疗效。

生地、黄精均有很好的益气补肾的作用，肾是"先天之本"，肾气充足，则气血不亏，头部血液循环就会得到改善，营养物质就可达到头部，改善头皮、毛囊的营养供应。大量的现代药理、临床研究也证明生发养发的关键在于改善头皮局部血液循环，激活萎缩的毛囊，促使毛发生长。

脱发明显的朋友，应该到正规医疗机构去查清脱发原因，再选择有针对性的治疗与生发的方法。如果是肾虚血弱导致的脱发，长期服用生地与黄精就能得到很好的生发效果。

虽然生地与黄精能益气补肾，但不是所有的人都适合服用。生地性寒，脾虚泄泻胃寒食少、胸膈有痰者慎服，黄精中寒泄泻，痰湿痞满气滞者忌服。

此外，保持心情舒畅、少吃刺激性食物、多锻炼身体、勤梳头、多按摩头皮、改善头部的血液循环、补充足够的维生素等都能促进头发生长状态的改变，促进头发生长。

洗发妙招破除脱发"魔咒"

症状 青壮年男性脂溢性脱发。

偏方 ①盐水洗头。②新鲜侧柏叶泡酒搽患处，一天3次，一般两个疗程就能改善脱发。

脱发对于男人来说，可以说是内心深处难以言说的痛。男人脱发一般先从两额角、前额和头顶中间开始，继而弥漫于整个头顶。头发越来越稀疏，最终前额和顶部呈现一片光秃，或者是仅剩少许发丝。严重的脱发患者脱发区变得油光发亮，难以再长出新的头发，而剩下的那些头发也变得枯黄细软。

造成脱发的原因有很多，在男性青壮年中常见的脱发症状是脂溢性脱发。造成脂溢性脱发的原因是头皮油脂分泌过于旺盛，造成头皮潮湿油腻，引起大量的细菌繁殖，造成感染，最终形成脂溢性皮炎，于是头发就难保了。

接下来我们要介绍的两种治疗脱发的偏方，盐水洗头和侧柏叶泡酒擦头皮，对预防和治疗脂溢性脱发都有很好的效果。

盐水洗头的方法很简单，即在洗头前，把一勺盐放入温水中，一般一盆水加50克的盐就可以满足需要，等盐融化后用盐水洗头，尽量让头发在盐水里多浸泡一会；盐水洗完半小时之后，再用清水冲洗干净。

冲洗的时候一定要彻底，如果残留的盐水积累在头皮上，很可能过度刺激头皮，造成头皮干涩、发痒，严重的甚至会引起过敏。此外，还要特别注意的是，盐水洗头发要控制次数，基本上一周洗一次就可以了。

盐有杀菌的作用，还能抑制头皮油脂的分泌，并刺激毛囊排除油脂。盐水中的钠盐能调节头皮部位水电解质平衡，减少雄性激素对毛囊的刺激，抑制代谢障碍的发生。

其次，盐水洗头能帮助清理头皮。盐水的清理能力比清水要强，甚至比一些洗发水都要好。偶尔一次的盐水洗头，可以让头部得到很好的清理，残留的油脂、细菌、其他化学物质都可以得到有效的清除，使头发得到充分生长的空间，自然亮泽。

除了这两个作用之外，盐水洗头还能去除头皮屑，并能够抑制真菌感染导致的头皮屑的产生。很多头皮屑的产生，都是由于真菌感染引起。

在洗头时放适量的食盐，能够起到一定杀菌的作用，对于此类原因造成的头皮屑可以实现去屑的目的。

但是需要注意的是，并非所有的头皮屑都是由于真菌感染引起的，盐水洗头对于其他性质的头皮屑是没有效果的，比如有些头皮屑过多的情况是因为营养不良或者药物过敏造成的。

总之，盐水洗头对于头发有很多好处，由于对于去除头皮屑和防脱发方面更是有意想不到的作用。

另外一个治疗脱发的偏方，就是用新鲜的侧柏叶泡酒来搽头皮。具体方法是取 100 克左右的新鲜侧柏叶，用 60 度以上的白酒（或药用酒精）500 毫升来浸泡，15 天之后即可用药酒涂搽头部。每天可以涂抹 3 次，3 个月为一个疗程。一般使用两个疗程，脱发的症状就能得到明显的改善。

中医药学认为侧柏性寒，味苦涩，入心、肝、大肠三经，有促使生发的作用。晋代葛洪所著的《肘后备急方》里就有记载："生发方，取侧柏叶，阴干作末，和油涂之"。唐代的《外合秘要》一书对此也有专门论述："生柏叶一升、猪膏三斤和为三十丸，用布裹一丸，纳煎沐头汁中，令发长不复落也。"《本草纲目》也高度肯定了侧柏叶治脱发的功效，认为它能主治"头发不生"。

现代医学研究表明侧柏叶含有的黄酮成分，能够激活头皮的细胞，促进头皮处的血液循环，从而发挥养发、生发的作用。此外，侧柏叶的成分还有一定的抗菌消炎之效，对于金黄色葡萄球菌、白色葡萄球菌等均具有抑制作用，所以侧柏叶还能去除头皮屑。另外，用酒来浸泡侧柏叶，是因为酒精可以令侧柏叶更充分地释放出有效治疗脱发的黄酮成分，效果比用水煮要好。

总之，已经出现脱发症状的男性朋友应积极治疗，上面介绍的偏方都是已经被验证的良方。当出现轻微脱发的征兆时，男性朋友们要引起警惕，平时应该在饮食上和生活习惯上多注意一些，这样才有助于从根本上预防脱发。

很多男性朋友一旦出现脱发、发质干枯等问题，就慌忙病急乱投医，尝试用各种市场上出售的防脱洗发水，但却不一定能收到很好的效果。

其实头发出现问题并不可怕，万物生长都需要有良好的土壤，头发也是如此，大部分洗发水只能起到缓解脱发的作用，真正从根本上解决脱发的问题还得从头皮内部进行调理，如合理饮食，同时采用正确的护法方法，这样才能预防脱发，并对已经出现的脱发进行有效的治疗。

首先，我们可以通过注意生活中的一些小细节来预防脱发。现在非常流行染发、烫发以及卷发等，都会直接损害头发，爱美的男士也要考虑到这一点。平时要注意用温水洗发。用凉水洗头不仅难以达到清洁的目的，而且还会引起头痛现象；而用过热的水洗头则容易刺激头皮，使头皮分泌过多的油脂。所以，用温水洗头是最好的，水温以 40℃ 左右为宜。已经出现脱发的男性朋友不要用脱脂力太强的洗发水，洗发也不要太勤。油性发质的男性朋友，可以适当选用一些去油的洗发水。

其次，合理的饮食以及良好的生活习惯，也是预防脱发的好方法。因为我们体内维生素、蛋白质的缺乏也是影响脱发的因素，缺乏维生素以及蛋白质会使头发出现营养障碍，妨碍头发的健康生长，甚至变得越来越稀少。因此，合理的饮食不仅有助于身体健康，还有助于头发的正常生长。油性头发的人，尤其要尽量少吃油炸、甜腻以及辛辣的食物。

此外，压力过重也会引起脱发，并会使将要生发的毛囊在几个月内都处于休眠期。所以，男性朋友们要预防脱发，应避免过重的压力，平时多进行身体锻炼，养成良好的生活习惯。

女贞桑葚汤乌须发，不再未老发先衰

症状 青少年或中年人的头发、胡须过早变白。

偏方 ①女贞子、制首乌、桑葚、旱莲草煎药，或捣碎焖泡饮用。②女贞子阴干、酒浸后蒸透晒干，再与阴干的其他药物碾末制丸。早晚淡盐水送服。

在人们的普遍印象中，头发和胡须变白是老年人或即将步入老年的中年人才会出现的情况。男性朋友们若是须发早白，精气神都会大受影响，给人造成衰老的印象。

须发早白，是青少年或中年人的头发、胡须过早变白的现象。中医学认为，造成须发早白的主要有以下列三种原因：肾阴亏损、营血虚热及肝郁气滞。

若先天禀赋不足，则后天精气易亏。用力过度或房事太甚，均可导致肾中精气亏损、阴液不足，须发营养不足而过早地变白。因肾阴亏损导致的须发早白，多见于中年人，亦可见于青少年。起初，白发的数量很少，偶然能看到几根，而后逐渐增多；头发的颜色由黑色变为灰色，再由灰色变成灰白色，严重者头发可能全部变白。一般无自觉症状，部分出现头发稀疏脱落现象。中年患者可能伴有头晕眼花、耳鸣耳聋、腰膝酸软、夜尿频数、舌红或暗胖、脉虚弦或细数等症状。

青少年血气方刚，阳气偏盛，若邪热入血，煎耗阴液，须发营养不足而过早变白。营血虚热引起的须发早白多见于青少年，头发多呈花白，白发数量由少至多，黑白相杂，严重者白发可占全部头发的 70%~80%。大部分患者无自觉症状，有的伴有头皮灼热、瘙痒，有白屑脱落或虚烦不安、失眠多梦、记忆力不佳，舌质红，脉数或细数等症状。

若忧思虑怒过度，肝失疏泄，气机郁结，血气运行不畅；或郁热化火，灼伤营血，均可导致须发早白。因肝郁气滞而须发早白患者多为中壮年，青少年较少见。白发出现比较迅速，短期内出现大量白发甚至全白。多数患者伴有情志抑郁，胸闷胁痛，心烦易怒，善太息，不思饮食，舌红，脉弦或弦数等症状。

老刘刚满 40 岁，两鬓的头发就开始白了起来，渐渐地头发开始变得花白。每次去学校接儿子，其他小朋友都会叫他"爷爷"，弄得老刘非常尴尬。晋升职位的时候，老刘也因两鬓的白发吃了不少亏。

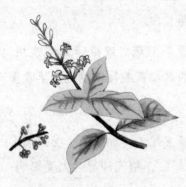

女贞子

虽说白发可以通过染发来解决，可是过不了多久，白发又冒出来，反反复复去染发弄得老刘疲惫不堪。于是，他决定去看医生，希望能够早日治好头发早白的毛病，让自己不再受白发困扰。检查过程中，医生询问他是否有晚上起夜多、经常腰膝酸软的症状。老刘惊讶地点点头。医生说他的白发是因为肾阴亏损引起的，让他注意不要过于劳累，尽量戒烟戒酒。若要根治，则必须调理身体，并建议他服用女贞桑葚汤。

老刘每天坚持服用女贞桑葚汤，白发的数量渐渐地减少了。几个月之后，老刘的白发就彻底不见了，整个人看上去也非常有精神，身体也比以前更好了。

女贞桑葚汤对于治疗肾阴亏损引起的须发早白，具有极好的效果。具体来说，它有多种使用方法。

（1）女贞子和制首乌各 12 克、桑葚子 15 克、旱莲草 10 克，诸药洗净放入锅中，加水 600 毫升大火煮沸，再用小火熬 30 分钟，然后取药汁 100

毫升。再加 400 毫升水到药渣中，用小火熬煮约 25 分钟后，滤出药液 100 毫升。合并两次煎煮得到的药液，分 2 份，早晚各饮 1 份。脾胃虚寒所致腹痛泄泻者，不宜服用。

（2）女贞子、制首乌各 12 克，桑葚子 15 克，旱莲草 10 克。将它们捣碎或切段，放到开水瓶中，用适量沸水冲泡，焖 20 分钟即可。频频饮用，在 1 天之内喝完。湿邪蕴中或湿浊上蒙清窍而见眩晕者，不宜饮用。

除了煎汤和泡茶之外，这些药物还可以用来做成药丸服用。具体来讲，做药丸的方法如下。

（1）先将 300 克干女贞子用酒泡 1 天，然后将其捞出蒸透晒干，再与阴干的桑葚 300 克、枸杞 300 克、旱莲草 150 克、桑叶 150 克共同碾成细末，炼制成重 10 克的药丸。每日早、晚温水或淡盐水送服 1 丸。

（2）将 500 克女贞子阴干，放在白酒里浸一天，然后蒸透晒干，再跟阴干的旱莲草、桑葚子各 300 克一起碾成细末，炼制成丸，每丸重 10 克。每天早、晚各服 1 丸，用温水或淡盐水送服皆可。

女贞子有养阴益肾、补肝生血的功效，与强肾阴、乌髭发的旱莲草同用可治疗肾阴虚引起的头昏目眩、失眠多梦、腰膝酸软；桑葚性味甘寒，具有补肝、益肾、滋液的功效；何首乌性味苦涩微温，具有补肝、益肾、养血作用。以上几种药搭配使用，可以达到较好的滋补肝肾的效果。

因为须发早白多是由于肾阴亏虚、虚火上炎导致的，要想从根本上治疗须发早白，就必须滋补肾阴、潜降虚火。而对于营血虚热和肝郁气滞导致的须发早白，女贞桑葚汤就不一定是治疗的良方了。

为了预防肾阴亏损，男性朋友们在日常生活中应该注意不要过度劳累，房事也需节制，最好能戒烟戒酒。此外，还应多吃黑色食物（如黑芝麻、黑豆、黑木耳等），保持良好的睡眠，并且保持良好的心态，避免大悲大喜。

做好足底按摩，不怕须发早白

症状　青少年或中年男性的头发、胡须过早变白。

偏方　足底按摩，尤其是涌泉穴的按摩。

现代人为了保护头发，都会细心挑选洗发水、润发精、摩丝、发胶等，大量使用发霜、润发精等，就连"不那么爱美"的男性朋友们也难以免俗。乌黑的头发不仅美观，还能显得有朝气，使人有"年轻感"，对工作也会有所助益。如果青壮年男性头发花白甚至满头白发，外表会显得没有精神，心情和精神状态也会变差，甚至会丧失工作欲望。所以，一旦出现头发过早变白的情况，男性朋友们就会选择染发来掩盖。殊不知目前流行的染发、烫发以及生活和工作中所能接触到的各种化学物质，都会对我们的发质造成不同程度的损害。

中医认为，头发是人体不可或缺的一部分，过早变白肯定是与身体的一些异常变化息息相关的。因而，要想保持头发乌黑亮丽，就应该由身体调理着手，身体的异常变化消失了，头发也就会慢慢恢复正常了。

现代医学认为，毛发的颜色取决于毛皮质中色素颗粒的数目、大小和分布，以及色素性质和各种光学效应；白发主要是黑色素减少，由黑色素细胞形成黑色素的功能减弱，酪氨酸酶的活动减低所致。情绪过度紧张、用脑过度、忧虑、惊恐、神经外伤等，都可能造成头发过早变白。

中医认为"肾藏精，肝主血，其华在发"，因而头发的状况与肝肾的情况有着密切的关系。肾强健，精血上荣于头，则毛发浓密乌黑。肝肾虚则精血不足，毛囊得不到充足的营养，一种情况是合成黑色素能力减弱，出现白发；还有一种情况就是，毛囊萎缩或者坏死，造成了脱发。因此，正常的肾经是保持头发光泽亮丽的根本，保持或提高肾机能就可改变头发的状态。

防治头发早白，使毛发具有光泽，可进行足底按摩，尤其是针对涌泉穴的穴位按摩。脚底的"涌泉穴"是防治头发早白的有效穴位。涌泉穴，又名"地冲穴"，在第2、3趾的趾缝头端与足跟连线的前1/3处（将脚趾用力向内弯曲时足底凹陷处即是），是全身腧穴的最下部。涌泉穴属于肾经，是人体肾经第一穴及肾脏反射区，能够直接反应肾脏功能的变化。

小周刚刚35岁，头发和胡须却都已经花白了，看上去就像个45岁的人，和老婆走在一起，感觉岁数差距很大。开始他通过染发来掩盖，但是过不了多久，又有新的白头发长出来。他这个人怕麻烦，染发的次数也就渐渐地减少了。但是，头发早白让他变得特别自卑，整天唉声叹气，看上去也总是失魂落魄的。

为了彻底摆脱头发早白给自己造成的困扰，他专门去医院检查，知道自己是肾虚引起的须发早白。医生建议多按摩涌泉穴，他就每天晚上坚持按摩涌泉穴。

一个月后，小周头发和胡须花白的情况得到了不小的改善。尝到甜头的他，更是每天坚持按摩，最终头发恢复了先前的乌黑亮丽。从此，小周看上去神采奕奕的，朋友们都替他高兴。

须发早白患者应以内在调理为主，尤其应该注意对肝、脾、肾等脏器的调理。坚持按摩涌泉穴，可以补肾、防止须发早白。涌泉穴是人体肾脏的反射区，坚持按摩刺激，有助于治疗须发早白。

常见的按摩涌泉穴的方法主要有：推、揉、摩、敲、踩。其中最简单、最易操作的方法是踩。只要穿着保健鞋（特别是针对涌泉穴放了药片的保健鞋）行走即可达到按摩效果。另外，也可坐在椅子上，用脚底转动球状物，达到按摩涌泉穴的目的。若有专人按摩，被按摩者仰卧、按摩者双手握脚，用两大拇指从足跟向足尖搓涌泉穴约 1 分钟，然后按揉约 1 分钟。

坚持对足底部按摩刺激，也有助于防治须发早白和毛发过多脱落，常用方法如下。

1. 叩击法

手握空拳叩击足底或用健身锤叩击足底前跖部。双脚各叩击 50 下，每日 1 次。

2. 摩擦法

手掌来回摩擦足底，双脚各 50 次，使皮肤微热。

3. 踩踏法

赤脚在高低不平的路面或物体上踩踏以刺激足底，如卵石路、健身地毯、健身拖鞋，或踩踏圆球前后滚动。

4. 按压法

拇指指端用力按压足底敏感区域或穴位（如涌泉穴），力度以有酸痛感为宜，按压数次后停顿一下再压。或采用发夹的钝头或一捆成束的牙签戳压。按揉要均衡有力，每日可进行多次。

足底按摩操作简便易行，不需要特殊器械。须发早白的男性朋友们可根据自身情况，向医师咨询，遵循医嘱来选择上述可行方法进行按摩。长期坚持足底按摩，不仅有助于防治白发、脱发，还可强身健体、延年益寿。

此外，防治须发早白，在日常生活中还应该保持乐观的心态和愉悦的心情；并且保证头发维持正常色素所需营养的摄入，如多吃一些富含维生素的豆类、蔬菜、瓜果、杂粮，动物肝脏等；常按摩头皮，勤梳头，促进毛囊的血液循环，改善毛球部的色素细胞营养状况。

每日茶饮频梳头，不再未老发先白

症状 青少年头发过早变白。

偏方 熟何首乌、熟地、甘草开水泡茶饮。连服约半年，头发即可全部转黑。

亚洲人年轻时发色乌黑，年老时白发苍苍，故而头发颜色是判断中国人年龄的一大依据。但如今，不少男性，特别是都市白领，出现了早生华发的现象——有些人刚过而立之年就隐现丝丝白发，有些青少年也有早生白发的现象。

青壮年男性为什么会出现未老发先白的情况呢？正常人从35岁开始，毛发色素细胞开始衰退。衰退到一定的程度头发就由黑变白。而有的人20来岁甚至更早头发就白了，医学上称少年白发，俗称"少白头"。

"少白头"可分为先天性和后天性两种。先天性白发往往有家族史，白发多见于前头发际部，是局部变白。除白发增多外，不影响身体健康。而后天性白发的因素有很多。青春时期骤然发生的白发，有的与营养障碍有关。另外，现代人工作和生活节奏加快，精神压力增大，由此所引起的机体内分泌紊乱，以及营养素摄入均衡，某些疾病隐患等，是导致"少白头"增多的主要原因。

从事脑力劳动的青年知识分子，往往工作很忙，无暇顾及体育锻炼，经常"开夜车"，加之饮食过于精细，营养素的摄入不平衡，因而易于过早出现"少白头"。黑色头发的色素中含有铜、钴、铁等微量元素，青少年体内如果缺乏这些物质，头发就可能变白。一些生理病理原因，可干扰或破坏黑色素的产生，也会导致白发。

这里我们介绍一个中药偏方，可以治疗早生的白发，药材是首乌、熟地和甘草，方法是每日用开水泡茶，连服半年左右，白发即可变黑发。

刚刚 20 岁的大学生小林就是采用了这个偏方，治好了自己的"少白头"。

小林"早生华发"，看上去比实际年龄大很多，同学们给他取了各种绰号，这让他烦恼不已。

后来，小林在跟一个高中同学聊天的时候提到了少白头的困扰，这个同学就很热心地向他推荐一个中医院的退休老中医。

于是，小林趁周末特地去老中医开的诊所来治疗少白头。老中医给小林开了一个偏方，就是取首乌 10 克、熟地 10 克、甘草 5 克，用开水浸泡当茶饮，1 次药可连用 2 天。接连服用半年，就能使白发变黑。

于是小林从中药店买了不少首乌、熟地和甘草，按照医生的吩咐，每天拿它们泡茶喝。这么持续了两个月之后，小林的白发已经明显有了减少。连服半年之后，小林的白发全不见了，周围的同学都以为他去染发了呢。一头乌黑的头发，让他重新拾起了自己这个年龄所应该有的活力，周围人的嘲笑也不见了。

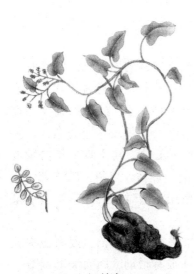

何首乌

为什么首乌、熟地、甘草这几种药材泡茶，就能够治疗少白头呢？这是有依据的。中医理论认为，造成少白头的原因是血热、肾气虚弱、气血衰弱。而头发的营养来源于血，如果头发变白或脱落，多半是因为肝血不足、肾气虚弱。心理压力过大和长期的精神紧张，会导致头皮下供应给头发营养的血管痉挛收缩，从而使头发的黑色素产生减少，这样就比较容易产生白发了。因此，中医的治疗方法是补肝血、补肾气。

首乌性味甘涩微温，归肝、肾二经，的确有乌发的作用。李时珍在《本草纲目》里对何首乌的注解是："此物气温，补肝肾，收敛精气，能养血益肝，固精益肾，乌须发，健筋骨，为续嗣延年、滋补良药。"所以，首乌自古以来就被广泛地用于治疗白发。除此之外，首乌还有益脑的作用，因为它含有卵磷脂，能够提高记忆力、保护脑细胞。

熟地，即熟地黄，又名"伏地"，是玄参科植物地黄的块茎经过炮制得到的成品，是一种上好的中药材，具有补血滋阴的功效。同首乌一样，熟地也是归肝、肾经的。并且，古人也早就发现了熟地的乌发的功效。《本草纲目》记载："填骨髓，长肌肉，生精血。补五脏内伤不足，通血脉，利耳目，黑须发，男子五劳七伤……"清代的中医方剂著作《医方集解》也认为熟地能够"益精血、乌须发，常与何首乌、牛膝、菟丝子等配伍，治精血亏虚须发早白，如七宝美髯丹"。

甘草是中药材中应用最广泛的药物之一，能够补脾益气，多用于治疗心气虚，症见心悸怔忡、脉结代，以及脾胃气虚、倦怠乏力等。

这三味中药搭配起来，对治疗"少白头"有很好的效果，每天泡茶饮用，方法也比较简便。而且，首乌和熟地都有益气补肾的作用，是滋补的良药。

不过，需要注意的是，用这个偏方治疗"少白头"的过程比较长，期间千万不要过于心急，并且治疗过程中需要严格控制首乌的用量，一次用上10克即可。因为中医认为生何首乌有小毒，这里的毒性是指容易造成腹泻等副作用，如果长期大量服用首乌，可能会损害肝功能。偏方中加入调和药性的甘草，就是因为甘草可以减轻首乌产生的副作用。

何首乌有生熟之分，两者的功效截然不同，若服用方法不当，可导致肝功能受损，甚至引发急性肝功能衰竭。

所以，男性朋友们一定要从中药店购买经过炮制的熟首乌。曾经有一位浙江萧山的男士在屋后的山上发现了何首乌，就非常欣喜地将其用来泡酒，结果胃口越来越差，脸色开始发黄，人也很容易累，经过检查才知道自己得了急性黄疸型肝炎。

少白头虽然不是什么大病，但是也容易造成心病。对于青少年白发者来说，药疗、食疗和按摩都是不错的治疗方法。首乌、当归、黑芝麻、核桃等，都是具有乌发功效的良药，可以长期服用。同时，白发少年应尽量少吃动物类油脂和白糖。

除此之外，少白头还可以通过经常梳头来进行辅助防治，因为梳头就相当于对头皮进行按摩，对促进头部血液循环很有帮助，因而能够调节头皮和毛发的新陈代谢。并且，梳头还有助于保持头皮的清洁，对于强健发质也有着不小的帮助。

但是，梳头的次数也不宜过多，以免对头皮造成损伤。一般来讲，每天分三次进行梳头，每次以头皮感到微微发热为度。

有些年青男性朋友白发的产生并不像我们想象的那样单纯，因而病情比较顽固。这类患者应该及早就医，在诊断出根本病因的情况下进行药物治疗，如此对症下药才能较快收到良好的治疗效果。否则单纯听信夸大其词的广告，尝试各种保健品和一些兼治少白发的化妆品，很难收到较为明显的效果。

头屑过多损形象，外治加食疗胜过洗发液

症状　头皮屑过多。

偏方　①生姜切片煮水，加适量醋洗头。②洋葱头捣烂，用纱布包好揉擦头皮，一天后洗头。③常吃牛肉炒蛋。④空腹食用菠菜粥，每日一次。

很多朋友都有被头屑纠缠的烦恼，既不健康，又不美观。有些被头屑问题困扰的朋友们，用了多种去屑洗发水也没有多大效果，在精神上备受折磨。头皮屑是肉眼可见的头皮皮肤细胞剥落碎片，这种剥落现象犹如皮肤晒伤后的脱皮。头皮屑主要有两种形式，一种是分泌过多的皮脂和污秽尘埃等混在一起，干后就成了头皮屑；另一种就是头皮表层脱落的角质细胞，因而在天气干燥的春季和冬季，头屑会明显增多。另外，在中医看来，头皮屑还多与人体内肝火过于旺盛有关。头皮屑较多的是中、青年人，而儿童和老年人较少，因为中、青年人正处在生命最旺盛的时期，工作繁忙、精神压力大、作息时间错乱和饮食不规律，加上环境的污染等，都会使头皮屑增多。

面对头屑过多的困扰，我们可以使用一些天然的防治方法，比如用生姜水或醋洗头、用洋葱头擦头皮等。通过这些外治的方式，辅以食疗的方法，头皮屑过多的问题就会迎刃而解。

小李二十多岁，人也白白净净，爱好时尚，美中不足的是肩膀上常常散落头屑，甩两下头发也会纷纷扬扬地飘"雪花"。这让他尴尬不已。他刚交了个女朋友，但女朋友对他的头屑问题颇有微词。

于是，小李向一个老中医请教去头屑之法。老中医向他推荐了两个偏

方，即用生姜水加醋洗头和用洋葱擦头。小李按照这两个方法，每天使用洋葱头擦头皮，然后两三天用生姜水加醋洗一次头。虽然它们都有刺激性的气味，但好在这个方法有效果。坚持了半个月后，小李的头屑明显减少了很多，头皮不那么痒了，头发干枯的现象也得到改善。

用洋葱头擦头皮和用生姜水加醋洗头，具体的使用方法如下。

（1）生姜水加醋洗头。将生姜切片，放入锅里加水煮沸，待生姜水温不烫的时候倒上适量的醋，再用来洗头发即可。

（2）将一个捣烂的洋葱头用干净的纱布包好，然后轻轻反复揉擦头皮，让洋葱汁充分渗入其间，24 小时后再用温水洗头，便可止头痒去头屑了。一般使用 1 次，可以维持一周左右的疗效。

生姜有杀菌的效果，中医认为生姜味辛性温，长于发散风寒、化痰止咳，又能温中止呕、解毒。另外，现代药理学研究表明，生姜具有显著抑制皮肤真菌和杀死阴道滴虫的功效。醋有杀菌消毒的作用，而姜对马拉色菌有较强的杀灭功效，还能扩张头皮下的血管，增加发根毛囊的血流供应。这个偏方可以说是既护发，又养发。

洋葱内含有的硫化物、黄酮等成分，有显著的杀菌效果；同时它含有的胡萝卜素、维生素 B_1、维生素 B_2、维生素 C、维生素 E 等营养成分，对于头皮细胞也具有滋养作用。所以说，用洋葱头来擦头皮，不仅可以杀菌还可以养护头皮，因而对头屑的产生有抑制作用。

除了上面说的两个偏方外，啤酒也能去头屑，使用方法是在温水中加入适量的啤酒，混合均匀，然后用啤酒水洗头。坚持半个月左右就能看到明显的去屑功效，继续使用下去能有效消除头屑烦恼。但是啤酒洗头不能频繁使用，否则会伤害发质。上面介绍的都是外用的治疗方法，外用固然能治疗头屑，但配合食疗能起到更好的效果，而且食疗对身体有益，长期坚持的话不但能从根本上去除头屑，还能补充身体所缺的营养，预防其他疾病。下面再为男性朋友们介绍两种既美味又能帮助减少头屑的膳食：牛肉炒蛋和菠菜粥。牛肉中含锌，而锌能中和体内的酸性物质，维持酸碱平衡，从而减少头屑。而蔬菜也属于碱性，同时富含维生素，也能减少头皮屑的生成。

1. 牛肉炒蛋

主料：牛肉 30 克，鸡蛋两个。

做法：牛肉切片，用适量酱油、生粉、糖、盐、酒、油腌 15 分钟备用。

鸡蛋搅打均匀。炒锅放油，爆香葱、蒜蓉，放入牛肉翻炒至八成熟后，倒入鸡蛋炒匀即可。

2. 菠菜粥

材料：菠菜 50 克、大米 50 克。

做法：将菠菜洗净，沸水焯去涩味，切段备用。再将白米淘净，放入锅内，加上适量的水熬至米熟汤稠，再将菠菜放入粥内，继续熬至成粥。在空腹时服用，每日一次。另外，男性朋友们要想从根源上去除头屑，在日常饮食上也要多注意。饮食不当、饮酒及刺激性食物，导致营养摄入不均衡，或者胃肠功能障碍，也会引起头皮屑，或使头皮刺痒加重。脂肪摄入多，会使皮脂腺分泌皮脂过多，从而使头皮屑形成更快，加重头皮屑的产生。所以，男性朋友们日常要尽量少吃煎炸、油腻等脂肪含量过多的食物，辛辣的食物也要少吃，如辣椒、芥末、葱、蒜等，也要尽量少饮用含酒精及咖啡因的饮品。此外，头屑过多的男性朋友还应该戒食过甜的食品，因为头发属碱性，而甜品属酸性，过多食用太甜的食物会造成体内的酸碱失衡，加速头皮屑的产生。平常可以多摄入碱性食物，可使碱性成分（如钙、镁、锌等）中和体内过多的酸性物质，使酸碱达到平衡。这不但有利于头部皮肤的营养，而且能减少头皮的脱落。常见的碱性食物有海带、紫菜、水果、蔬菜、蜂蜜等。含锌量较多的食物有糙米、蚝、羊肉、牛肉、猪肉、红米、鸡肉、奶、蛋等，也应该多吃。

缺乏维生素 A、维生素 B_2、维生素 B_6 也是造成头皮屑过多的原因，所以男性朋友们应该多吃些富含维生素 A、维生素 B_2 和维生素 B_6 的食物，以减少头皮屑的产生。人体缺乏维生素 A 会导致代谢异常，皮肤容易干燥。因为维生素 A 参与糖蛋白的合成，对于上皮的正常形成、发育与维持十分重要。当维生素 A 不足或缺乏时，可导致糖蛋白合成中间体的异常，引起上皮基底层增生变厚、细胞分裂加快、张力原纤维合成增多，表面层发生细胞变扁、不规则、干燥等变化。而维生素 B_2 有治疗脂溢性皮炎的作用，维生素 B_6 对蛋白质和脂类的正常代谢具有重要作用。富含维生素 A 的食物有哺乳动物及咸水鱼的肝脏；富含维生素 B_2、维生素 B_6 的食物比较常见，如动物肝、肾、心、蛋黄、奶类、鳝鱼、黄豆、麦胚、酵母、谷类和新鲜蔬菜等。同时，规律饮食以及良好的心情，也能有效减少头屑。因为各种坏习惯会导致内分泌失调，影响头皮正常代谢，致使头屑产生。

第二章　祛痘平疹的老偏方

海带与白果，内服外治让青春痘昙花一现

症状　青春痘、痤疮、脓包。

偏方　①海带凉拌或炒熟吃，也可与绿豆煮汤。②干海带水发后敷脸。③白果切开频擦患部。注意：白果有微毒，可在耳后皮肤先试用，如无异常再用于脸部和其他患部。

不可否认，现代社会中男士们越来越重视自己的"面子"问题，甚至有些男士对自己皮肤的关注度已经超过了一些女性。毫无疑问，男士们无论在能力还是在相貌上，都希望能够成为人群中的佼佼者。如果哪位男士的脸上出现了"青春痘"这个不速之客，肯定是一件令人懊恼的事情。

青春痘，对于我们来说并不陌生，很多处于发育阶段的年轻人往往由于体内激素、皮肤抗菌能力和防护能力等因素的影响，面部特别容易长痘痘。引起青春痘的激素主要是雄激素，所以男性发生痘痘的概率多一些。现在社会生活节奏加快，男性的压力越来越大，日常生活中油炸油腻食品的增多，激素的滥用，生活饮食不规律都加重青春痘的发生。

青春痘影响着男士们生活的方方面面。面部青春痘往往伴有疼痛、瘙痒，甚至流血、流脓给人们带来了极大的痛苦，还使人们不能够自信地面对他人及自己，容易产生自卑的心理，影响人们的心理健康。青春痘最终导致面部坑坑洼洼，严重使人们的外貌形象受损，许多人因此与爱情擦肩而过，更有甚者还因此错失工作的机会。

青春痘的发病与皮脂腺的分泌、性腺与皮脂腺的发育、毛囊是否通畅、皮肤表面微生物的增多与聚集、遗传、药物有关特别是含碘剂溴剂的药物、长期吃激素或使用含有激素成分的化妆品有关。

对青春痘的发病原因，中医与西医有不同的解释。中医认为青春痘的产生，是人体五脏六腑病变的外在表现。或因风热袭肺，肺失宣肃，风热阻于肌肤；或因个人过食肥甘、油腻、辛辣食物，湿热蕴于脾胃，熏蒸于面而成；或因青春之体，血气方刚，阳热上升，与风寒相搏，郁阻肌肤所致。从西医角度来说，"青春痘"的产生主要与内分泌失调、油脂分泌过多、细菌滋生导致毛囊炎有关，同时又与个人饮食、外在环境、化妆品及药物的使用有着密不可分的联系。

根据皮损性质及严重程度，临床上将痤疮（即青春痘，又被称为粉刺）分为三度级，即轻度（仅有粉刺）、中度（除粉刺外还有炎性丘疹，除有粉刺、炎性丘疹外还有脓疱）、重度（除有粉刺炎性丘疹及脓疱外还有结节囊肿或瘢痕）。痤疮分级是痤疮治疗及疗效评价的重要依据。

一些年轻的小伙儿本身皮脂分泌就很旺盛，比较容易出现青春痘，若是因为压力大等各方面的原因而情绪不稳定，会导致体内的激素水平也不稳定，再加上作息和饮食不规律，青春痘无法控制也就不奇怪了。

小徐上大学的时候脸上就出现了星星点点的小痘痘，刚开始他用手挤，结果痘痘挤掉了，斑还在，但他觉得这总比脸上有痘痘好一些。后来，小徐买了一些控油洗面奶，效果还过得去。

毕业后很多现实的问题扑面而来，小徐经常加班加点，饥一顿饱一顿，情绪也变得很不稳定，经常烦躁生气，结果痘痘很快爬满了脸，有的还流脓了。这弄得小徐更是心烦气躁，工作也做不好，对象也谈不成，信心也没了。

一次，小徐无意中听到女士们在谈论如何治痘痘，就留心听了一下。小徐心想，反正自己的痘痘都已经很严重了，死马当活马医吧，就按听到的方法来进行"战痘"。在不懈的坚持下，青春痘慢慢地从小徐脸上退去了，人帅气了，工作也更带劲了。小徐感慨，幸亏无意中听到的方法，加上自己的坚持，这么简单轻松地就摆脱了青春痘的烦恼。

海带的用法就是凉拌或者炒菜，平常可以多吃点。海带不仅可以内服还可用来外治，就是把用水发好的海带剪出合适的大小来敷面，像面膜一样十几分钟后取下将脸洗净即可。

白果去痘痘常见的用法就是去掉外皮切开之后直接擦长青春痘的地方，每次用一到两颗就可以了。

海带中医又称"昆布"，有"碱性食物之冠"的美誉。常吃海带较多的人群中，患有痘痘的人很少，因为与海带中含有较高的锌元素有关。锌是人体必不可少的微量元素，它不仅能增强机体的免疫功能，而且还可参与皮肤的正常代谢，使上皮细胞能够正常地分化，减轻毛囊皮脂腺导管口的角化，有利于皮脂腺分泌物排出。所以，经常适量地食用海带，有助于预防痘痘的发生。小徐正是在听到这个方法之后经常食用海带，青春痘得到缓解。

海带除了凉拌和炒食之外，还可以与绿豆共同煮汤喝，来降体内的火气。

白果是银杏树的果实，是人们喜爱的一种滋补保健品，在平喘、化痰、止咳等方面的疗效，不过，白果也有治疗痤疮的功用，知道的人却不多。《本草纲目》记载：火面癣疮，用生白果仁切断，频搽患部，直至病愈。说明古人早就发现白果外用杀菌消毒的功效。白果中的白果酸对于引起痤疮的痤疮丙酸杆菌和表皮葡萄球菌均有较强的抑制和杀灭功能。其次，白果内酯有抑制炎症反应的作用。用白果治疗青春痘算是对症下药了。

中医上讲：白果味甘、苦、涩；性平；小毒。敛肺定喘；止带缩尿。在医学中白果主要治疗肺结核、哮喘、痰嗽、白带白浊、遗精、淋病、小便频数等病症。但白果中含有丰富的白果酸、氢化白果亚酸等，可以抑制皮肤真菌的生长，因此对青春痘的治疗，有重要的作用，还可以去皱纹、防衰老、护肤美容、延年益寿。但白果有小毒，生食或炒食过量可致中毒，多表现为发热、呕吐、腹痛、泄泻、惊厥、呼吸困难，严重者可因呼吸衰竭而死亡。少数人则表现为感觉障碍、下肢瘫痪。有人白果外用，还会因皮肤刺激引起接触性皮炎。

同时要特别提醒一下大家，白果有微毒，对皮肤黏膜可能有刺激作用，所以使用前最好先在耳朵后面的皮肤上试用，若无异常，再用于脸部和其他痤疮患处。

患有青春痘的男士最好戒烟戒酒，饮食上也要注意避免吃辛辣油腻的高脂高糖高蛋白的食物，应该饮食清淡，并且控制食量。可以配合白果薏苡仁粥作为食疗，每日食用最好也不要超过10颗。保持良好的情绪，调节工作压力注意面部的清洁，保持毛孔的通畅，从方方面面注意，把痘痘全扫光。

中药外洗治痘痘，还您一张帅气脸

症状　青春痘。

偏方　①金银花、野菊花、腊梅花、月季花、白芷、丹参、大黄煎水，趁热熏洗患处。②苍耳子、王不留行子煎水，加白矾趁热熏洗。

痤疮因多发于青春期的青少年男女，又被称为"青春痘"。因为雄性激素是痤疮发病必不可少的因素，虽然男女同样都会有雄性激素的产生，但男性体内的雄性激素必然比女性更多，所以男性的痤疮发病率远高于女性，情况也往往比女性更严重。

青春痘好发于面颊、额部和鼻唇沟，其次是胸部、背部和肩部。男性的肌肤油脂分泌量比女性大，所以更易沾污物，而诱发炎症；男性毛发多、毛孔大，细菌可以长驱直入，引发感染。其发生部位多是裸露在外的部位，尤其是发生在面部的青春痘，严重影响了男性的身心健康，给日常的生活增添了很多烦恼。

小刘27岁了，大学毕业也3年了，却一直无法展露自己的才华和能力，原因就是他的脸上有着严重的青春痘，只能眼睁睁地看着工作的机会一次又一次溜走。

小刘高三的时候脸上就长出了很多痘痘，但是他那时并不在乎这些。后来上大学了，也还没觉得怎么要紧，痘痘还在疯长，一茬接着一茬。等到大学毕业要找工作了，小刘的问题就来了——去面试，经常被拒之门外，要不然就是"回家等通知"之类的托词。几经碰壁之后，小刘的心里难免产生了自卑和压力，不愿出门见人，整天除了吃就是睡。这样堕落的生活，一过就是一两年。

小刘的妈妈实在看不下去了，就四处给他找祛痘的偏方。功夫不负有心人，小刘妈妈终于找到了两个有效的中药熏洗治痘痘的方法，就迫不及待地让儿子试试。

坚持了一段时间之后，小刘脸上的青春痘真的慢慢地变小了，也变少了。在母亲的一次次催促下，小刘终于拿起了镜子。看到脸上大片的青春痘消了不少，小刘就有信心治疗了。在母亲的帮助下，小刘一直坚持用到痘痘全部消失。

小刘信心百倍地去找工作，终于通过了一家公司的面试。

小刘因为青春痘过于严重，而影响了自己找工作，由于这样的原因丢失工作实为可惜。庆幸的是，小刘用了妈妈帮他寻觅到的合适方法，治好了自己的青春痘，重新找回自信，并且找到了工作。小刘妈妈打听到的是两个有效的熏洗偏方。

一个是金银花、野菊花、腊梅花、月季花、白芷、丹参、大黄各取9克，加水适量煎煮20分钟，去渣取汁。趁热熏洗患处，1天2~3次，7天为1个疗程。

再一个是苍耳子20克，王不留行15克，白矾5克。先加水适量，将苍耳子和王不留行煎煮20分钟，去渣取汁，再加入白矾溶化，趁热熏洗患处，1天2~3次，七天为1个疗程。

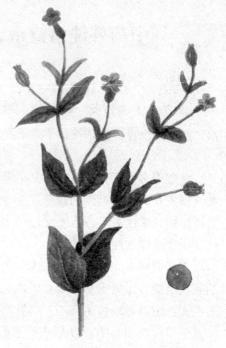

王不留行

既然是中药熏洗，自然包括熏和洗两个方面，熏就是用热药液的热气熏蒸患处，洗就是用温度适宜的药液擦洗患处。通过中药熏洗，毛孔在温热作用下最大限度地打开，平常不易排出的污物也比较容易清除，面部由此可以得到深度清洁；同时在药液的作用下，脓肿等炎性物质也能够逐渐得到较好的清理，从根本上治愈"青春痘"。

需要特别提醒被"青春痘"所困扰的男性朋友，第一个熏洗偏方用了多种花，对花粉过敏的需要谨慎使用，以免痘痘没下去，炎性过敏来了。同样的，若是对上述两个偏方中用到的药物过敏，男性朋友们就需要先咨询医师，再决定是否使用偏方了。

此外，我们介绍一些在预防和治疗青春痘方面要注意的一些问题，痘痘多发的朋友可以参考一下。

首先，在预防方面尽量做到自己用的被子、床单、枕头、毛巾保持清洁；不要用手经常不由自主地摸脸，以免细菌滋生；别将洗脸看成是女性的专利，男性也要在早晚和出汗后进行洁面；不管多忙也要及时休息，远离辐射，多运动。

其次，在治疗青春痘的时候要注意以下几个方面。

（1）要有一个规律的作息时间，按时起居。

（2）在饮食方面要清淡饮食，不食用刺激辛辣的食物，这不只是对青春痘有辅助的治疗作用，对身体都有益。

（3）多喝水，喝水能加快新陈代谢，有助于治疗青春痘。

（4）最关键的就是心情，不要因为青春痘和生活琐事，整日愁眉不展，郁郁寡欢，保持乐观开朗的心情，加上合适的方法，小痘痘不是大问题。

荸荠擦一擦，酒糟鼻双手投降

症状　酒糟鼻，鼻部发生弥漫性暗红斑，伴发丘疹、脓疱和毛细血管扩张等。

偏方　鲜荸荠切开，用切面擦鼻子。坚持每晚涂抹，一个月后红斑有望全部消退。

酒糟鼻多发于中年人，虽然男性的发病率并不见得高于女性，但是一般来讲男性酒糟鼻患者的病情相比于女性患者而言较为严重。同时，在酒糟鼻的诱发因素中，嗜酒、吸烟、高温、日晒、寒冷、风吹等因素，通常情况下与男性相关的比较多，也就容易引发这种疾病。

酒糟鼻又名玫瑰痤疮，也叫作赤鼻、酒渣鼻，俗称红鼻子或红鼻头，是发生在面部的一种慢性炎症性皮肤病，常见于鼻部、两颊、眉间、颏部，皮损多发于面部中央，呈对称分布。

酒糟鼻的病因可能是在皮脂溢出的基础上，由于体内外各种有害因子的作用，患部血管舒缩神经功能失调，毛细血管长期扩张所致。嗜酒、吸烟、刺激性饮食、消化道功能紊乱、内分泌功能失调、精神因素、病灶感染、心血管疾患、肠寄生虫、长期作用于皮肤的冷热因素如高温工作、日晒、寒冷、风吹等均可诱发和加重本病。酒糟鼻还有一部分发病原因是由毛囊虫感染引起，毛囊虫常存在于面部扩大的毛囊内，数条毛囊虫可以聚集在一起，尤其红斑丘疹性或脓疱丘疹性损害内容易找到毛囊虫。

酒糟鼻一般分为三期：红斑期、丘疹脓包期和鼻赘期。只有少数患者才会发展到鼻赘期。发病时，患者鼻尖部的皮脂腺和结缔组织增殖，棘层细胞轻度增厚，真皮胶原纤维增生，皮脂腺大小及数目均增加，形成紫红色结节状或肿瘤状突起，鼻尖部肥大，鼻子表面凹凸不平，毛细血管扩张显著，毛囊口扩张并充满角蛋白物质。从红斑发展至鼻赘期差不多需要数十年。患有酒糟鼻除了会影响容貌外，还会给社交、生活等带来诸多不便。

主要症状有鼻子潮红，表面油腻发亮，持续存在伴有瘙痒、灼热和疼痛感。早期鼻部出现红色的小丘疹、丘疱疹和脓疱，鼻部毛细血管充血严重，肉眼可见明显树枝状的毛细血管分支，最终鼻子上出现大小不等的结节和凹凸不平的增生，鼻子肥大不适，严重影响患者的美观。

如果一个人的脸上长红鼻头，肯定好看不到哪里去。这不仅会使患者产生自卑心理，还可能在生活和工作中受挫。

刘先生是西北人，本身皮肤出油就比较多，尽管在南方生活多年，但他的饮食习惯也没有改过来。再加上从小喜欢吃辣椒、大蒜等刺激性食物，而且好吸烟喝酒，这些喜好更加重了皮肤的油腻。

更年期过后，原本就属于油性皮肤的刘先生，鼻尖和鼻翼周围长出了很多小红疹，一直都没有消失。为治疗这个症状，刘先生用了不少药，就是不见效果，现在反而越来越严重了，最终长成了酒糟鼻。

后来刘先生听朋友说，可以用一个小偏方来试试，就坚持每晚涂抹。一个月之后，他鼻子上的红斑全部消退了，酒糟鼻终于不见了。

这个治疗酒糟鼻的偏方，只有一味药：荸荠。用法是：每天用切开的鲜荸荠擦鼻子，使荸荠的白粉浆涂满鼻子的表面。涂上之后，会有非常舒服的凉丝丝的感觉。这个方法的使用频率可以根据病情来调整，一天用一两次或更多。

专家说，荸荠中的粉浆含有荸荠英，对金黄色葡萄球菌，尤其是酒糟鼻之类的慢性病有显著的疗效。刘先生的酒糟鼻能够治好就得益于荸荠英。

用荸荠涂擦治疗酒糟鼻，没有副作用，只是涂擦皮肤表面局部发红并伴有凉爽舒适之感。只是在此还要提醒各位患者注意：生荸荠洗干净、用刀横切后，应以切面紧贴患处来回轻轻涂抹，把白粉浆堆积在患处，干了再擦，层层堆积，次数越多堆积越厚，效果越好。每次擦过后，切莫马上洗脸，以免洗去粉浆而影响疗效。只要患者坚持此法，定会收到良好的效果。

大家在用荸荠擦鼻进行治疗的同时，还应该配合以下方法。

（1）调整生活方式，避免各种加重皮损的诱因。例如避免烈酒和辛辣食物的刺激，少饮浓茶、浓咖啡，多食新鲜蔬菜、水果，保持大便通畅；还要注意劳逸结合，确保充分休息。

（2）长期便秘、潮红、持久治疗酒糟鼻的病人，可服用清热解毒的中药。

（3）常用温水香皂清洗面部，控制面部的油脂分泌，保持干燥清爽。

在彻底治愈后，还应定期进行复查，以免再次感染。在日常生活中应注意禁用油脂性化妆品，每天用温水洗脸，保持面部清洁，而不要用过热的水洗脸；不要吃过热、油腻食物，少饮酒及少吃辛辣食物，多吃新鲜蔬菜、水果；保持大便畅通，积极治疗慢性消化道疾病；洗脸用具应个人独用，以免交叉感染。

黄瓜与菊花，防治汗斑功力不一般

症状　夏季出汗多由花斑癣病菌引起的皮肤病。

偏方　①艾叶、菊花泡水，捞出药材后洗浴。②新鲜黄瓜切片加硼砂拌匀，放置3~4小时滤汁，用纱布蘸黄瓜汁涂擦汗斑。

夏季一来，多数男性都非常能出汗，大家也都不以为意。然而汗液不仅会使皮肤不舒服、弄脏衣服、使身上有异味，还可能会诱发汗斑，真是不得不多注意。

汗斑是一种由花斑癣病菌引起的普通皮肤病，又称"花斑癣"。当身体长时间受热，汗液大量分泌，皮肤表层中的毛孔就会张开，从而让花斑癣病菌趁机通过毛孔进入到皮肤里，导致出现花斑癣症状。

汗斑刚发生时是围绕毛孔的圆点状的斑疹，慢慢地增加到指甲盖大，边缘清楚，邻近的斑疹可以相互重合，周围又会出现新的斑疹，斑疹的表面有少量很容易剥离的糠秕样的鳞屑，灰色、褐色至黄棕色，形状像斑瓣一样。

汗斑的皮疹没有炎性反应，偶尔会有轻微的瘙痒，皮损的部位多在胸背部，也可累及颈、面、腋、腹、肩及上臂等，一般多发生在青壮年男性身上，由于活动多出汗多，如果不及时换洗衣服和揩干皮肤，则很容易发生花斑癣。病程慢性，病程比较长，冬季汗腺不旺盛，皮疹会减少或者消失，到了夏季又会复发。如果汗斑出现在手、脚等裸露部位时，会给患者带来种种不便。

孙先生非常能出汗，每到夏季就经常大汗淋漓，不仅把衣服弄得汗渍斑斑，而且皮肤上也出现了大大小小的斑点，脖子、背部、胳膊上都有，出汗多的时候还稍微会有一点痒。这使孙先生倍感烦恼，以为自己患了很严重的皮肤病，于是便专程到医院就诊。

经过仔细检查，医生告诉孙先生他患的是一种叫"汗斑"的皮肤病。并且，医生告诉了孙先生两个治疗汗斑的方法：一个是艾叶菊花水洗浴，另一个是黄瓜汁涂擦的方法。

孙先生牢记着医生说的方法，回家之后马上按照医生说的第一个方法来做，一直坚持着。不久之后，孙先生身上的汗斑消失了。他说："有了这样的好方法，即使出再多的汗也不怕了。"

不要以为"汗斑"就是出汗多了才会有这种病，其实并不是汗出多了导致了汗斑，而是由一种叫作"正圆形糠秕孢子菌"的真菌引起的。这种真菌喜欢温暖和潮湿的环境，而且嗜汗，所以像孙先生这样出汗多的人最容易发生。

总的来说，汗斑多发生在青壮年的男性身上，一般病程比较长，而且多是慢性的。即使没有进行治疗，到了冬天皮疹会有所消失或减少，但是一到夏天又会复发，而且在不断复发中病情可能会更严重。因此，得了汗斑及时进行治疗是很必要的。

艾叶、菊花水洗浴，就是取艾叶、菊花各1两，在热水里泡5分钟左右，然后捞出来用水洗澡即可。

菊花散风清热，平肝明目，用于风热感冒、头痛眩晕、目赤肿痛、眼目昏花，有镇静、解热作用。艾叶味辛、苦，性温；归脾、肝、肾经；芳香温散，可升可降；具有温经止血、散寒止痛、降湿杀虫的功效。艾叶和菊花都有抗细菌、抗真菌的效果，对金黄色葡萄球菌、乙型链球菌、痢疾杆菌、伤寒杆菌、大肠杆菌、绿脓杆菌、人型结核菌及流感病毒均有抑制法用。因此，用这二者煎水洗浴，能够治疗孙先生的汗斑。

用黄瓜汁涂擦，也能收到相似的效果。具体使用方法是：取新鲜黄瓜约 200 克，硼砂 100 克。黄瓜切片置于容器中，加入硼砂，搅拌均匀，放置 3~4 小时，滤出汁液，再用消毒纱布蘸着涂擦汗斑。

男性朋友在日常生活中要注意保持个人卫生，及时清洁皮肤，要勤换内衣。特别是在运动或剧烈活动之后，身体皮肤分泌大量的汗液，要及时洗澡和更换衣物，不给花斑癣病菌生存提供场所，以免感染到汗斑。

汗斑是存在感染情况的，尽量避免与汗斑患者进行身体接触，也不要共用衣物；若是碰到不可避免的接触，应尽快对接触过的皮肤部位进行清洗，有条件可进行全身清洗。同时还要调节心情，保持良好的精神状态，心情舒畅，对疾病能够泰然处之。

"擦"去老年斑，让您不显老

症状 皮肤上脂褐质的色素斑块。

偏方 ①维生素 E 胶丸涂抹老年斑，每天 3 次；并每天服 100 毫克维生素 E。②鲜姜片泡水，加蜂蜜调匀当茶喝，每日 1 次。

大部分人是在 50 岁以后开始长老年斑，但老年斑更多见于高龄老人，所以人们又称其为"寿斑"。现代医学研究结果表明，"寿斑"这个雅号名实不符，它并非长寿的标志。而且专家们发现，随着人口平均年龄的增长，老年斑在老年人中并不普遍，仅占 27%，而且"老年斑"的出现也突破了年龄限制，呈现年轻化的趋势。一些年纪并不大的男性朋友，皮肤上就出现了"老年斑"。

老年斑，即"老年性色素斑"，在医学上又被称为脂溢性角化，是指在老年人皮肤上出现的一种脂褐质色素斑块，属于一种良性表皮增生性肿瘤，一般多出现在面部、额头、背部、颈部、胸前等，有时候也可能出现在上肢等部位。

老年斑究竟是怎么回事呢？现在一般认为，人到中年以后，体内的许多生理活动就开始走"下坡路"了，血液循环功能下降，新陈代谢减慢，细胞和组织逐渐退化和衰老。再加上饮食中的不饱和脂酸氧化后和蛋白质结合，就会形成棕黑色的"脂褐素"沉积在细胞内。逐渐衰老的组织和细胞已无法排除这些棕黑色颗粒，它们大量堆积在皮肤内，就形成了老年斑。

其实，老年斑不光出现在人体表面，心脏、血管、肝脏和内分泌腺等处也会出现。老年斑在人们看不到的脏器上留下痕迹并造成危害，比如出现在脑细胞上便会引起智力和记忆力减退；聚集在血管壁上，会发生血管纤维性病变，引起高血压、动脉硬化、心脏病。

因为这种脂褐质色素是细胞氧化后的产物，一旦聚集过多便影响脏器功能，使人渐渐衰老。因此，老年斑是传递内脏老化的信息，当然也是人体衰老的形态学标志。老年斑的出现不是孤立的，常伴随着其他可见的形态学老化指标，组成一个老态龙钟的形象。

近年来，老年斑越来越引起医学家们的关注，他们希望通过控制老年斑的产生，使人类的寿命延长。学者们采取添食各种抗氧化剂的办法进行试验，结果竟出乎意料的好。目前研究证明，维生素 E 是一种较为理想的抗氧化剂，它能阻止不饱和脂肪酸生成脂褐质色素。从 60 岁以上健康老人的血浆检查中发现，维生素 E 的含量随年龄的增长而降低，这说明维生素 E 与化学自由基的活跃有一定关系。动物实验证实，维生素 E 能阻止脂褐质生成，并有清除自由基与延长寿命的功效。因此，维生素 E 对于防治老年斑具有非常重要的作用。

陆先生在退休后短短一年内，发觉自己一下子老了很多。除了心理上的不适应，他还发现脸上、手臂上的斑越长越多，记忆力也开始下降，刚刚说的事转身就忘了。因此，陆先生比较紧张，就去中医院的门诊看医生。

医生先给陆先生把了脉，没发现什么异常，就问了他几个问题：脸上、手上的斑什么时候开始长的？平时是不是有便秘现象？觉察到自己经常忘事大概是什么时候？陆先生说，退休之前就经常便秘，两年前开始长斑，没什么其他症状，记性差是退休以后的事情了。

听陆先生讲完，医生便指着他手臂上的斑，告诉记忆力不好和他手上的这些寿斑有关。然后，医生给陆先生推荐了一个偏方，说对治疗老年斑很有效，这个偏方就是擦维生素 E，还可以配合喝点加蜂蜜的姜汤，这样不需要花很长时间就能取得很大效果，比在医院拿药吃很管用实惠。

陆先生回家后就照医生说的方法试着治疗，没过一个月身上的寿斑颜色就渐渐淡了，心情和记忆力都比以前强多了。

医生推荐的外治方法是，将维生素 E 胶丸刺破用来涂抹在老年斑处，每天 3 次。当然，维生素 E 除了外用，还可以内服。男性朋友们可以每天服用 100 毫克维生素 E，以保证维生素 E 的摄入量。

要想不长或少长老年斑，只有增加体内的抗氧化剂。诸多研究表明，最理想的抗氧化剂是维生素 E，它在体内能阻止不饱和脂肪酸生成脂褐质色素，自然也就有较强的抗衰老性能。因此，要想预防老年斑，除了服用一定的维生素 E 外，还应多吃含维生素 E 丰富的食物，而植物油是维生素 E 最好的食物来源。

此外，谷类、豆类、深绿色蔬菜等植物性食物，以及肝、蛋和乳制品等动物性食物，均含有丰富的维生素 E，如玉米、大豆、芝麻、花生、核桃、瓜子仁、动物肝、蛋黄、奶油、菠菜、卷心菜等。

西医认为，老年斑多是由于皮肤代谢减缓，排黑色素的能力下降，在肌肤底层沉淀过多的"脂褐素"，这些色素在人体表面聚集而形成的。但从中医的角度来看，五脏六腑气滞血瘀，人的脸色就会晦暗萎黄，容易长出老年斑，还会出现性情急躁、心情郁闷、失眠多梦等症状，只有内调外治、标本兼治，才能彻底治愈。

上面的案例中，医生还向陆先生推荐了加蜂蜜的姜汤，来治疗老年斑。这是有科学依据的。生姜具有发散作用，年老体弱、表虚自汗者不宜久服，否则易耗气伤阴；阴虚火旺、目赤内热者，或患肺炎、肺气肿、肺结核、胃溃疡等的病人，也不宜长期食用。而补中润燥、缓急解毒的蜂蜜则可以避免服用生姜后出汗过多，导致人体阴液过度耗伤的不良反应，二者可以"互补互利"。

现在许多中老年人的体表，尤其是脸部和手背布满了点点的褐斑，这是人体内自由基作用的结果。自由基是一种衰老因子，它作用于皮肤，就容易引起"锈斑"。而生姜正是除"锈"高手。生姜中含有淀粉、挥发油及人体所需的多种氨基酸等多种活性成分，其中的姜辣素有很强的对付自由基的作用。

中国中医科学院的杨力教授说，中医理论认为，生姜性味辛温，是食药兼用的上品。生姜中的姜辣素有很强的对付自由基的本领，它比我们所熟知的抗衰老能手维生素 E 的功效还强。因此，常食生姜可及时清除人体内致衰老因子的自由基，也就能去除因自由基作用而产生的老年斑。生姜中含有的水杨酸，还能降血脂、降血压，防止血液凝固、抑制血栓形成。

蜂蜜具有补益作用，可以促进人体气血的化生，维持气血的正常运行。现代医学研究也表明，蜂蜜中也含有大量的抗氧化剂、维生素 C 和黄酮类化合物等，对自由基有很强的"杀伤力"。

在擦维生素 E、服用维生素 E 的同时，配合喝生姜蜂蜜水，一段时间之后脸部和手背等处的老年斑就会有明显改变，或程度不同地缩小，或颜色变浅，而且不会有继续生长的迹象。

生姜蜂蜜水的服用方法是：取适量鲜姜片（约 10 克）放入水杯中，用 200~300 毫升开水浸泡 5~10 分钟之后，加入少许洋槐花蜂蜜，搅匀即可当茶水饮用。

除此之外，生姜中的淀粉等也对去除老年斑具有一定的帮助，其具体用法是：将生姜捣汁，置于容器中，除去上面的清黄的液体，取沉积在容器底部的白色部分阴干为"姜乳"。再用"姜乳"与蒸饼或米饭混合，制成绿豆大的小丸，每天用白酒或米汤送服几丸，或者直接将"姜乳"放入饭菜中食用。

为了推迟或减少老年斑的形成，男性朋友们在夏天要避免长时间晒太阳，因为阳光中的紫外线会加速皮肤的衰老。同时，食物要尽量多样化，荤素合理搭配，多吃蔬菜和水果，最好把动物脂肪和植物脂肪的摄入量掌握在 1：2 左右；调整饮食中的脂肪含量，使脂肪的摄入量占人体总热量的 25%~50%较为适宜。

此外，为了防治老年斑，男性朋友们在日常生活中应注意保持脸部皮肤干净，少吃辛辣食物及刺激性食物，多喝水，戒掉不良习惯，如抽烟、喝酒、熬夜等。平时可以多按摩面部、手背和上肢皮肤，以改善局部皮肤的血液循环，同时还可以适当服用一些抗衰老的食物，如银耳、山楂等长期服用，对于预防和推迟老年斑的形成很有好处。

按摩曲池穴，还您光洁面孔

症状 皮肤粗糙，老年斑，荨麻疹。

偏方 每天按揉曲池穴 3~5 次，每次按揉 3~5 分钟，以穴位有温热酸胀感为度。

皮肤粗糙是人体衰老的表现之一，在男性女性中都可以见到。我们要特别为男性朋友们介绍改变皮肤粗糙的方法，这是为什么呢？因为女性会很在意皮肤的保养，各种各样的美容美体产品齐上阵，所以较少出现了皮肤粗糙的问题，而一旦出现了这种问题，也会在第一时间将其扼杀在萌芽状态。而对男性朋友们来说情况则大不同了，因为人们普遍把爱美与护肤当作女人的特权，所以绝大多数男性并不会太过注意自己皮肤的状况，即使皮肤粗糙、出现老年斑，甚至荨麻疹、湿疹等各种皮疹，也不会到处寻求方法将其消灭。因此，男性常在皮肤问题演变得难以收拾的时候，才会想起来去改善它。

皮肤粗糙多是由于皮肤水油平衡失调、新陈代谢能力下降所导致的。在日常生活中，强烈的紫外线照射、干燥环境的影响、工作压力大、不良的生活习惯，如熬夜、吸烟等因素，都会导致男性皮肤越来越干燥。当然，如果日常水果吃得太少或饮水不够等，就易造成维生素和水分的摄入量不足，从而导致皮肤粗糙。

经常忙得只能吃快餐的男性朋友们，可得多注意补充营养了。若是皮肤干燥的情况长期得不到改善，就可能会出现干裂粗糙的现象。

别担心，其实，在我们自己的身上就有解决这一皮肤问题的天然法宝——曲池穴。

曲池穴是我们手臂上的一个穴位，当把手臂弯曲成直角时，在手臂内侧有大的横纹，横纹外侧的边缘上就是曲池穴。它可以用来治疗老人斑、皮肤粗糙、荨麻疹（又称"风疹"）、手肘疼痛、眼疾、牙疼，上肢瘫、麻、痛，高血压、贫血等。

既然曲池穴有这样多的用处，我们怎么能不好好加以利用呢？利用曲池穴来治疗皮肤过于粗糙或老年斑，简单可行，能够为时间宝贵的男性朋友省去很多不必要的麻烦。当皮肤粗糙或老年斑、荨麻疹来骚扰的时候，男性朋友就可以用这样经济简单的方法来令其"退兵"。

朱先生是一家公司的部门经理，每天工作繁忙，留给他吃饭的时间很少，中午只能匆匆吃完快餐继续做事，而晚上则要经常应酬到深夜，有时候凌晨才能回家休息。朱先生的皮肤原来就比较干燥，现在更差，经常还会有皮屑掉下来，这不仅使别人看着不美观，关键是自己也很不舒服。

朱太太劝他去美容院护理一下，他觉得一个大男人去美容院不是那么回事；帮他买护肤品，他又嫌麻烦，耽误时间。于是，就一直拖着，结果越来越严重，令朱先生非常苦恼。

一次，朱先生陪孩子去书店看书，随手拿了一本书翻看，不经意间看

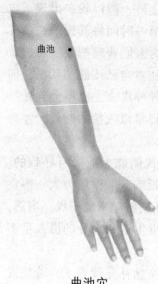

曲池

曲池穴

到：曲池穴可以治疗老年斑、皮肤粗糙、手肘疼痛、眼疾、牙疼……于是，朱先生就记下了曲池穴。

朱先生回家上网一查，发现曲池穴挺好找的，经常按摩曲池穴就可以改善皮肤的状况，于是就开始经常按揉这个穴位。睡觉前，上班累了，中午吃饭，只要一有时间，朱先生就会按一会。

朱先生就这样一直坚持着，一个月，两个月，三个月……时间久了，慢慢地朱先生觉得皮肤不那么干燥了，太太也说朱先生的皮肤好多了。朱先生继续坚持按摩曲池穴，就这样摆脱了皮肤干燥的问题。

朱先生通过经常按揉曲池穴这个简单的方法，就摆脱了困扰他很久的皮肤干燥粗糙的难题。小小的曲池穴，"保养"皮肤的作用还真不小。

中医针灸学理论认为，曲池穴中的物质是由手三里穴降地之雨气化而来，位处地之上部，性湿浊滞重，有如雾露，为隐秘之水，故名曲池。曲，隐秘也，不太察觉之意；池，水的围合之处、汇合之所。"曲池"则是意指本穴的气血物质为地部之上的湿浊之气。

曲池穴为手阳明经之合穴，大肠与肺相表里，因肺主皮毛，故本穴有疏散风热、解表散邪之功，善解全身之表邪，具有走而不守之性。本穴不但能疏散表热，还能清解里热，具有清热解毒、凉血祛风、消肿止痛之功，故而对治疗因胃肠积热、内不能泄，外不能宣、郁于肌肤而发病的荨麻疹有着较好的疗效。

经现代研究的实验结果表明，曲池穴对人体的消化系统、血液循环系统、内分泌系统等均有明显的调整作用。艾灸曲池穴可使胃蠕动弛缓，针刺曲池穴又可调节肠道蠕动，空肠、回肠蠕动弱者可以增强，强者可使之减弱。曲池穴对冠心病、房性早搏、心房颤动等有一定的治疗作用，可增强心肌收缩力，并可减缓心率；对血管舒缩功能有调节作用，轻刺激可引起血管收缩，重刺激多引起血管扩张。曲池穴的降低血压作用已被证实，且远期疗效较好。对血糖的调节，因手法不同，可产生相反的效果。此外，曲池穴还有显著的降低体温的作用。

下面向大家介绍一下案例中朱先生所使用的改善皮肤的偏方：经常按揉曲池穴，能够改善肤质，克服皮肤粗糙、老年斑及荨麻疹等问题。具体的操作方法是每天按揉臂弯处的曲池穴 3~5 次，每次按摩持续 3~5 分钟，以穴位有温热酸胀感为度。

男性朋友在通过按摩曲池穴来改善皮肤状况的时候，不要太过心急，因为并不是一刺激穴位，皮肤马上会变细腻光滑，尤其是出现老人斑的皮肤，色素一旦沉淀，就不容易消失。所以，男性朋友不要想在短期间内使皮肤变好，而是要耐心地长期做穴位治疗的功夫，贵在坚持。

虽然按摩曲池穴是改善皮肤状况的好方法，但是男性朋友在使用这个偏方之前，一定要向专业医师咨询，确认适合自己使用再运用。

在坚持按摩曲池穴的同时，男性朋友不妨再加上一些辅助性的方法来配合防治，如日常生活中注意饮水量的摄入，保证身体有充足的水分，控制皮肤的水油平衡；建立规律的作息时间，调节工作压力，减少熬夜，给皮肤充分的休息时间；注意饮食，尽量少吃快餐，不暴饮暴食，饮食搭配合理，注意补充一些胡萝卜素（通常来说多食用一些胡萝卜即可，因为胡萝卜中含有大量的 β-胡萝卜素），它可以在身体转化生成维生素 A，有利于维持眼睛和皮肤的健康；避免长期接受紫外线的照射；皮肤粗糙而且吸烟的男性朋友，建议尽量戒烟。

总之，皮肤粗糙并不是很难解决的问题，只要男性朋友有信心，能长期坚持，加上合理有效的辅助方法，就一定能够拥有光洁的健康皮肤。

成片湿疹真恼人，小樟脑球显大神通

症状　皮肤上出现密集的点状红斑及粟粒大小的丘疹和丘疱疹，并且很快变成小水疱，疱破后形成点状糜烂而及结痂等；自觉剧烈瘙痒，有灼痛。

偏方　樟脑球与白酒加热至樟脑球溶化，用药液擦患处。止痒除疹，一般 2~3 次见效，尤适用于奇痒湿疹。

近年来湿疹的发病率呈上升趋势，这可能与气候环境变化、大量化学制品在生活中应用、生活节奏加快、人们精神紧张、饮食结构改变均有关系。一般来讲，男性朋友所接触的环境相对比女性要更为复杂多样，更容易接触致敏源和放射源，工作生活压力也相对更大，而对饮食又不像女性那样注意均衡，所以相对来说，男性朋友遭遇湿疹的可能性稍大一些。

湿疹是一种常见的表皮炎症，也是一种过敏性炎症性皮肤病，可发生于身体的任何部位；男女老幼都可能发病，其中以先天敏感者、抵抗力弱者较为多见；也没有明显的季节性，但常在冬季复发或加剧。

湿疹，中医称为"湿毒疮"或"湿气疮"，这里的"毒"是中医学所讲的热毒，"湿"则是说人体水的运行停滞不顺。湿疹一病在中医文献中记载颇多，如浸溢遍体滋水很多的叫"浸淫疮"，发于面部的叫"旋耳疮"，在腘窝等处的叫"四弯风"，在阴囊的叫"肾囊风"。

湿疹的主要特点是剧烈的瘙痒，以小丘疹为主的多种形态的皮损，有对称性和渗出倾向，常反复发作，有急性和慢性之分，慢性湿疹多由急性湿疹转化而来。

目前导致湿疹的原因虽然不是很明确，但可以明确的是，湿疹主要与个人体质和家族性过敏体质有关。湿疹是由多种内外因素引起的皮肤炎症，引起湿疹的过敏因素很多，如鱼、虾、牛羊肉、烈酒等食物，花粉、尘螨、羊毛和羽毛等异物。

湿疹虽不能给男性的身体健康造成特别严重的影响，但也给他们的生活工作带来很大的烦恼，不容忽视。

武汉的王先生是过敏体质，从小就对花粉过敏，只要一接触到花粉，皮肤上立马就会出现许多密集的小红点儿，有时候还会有一些小水泡，不挠痒得难受，而一旦水泡被挠破，就会又痒又痛、疼痛难忍。

因此，王先生只好绕着花走路，一些花类的食物他根本不敢吃。但花粉并不是固定不动的，可能到处都飘浮着花粉，再怎么躲也总有碰到的时候，这给王先生的生活带来很多不便。春暖花开，大家都去踏青郊游，王先生却只能待在家里，老婆孩子也陪他在家待着。孩子整天埋怨，王先生也只能叹气。

为了能带孩子出去，王先生向做中医的朋友寻求帮助，朋友说他这是湿疹，是一种过敏性皮肤炎症，并告诉他用樟脑球治湿疹，效果还不错。但是王先生并不太相信，樟脑球就是用来除臭和防虫的，怎么能治湿疹？医院里那么多贵的药，效果还能比不上这么便宜的樟脑球？

疑惑归疑惑，但王先生还是打算试试这个方法，就找来了樟脑球放在容器里，按朋友说的比例加入白酒，加热直到樟脑球全部融化，用棉花蘸着擦洗患处。才擦了没几次，奇痒没有了，湿疹也渐渐减少了。又用了一段时间，王先生的湿疹竟然消失了，也没从前那么怕花粉了。

困扰了王先生那么多年的毛病，竟然被这么个不起眼的方法治好了。

用樟脑球来治疗湿疹是如何治愈的，目前还没有统一的科学解释，但是樟脑球确实能治疗湿疹这个症状，是口口相传的有效偏方。

王先生使用的樟脑球治湿疹的偏方，具体的配方和用法如下：取樟脑球 12 粒放入耐高温的容器内，加入 25 毫升白酒，加热至樟脑球溶化即可。待药液变温或变凉后，用经过消毒的药用棉蘸着药液擦拭患处。药液被皮肤吸收后可以继续擦，一般擦拭 2～3 次，患处就不会像原来那么痒了。这一偏方对于奇痒难忍的湿疹来说，止痒除疹的效果更佳。

在治病的同时，一定要注意安全。因为在使用这个偏方的时候，我们需要自己用樟脑球和白酒烧制药液，所以一定要注意防止烫伤和火灾。在制药时宜用文火，容器一定要耐高温，如果容器内冒蓝火，应立即将容器拿离火源，迅速给容器加上盖子，火即会自行熄灭。

湿疹的发生不外乎外因和内因：外因主要是常见的鱼、虾、花粉、羊毛、尘螨、微生物、日光及干燥的环境等。内因如慢性感染病灶、慢性胆囊炎、扁桃体炎、肠寄生虫，内分泌及代谢方面的变化和血循环障碍（如小腿静脉曲张诱发小腿湿疹）等；此外，神经精神因素对湿疹的发生也有密切关系，如精神紧张、过度疲劳等。

中医讲"正气存内，邪不可干"，也就是说任何疾病的发生，起主导作用的还是内因，因此我们的身体素质很重要。在同样的环境等外界条件下，有些人易发湿疹，而另一些人则并不发病，这主要是人们的身体素质不尽相同的缘故。

男性朋友在防治湿疹的时候，还应该注意一些生活细节，以辅助对湿疹的防治：饮食宜清淡，忌酒，不进食辛辣等刺激性饮食和调料；保持皮肤卫生，不用 40℃以上的热水洗澡，不用碱性过强的肥皂，切忌搔抓。

第三章　驱除异味的老偏方

艾灸腋下，清除狐臭

症状　分布在体表皮肤的大汗腺分泌物中产生散发出的一种特殊难闻的狐臭气味。

偏方　隔蒜片灸病变部位 20~30 分钟，以无灼痛为度。可每日或隔日 1 次，10 次为一疗程。

多数人眼中的青春期是美好的，让人不忍心破坏。现代医学认为狐臭多发于青春期，这个时候男子的汗腺也都生长正常，性激素会大大增强大汗腺的部分，尤其是在夏季，狐臭也常会来到男子的身上，尤其是有家族史的群体。

腋臭，俗称狐臭，是由患者腋窝、外阴、口角等部位的大汗腺（又叫顶浆腺）排泄的汗液，脂肪酸比普通人高，呈淡黄色，较浓稠；脂肪酸达到一定浓度，经皮肤表面的细菌，主要是葡萄球菌的分解，产生不饱和脂肪酸，因而会发出臭味。其和狐狸肛门排出的气味相似，所以常称为狐臭。天热汗多时最明显，其汗常为淡黄色。

狐臭能够持续很长时间，可以从十二三岁的青春期一直持续到 50 多岁，所以一旦有了狐臭，男人应该尽早治疗。现在的手术治疗一般是通过破坏大汗腺的方式治疗，虽然短期内可以取得一定效果，但是复发率很高。所以，中青年男性遭遇狐臭之后，应该寻求更有效的治疗方法。

从事野外工作的高工，身上总能闻到一股臭味，他以为这是上工地出的汗，也没放在心上，只要洗个澡就可以了。有一天高工从工地下来，回到公司总部，待在办公室。按说出汗不多，这臭味应该没有了。但是事与愿违，这臭味还是和以前一样。

高工很纳闷，便去了公司附近的一家医院问了问。医生说他这是中微度狐臭，需要住院治疗。经过多方了解，高工知道住院治疗只能治一时，并不能根除；而有些偏方经济又实惠，疗效还有保证。

于是，高工就查起了保健类的书籍，寻找治疗狐臭简单有效的偏方。在翻看《大国医（男人版）》时，看到了一个艾灸的偏方比较方便。

接下来，从药店买了雷夫奴尔溶液和药用艾条，又弄了点冰块，自己照偏方治疗了起来。20天过后，高工身上的臭味轻多了，又过了半个月，脱下衣服也闻不到臭味了。

高工所用的艾灸的偏方，具体的操作方法如下：用剪刀或其他工具将病变部腋毛除净，并且进行常规消毒；寻找较粗的汗腺，并用棉签蘸雷夫奴尔液做好标记；然后才是将药用艾条点燃，隔蒜片灸（大蒜头干、鲜均可），使男子腋下局部有温热感，但是没有灼痛为度。每次灸 20~30 分钟，灸后再敷少许冰硼散。根据病情每日灸 1 次，或隔日 1 次，10 次为一个疗程。灸后皮肤表面微红，粗大汗腺较原来缩小，一般两个疗程，病变区排汗和臭味均会减少，三个疗程后，基本可以痊愈。

雷夫奴尔溶液，也叫利凡诺，一般药店都可以买到。它是黄色的，有杀菌消炎的作用，对皮肤没有明显的刺激性，是临床主要外敷药之一，在这里主要是做标记用。

值得注意的是，用这个偏方的时候：男性朋友应该呈仰卧位，手臂在脑后伸直。大蒜要切成厚度在 0.1~0.3 厘米的蒜片，并用针在蒜片中间部位刺出数个孔，放在腋下较粗的汗腺处。之后就可以用艾条悬灸 20~30 分钟，艾灸完毕之后可敷上些许冰硼散来清热消肿。

此外，多吃蔬菜可以更好地辅助治疗狐臭。常吃蔬菜对人体有益，蔬菜中的纤维素虽不能被人体的肠胃所吸收，但本身会吸收大量的水分，增加粪便形成的软度，有益排便，从而排除体内的细菌和毒素，有效减少细菌经汗腺从皮肤排出体外，可以减轻狐臭。

同时，蔬菜中的纤维质能有效促进肠与胃的蠕动，降低食物在肠道停留的时间，减少废物的吸收，并及早协助排出对人体无益的废物。现代人的饮食，提取加工制品太多，因此更应该多吃蔬菜，除了可延缓食物消化吸收的速率，更能健胃整肠，调整血液品质及身体体质。

放手痛快辣一次，腋臭从此远离您

症状 腋臭严重。

偏方 干辣椒研粉或剪碎后泡在碘酒内，15 天后用药液搽患处。

腋臭虽对人体健康没什么影响，但是其难闻的气味很难让人接受，常常会令周围的人掩鼻而逃，留下尴尬无比的患者独自一人承受异味的"熏陶"。尴尬之余，患者承受的心理负担令人难以想象。患有腋臭会严重影响男性朋友的正常生活、工作和社交，使其陷入深深的自卑之中。

男性朋友们想要治疗腋臭，首要问题是了解腋臭产生的根源。人体内有两种汗腺：大汗腺和小汗腺。前者分布范围较窄，仅分布于腋窝、外耳道和外阴等部位，后者在全身各处（除极少数部位外）均有分布。大汗腺的分泌物中含有大量不饱和脂肪酸，被皮肤表面存在的细菌分解后即可产生具有异味的小分子有机物，这种有机物是恶臭难闻的一种气味，夏重冬轻，特别是夏季出汗多，衣服薄，气味会更强烈。而小汗腺的分泌物主要为各类盐分及水。由此可见，腋臭气味的产生需要两个条件：体表细菌和大汗腺的分泌物，两者缺一不可。所以，腋臭的气味夏天出汗较多时明显，卫生习惯不佳的人明显。

除此之外，腋臭与遗传、性别、种族等都有关系。资料显示，腋臭在青春期是发病率较高。白种人和黑种人患腋臭率明显高于黄种人，这与地域和饮食以及汗腺的结构作用不同有关。知道了腋臭产生的根本原因，预防和治疗腋臭就比较容易了。由于黄色人种的体味极轻，一旦谁的体味较重，周围的人就感觉特别刺鼻，而且把体味重认为是一种疾病。一旦患有狐臭，青年男性会因此形成较重的心理负担，影响婚姻、就业、升学、交友等。很多患者因此造成性格、思维不正常，狐臭就真的变成了一种疾病——心理疾病。

因此，男性朋友在发现自己有腋臭后，要积极地面对，不能任其发展，应尽早消除腋臭。

小杨的爸爸有腋臭病史，他刚进入高中，身上的臭味也非常明显，并因此被嘲笑和孤立。试过一些治疗腋臭的方法之后，效果并不理想。经过了一次又一次的治疗失败后，小杨真的不知道该怎么办了，还有点抑郁症的倾向——上课就盼望下课，上学就盼望放学，回家就盼望睡觉。因此，小杨的父母非常担心他，到处打听治疗腋臭的方法。

后来，小杨的妈妈听人说有个老中医治腋臭很有效，就让儿子尝试了一下。在父母的陪同下，小杨来到当地一家中医馆，老中医为他检查一下，决定用辣椒来治疗他严重的腋臭。医生说只要不怕辣，效果就会很好，这是可以根治腋臭的偏方。

于是，小杨的妈妈根据老中医的指导，用红辣椒的偏方来给儿子治疗腋臭。时间一天天过去了，闻着自己身上的味道越来越轻，小杨心情轻松多了。大约50天后，身上一点臭味也没有了，小杨非常激动，以后不用再为烦人的臭味担忧了。

红辣椒偏方的具体用法：取碘酒300毫升，尖红干辣椒50克，将干辣椒研成粉或剪碎后泡在碘酒内。15天后，每天用该液体搽有腋臭的部位，大约50天可彻底根除。男性朋友要注意的是，在使用这一"药水"消除腋臭时，用量宜逐渐加大。腋臭不仅要尽早治疗，还可以进行预防。预防腋臭，男性朋友首先要从自身卫生做起，经常洗澡，勤洗衣服，保持皮肤干燥、清洁，尽量少剧烈运动，以减少汗液的分泌；其次，每天用肥皂水清洗腋窝几次，不让细菌有藏身之处；再次，要保持良好心情，选择宽松、透气性好的棉质衣物。

嚼嚼花生米，赶走气源性口臭

症状　由吸烟等引起的气源性口臭。

偏方　常嚼食花生米，但一天不宜超过50克。

气源性口臭，又称"呼吸性口臭"，多数是因为长期吸烟而引起的。许多男性朋友在出现了气源性口臭之后，不能引起足够的重视，更不愿为了清除口臭去戒烟，顶多只是选择偶尔嚼一嚼口香糖来暂时掩盖自己的口臭，结果导致情况越来越重，最终口中的烟臭冲人，令人生厌。

恋爱中的男女，眼睛里最是揉不得沙子。难闻的口臭让您没勇气走近心中的她，那就是最大的悲剧；如果您的热吻换来她异样眼光时，口臭可就让浪漫走远了。

周末几个朋友聚在一起交流感情，口臭让您产生心理隔阂，一向健谈的您总是三缄其口，朋友们越来越觉得您刻意疏远他们，哪知您的难言之隐。尽管朋友们都善意地让您多发言，可难闻的口气不由分说地把您和他们隔离开来，造成尴尬的场面。

不少男性朋友常要汇报工作，尤其是跟领导接触，是展示能力的最关键时刻。若是口腔异味太严重，熏得领导直皱眉头，弄得领导一看见就走远了，本应该的升迁也迟迟不见动静，实在让人郁闷。

有了口臭不加以重视、不及时治疗，结果爱情熏没了、朋友熏走了、职位熏跑了……真到那时候，悔之晚矣。

人体就像一个相当复杂的化工厂，这个工厂通过胃肠道消化加工着来自外界的各种物质。如果这个消化系统出现问题，就会导致气源性口臭、胃痛、胃酸等一系列不良反应。患上气源性口臭应及时查找原因，积极清除原发病因，才是治疗口腔异味的有效途径。

一天当中，早上起床时为气源性口臭的巅峰时刻，每餐后 3 小时也需特别注意，这是生理气源性口臭最强烈的时期。如果口臭只在早上起床时和餐后 2~3 小时出现，是生理气源性口臭，决非病态，无需担心。

早上起床时之所以是气源性口臭的巅峰时刻，原因是晚上睡觉时唾液分泌减少，口腔的自净作用较差，口腔黏膜干燥，黏膜表皮细胞剥落等都与口臭的发生有关。尤其是睡眠前口中若留有食物残屑，这些食物残屑分解发酵后味道更强烈。夜间没有进餐也没有说话，由食物和唾液所产生的自净作用功能减弱，自然会发生气源性口臭。空腹时口腔的自净作用也会衰退，当然就会发出气源性口臭了。

经实验研究确认，用餐 2~3 小时后的气源性口臭的确比刚用餐后强烈，所以在早上 10 点或下午 3 点左右吃点心或喝下午茶，都具有减轻与消除气源性口臭的效果。此外，在睡觉前做好口腔卫生的护理，可以避免细菌的滋生。早上起来发现自身口气比较重的话，刷牙漱口要做好，可以喝点开水，不仅有益去除气源性口臭，还对人体有莫大的好处。

吸烟是导致病理性气源性口臭的最主要原因，但戒烟相对困难，因此气源性口臭的治疗就变得复杂起来。

此外，引发气源性口臭的主要原因是胃热症、胃阴虚症，其中由胃热证导致者居多，常并发严重气源性口臭、便秘、胃痛、消化不良、烦躁等症状，急慢性胃炎、十二指肠溃疡、肝炎、肺结核、糖尿病、癌症患者、接受化疗者亦会产生强烈口臭。此外，消化系统功能紊乱所致的气源性口臭，或多或少都会伴有口干、口苦、舌苔泛白（厚腻）、便秘等症状。

因为食物在胃肠中不能被彻底地消化掉，时间长了就会产生异臭化合物气体，说话或者呼气的时候从口中排出。当人空腹的时候（比如早晨起床的时候，或者饥饿的时候）病源性口臭会特别明显；进食后摄入的食物掩盖住了臭气上扬。这也是气源性口臭患者在起床后或空腹时，口腔异味特别强烈的原因。

实际上，气源性口臭也并不是什么比较严重的疾病，最常见的病因就是来自于自身，往往都是由于生活中的小小恶习累积而成的。但是气源性口臭的病因比较复杂，想要治愈也相对较难。嚼口香糖是现在人暂时性解决气源性口臭的办法，但这并不能从跟不上改变口臭的毛病。

其实对于治疗气源性口臭，常嚼花生会起到很好的效果，坚持下来有望消除气源性口臭。从某种程度上来说，嚼花生去口臭是可以立竿见影的，因此在发现有气源性口臭的时候，男性朋友不妨用常嚼食花生米的方法来治疗。但是因为花生米含有较多的脂肪，不宜食用过多，以每天食用 50 克为宜。

花生米是一种在餐桌上普遍能看见的食品，尤其是在和朋友聊天、喝酒的时候都会准备。但是，可能很多人对花生米的了解比较少。花生营养丰富，蛋白质含量为 25%~30%，花生蛋白含有人体必需的八种氨基酸，精氨酸含量高于其他坚果，还含有脂肪及钙、磷及 B 族维生素等多种营养成分，热量也高过一般肉类，生物学效价高于大豆。

花生本身是高能、高蛋白和高脂类的植物性食物，不含胆固醇和反式脂肪酸，而且富含微量营养素、植物固醇、白藜芦醇、异黄酮、抗氧化剂等物质，有重要的保健作用，更是乳、肉食物的优秀替代品，对平衡膳食、改善居民营养与健康状况具有重要作用。

每天食用一定量的花生、花生油或花生制品，不仅能为人体提供大量的蛋白、脂肪和能量，而且还可以降低膳食饱和脂肪和增加不饱和脂肪酸的摄入，大大促进植物蛋白质、膳食纤维、维生素 E、叶酸、钾、镁、锌、钙等营养素的摄入，从而改善膳食的结构和品质。

从中医的角度来说，花生是一味不错的中药，性味甘平，具有悦脾和胃、润肺化痰、滋养调气、醒酒的作用，对于营养不良及咳嗽痰喘的症状素有疗效。花生米中含有 140 多种天然的芳香物质，并且花生中的 β-谷固醇可抑制口腔细菌的生长，并具有一定的抗癌作用。相比口香糖来说，用花生来治疗气源性口臭的效果会更自然一点，也相对更为有效。除此之外，花生对慢性胃炎、支气管炎等消化和呼吸道疾病，都会有明显的效果。

从佐餐的佳肴到下酒的小菜，小小花生无处不在，既可生食，也可油炸，还可炒、可煮。在花生的诸多吃法中，以煮吃为最佳。花生在地里生长时，外壳易被病菌或寄生虫卵污染，生食很容易受其感染而患病。另外，花生米里含有大量脂肪，如果过多生食还会引起消化不良、腹痛腹泻；煎、炸或爆炒，对花生中富含的维生素E及其他营养成分破坏很大，营养价值和药用价值也就很低了。并且，花生本身含有大量植物油，遇高热会变为燥热之性，多食、久食或体虚火旺者食之，极易生热上火。因此，从养生保健及口味上综合评价，煮花生具有不温不火、口感潮润、入口好烂、易于消化的特点。倘若再适当加些中药一并煮食，食药并用，则相得益彰。

虽说花生米有这么多益处，但因花生米含高油脂，不适宜脾胃较弱的人、切除胆囊的人及患有肠炎、痢疾及消化不良的患者食用，否则会引起缓泻作用，减慢康复进程。另外，跌打瘀肿或伤口含脓的病人也不宜多吃，因为花生米内含有一种促凝血的物质，若过量食用则会出现血液不散，加重瘀肿及发炎。花生米容易引起发炎，伤风感冒及喉咙发炎的人也应少吃。此外，花生米制品如花生糖、花生酱等食品，在做法过程中可能受到霉菌感染而含有黄曲霉素，多吃会损害肝脏，引致厌食，甚至会致癌。所以，购买时应选择有包装及印有制造商及食用限期的产品。

吃花生米时还有一个问题，就是关于"花生红衣"。一般都认为"花生红衣"中的成分对人体是很有好处的，绝大部分人吃它确实是没问题的，但它含有丰富的甘油酯和甾醇酯，具有抑制纤维蛋白的溶解、促进骨髓制造血小板而缩短出血时间，并且有提高血小板的质量、加强毛细血管的吸收性、调节凝血因子缺陷等功能，所以它对于改善贫血和促进伤口愈合很有好处。

另一方面，对于血液黏稠度高的人来说，就没什么好处了，反而会增加心脑血管疾病的风险。因此，血液黏稠度高的人不宜食用"花生的红衣"，在吃煮花生时最好把皮剥掉；贫血患者如果血液黏稠度高的话，最好采取别的补血措施，比如吃血豆腐等。

众所周知，气源性口臭的病因跟患者的生活习惯和饮食习惯有密切的联系，并且气源性口臭给男性朋友带来的精神上的危害是非常大的。所以，一旦患上气源性口臭一定要做好饮食上和生活上的护理，养成良好的饮食习惯和生活习惯，平时应少吃辛辣、油腻和易上火的食物，少吃海鲜，多吃一些容易消化的食物，多吃蔬菜水果，多喝水，可经常摄入粗纤维的食物，保持大便通畅；戒烟戒酒，使用芳香漱口水，清除舌背覆盖物，减少口腔硫化气体产生，加强身体的锻炼。同时，还要保持良好的心态和愉快的心情。这样才能早日重新拥有清新口气，摆脱气源性口臭的困扰，恢复正常的生活和工作。

口疮导致的口腔恶臭，就用兑端穴

症状 口臭很严重，并由口疮引起

偏方 时常按揉兑端穴，每次 2~3 分钟，以感到温热酸胀为度；也可针刺。

男性虽然不像女性那样在意自己各方面的细节，但是严重的口臭也会使男性十分苦恼，并因此不敢与他人近距离交往。

口腔异味俗称"口臭"，是指人口腔或鼻腔中散发出来的令别人厌烦、使自己尴尬难闻的发自内部的臭气。口臭虽不是什么大病，却是一种危害严重的疾患。虽不会致人死亡，却严重影响人们的生活质量和社会交往。

据统计，人群当中大约有 30% 的人具有轻重不一的口臭病，由于口臭病对人的社交及心理具有不容忽视的负面影响，并因心理问题带来更多的并发症，世界卫生组织也正在逐渐重视与加强对口臭病的宣传与防治工作。口臭病患者中，有 65% 的患者可以感知口臭，能够闻到自己的口气臭秽；另外约 35% 的患者不能感知自己有口臭，主要是通过他人的反应，才觉察到自己的口臭。

引起口臭的原因是多方面的，但是口腔不卫生或口腔疾病是口臭最常见的病因，其中口疮（又称"口腔溃疡"）作为最常见的口腔疾病，自然是导致口臭的主要原因。口疮是较为常见的口腔黏膜溃疡病，溃疡易发的部位通常在嘴唇内侧、舌的边缘以及口底和颊部的黏膜，常为 1~2 个孤立的溃疡，但严重的时候也可能出现很多；发病者以成年人为多，多半是突然发作，先出现圆形或椭圆形的溃疡，并伴有火灼样的疼痛——每当唇部或舌头运动时就会痛，在吃饭、说话时会更痛，唾液分泌量增多时病人会很痛苦；轻度的口疮一般经过一个星期就会痊愈，但是不少人的口疮都会反复发作，目前尚缺少根治口疮的办法，并且在口疮发作期间，令人恶心的口臭经常与之相伴随。

既然口疮会引起口臭，那么对于治疗口疮引起的口臭就要针对口疮进行。治疗口疮，也需要明确造成口疮的原因。然而，引起口疮的原因，目前还没有定论，可能和以下一些情况有关：消化不良、口腔受到擦伤（如刷牙）或咬伤及有尖锐的牙尖和边缘的刺激，内分泌紊乱、食物或药物过敏、特殊的细菌因素等。除了以上几种情况之外，还可能和患者的精神因素及免疫状况有关。因此，口疮往往在经过长时间的治疗之后，仍然可能复发，但多数病人的症状可以得到改善，并减轻痛苦。

既然口疮并不容易治疗，还容易反复发作，那么由口疮引起的口臭就同样难于去除了。我们的祖国医学博大精深，在各种疾病的治疗上都有独到的见解并积累了不少有效的偏方。那对于清除由口疮引起的口臭，中医究竟有没有什么好的方法呢？答案是肯定的。中医针灸在治疗不少顽固疾病方面具有特殊的疗效，对于治疗口疮也有比较有效的方法，那就是按摩或针刺兑端穴。

小陈高三时，学习成绩不够理想，长期处于焦虑状态，没过多久就得了口疮。他放任不理的口疮时常发作，还引发了闹心的口臭。刚开始，他一点都没有意识到自己的口臭，还是母亲闻到了他口腔中的异味。从此，小陈人变得孤僻了，不仅沉默寡言，还见人就躲，不敢主动与人打招呼，不敢坐得离人很近，不敢与人面对面说话，更不敢往人多的地方挤……因为口臭，小陈也变得敏感了，感觉凡是坐在他旁边的人有轻微举动，像是扇扇子、捂鼻子、鼻子发出声音，都被认为是针对他的。

幸运的是，小陈大学读的是中医学专业，并在大学二年级的时候认识了出身世家的老中医张教授。小陈认为中医的方法能够把自己口臭的毛病治好，就把自己的情况向张教授详细说了。张教授指点，他用针刺或按揉兑端穴的方法尝试一下。小陈觉得很有用，对于治好口臭也有了信心。

小陈认为自己才接触针灸学方面的皮毛内容，运用针刺法是有一定风险的，就决定用按揉兑端穴的方法来进行治疗。于是，在随后的一个星期里，小陈有空就会按摩一下兑端穴，渐渐地感觉口臭的程度有所减轻。小陈满怀欣喜地继续在业余时间对兑端穴进行按揉，又过了一段时间，他明显感觉自己的口臭轻多了。

虽然现在小陈已经毕业两年多了，他的口臭早就已经消失得无影无踪，周围的人根本就想象不出他曾因口疮有过严重的口臭，不过他还是一如既往地保持着按揉兑端穴的习惯。

正如案例中提到的，经常按揉兑端穴，确实可以有效地治疗有口疮引起的口腔恶臭。男性朋友在每次按揉兑端穴的时候，应该以酸胀为度，大约持续 2~3 分钟。如果有需要，还可以配合其他穴位来进行治疗。

除了按揉之外，针刺兑端穴的方法也可以治疗口臭，斜刺 0.2~0.3 寸即可，一般不在此穴使用灸法。但是，相对于穴位按摩，针刺法有一定的风险，需要较为专业的技术，最好请专业的医生来进行针刺。

兑端穴隶属督脉，位于人体的面部，在上唇的尖端，是人中沟下端的皮肤与唇的移行部的穴位。人体解剖学认为，兑端穴在口轮匝肌中，有上唇动、静脉经过，布有面神经颊支及眶下神经分支。中医认为：兑，是八卦之一，属金；端，就是指终点。兑端穴之名，就是指此穴气血性凉，运行到了小肠经的最高点；穴内物质为天容穴传来的水湿云气，至本穴后散热而化为凉性之气，且位处小肠经气血上行的最高点。医书上记载，兑端穴对治疗口疮臭秽、口噤、齿痛、鼻塞、消渴嗜饮、昏迷、晕厥、癫狂、癔症等都有帮助，配本神穴可以治癫痫呕沫；配目窗、正营、耳门等穴，可以治唇强，止齿龋痛。

需要明确的是，引起口臭的原因有很多种，而通过按揉或针刺兑端穴只能治疗由口疮引起的口腔恶臭。男性朋友们在心急如焚地想要根治自己严重口臭的同时，一定要弄清楚导致自己口臭的根本原因。如果是口疮（即口腔溃疡）之外的原因引起的，就不要盲目地运用这个方法了。

还要向男性朋友们特别指出的是：对兑端穴无论是进行按摩还是针刺来防治口疮导致的口臭，都需要在专业针灸医师操作，或者在其指导下进行使用，以免受到不必要的伤害。

常饮甘枣水，喝出悠悠体香

症状 没有明显出汗，却有较重的汗臭味。

偏方 将等量甜瓜子、带皮松树根、大枣、炙甘草研成细末，温水冲服，每日 3 次，约 20 天后身体即可散发清香。

夏天一不小心，异常的体味就可能让您随处尴尬不堪。很多男性朋友误以为自己的体味重是因为出汗比较多导致的。于是，有很多男性都非常疑惑，自己终日待在空调房里，根本不大出汗，怎么身上还是有令人不快的体味？

皮肤科的专家却告诉我们，汗液本身是没有味道的。只有在出汗之后清洁工作不及时、不到位，身体才会散发出令人不快的异味。而异常的体味则不同，它是在代谢过程中产生的，和人体新陈代谢得到的物质有关，而不是像人们普遍认为的那样与汗液直接相关。

对于一些体味比较严重的情况，需要及时进行诊治，以便早日清除异常体味，解除由此带来的困扰。

小李非常爱吃肉，他若知道长期大量吃肉才导致了严重的体味异常，肯定一点都高兴不起来。这体味冬天穿着厚衣服还好些，不容易被人闻到，但是到了夏天可就"无处遁形"了，这让小李很是苦恼。

再加上小李是销售人员，经常要出差跑业务，出汗一多，身上的臭味就更严重了。这臭味不仅会让对方感到非常不舒服，还使得小李在与客户接洽时，时时关注体味而心不在焉。所以，小李谈判成功的时候比较少，夏季的业绩也比较差。领导批评不说，公司激烈的竞争和淘汰制度，也让小李连饭都不吃香。

为了掩盖身上的臭味，小李每次进别人办公室前都先去洗手间洗洗，然后再往身上喷点香水。这个方法刚开始的时候效果还行，可是一旦交谈时间长了，那种混着香水和汗臭的味道，比单纯的汗臭味更难让人接受，业务接洽就被客户以各种托词草草结束了，这样自然也不可能收到什么好的业绩。

后来，小李向一个在医院工作的熟人咨询。这个熟人告诉小李，要想保持身上体香，可以试下一个香体小偏方，效果确实不错，很多人用过了都说好。虽然话是这么说，小李心想还是要看具体的治疗效果。

小李怀着期望又忐忑的心情，按照这个偏方开始了治疗，20天过去了，身上果然有种淡淡的清香味。这味道让人神清气爽，也让小李自己增加了自信心。现在小李与人谈业务时，再不用担心自己的体味，能够专心与人谈判，业绩当然也随之上去了。

这个香体小偏方的具体用法是：将等量的甜瓜子、带皮松树根、大枣、炙甘草共同研成细末，每次取几勺（6~9克）用温水冲服，每日服3次。一般服用20天后就会有明显的效果，身体就会散发淡淡的清香；如果连着服用50天，身体就会有明显的香气；若是接连服用100天，则衣物都会变香。

保持体香味的方法有很多，不管用哪种方法，都要保持快乐的情绪，并且经常运动，这对于保持体香具有辅助作用。

研究表明，当一个人生活愉快、心情舒畅时，身体分泌的臭味物质就会减少，而丁酸酯、赖氨酸等"香素"的分泌则会增加，从而使汗腺分泌出来的汗富有"香味"。即使平时有汗臭的人，此时臭味也会大大减轻。所以，工作和生活压力较大的男性朋友，一定要注意控制自己的情绪，保持放松的状态。

不少男性朋友误认为出汗会使自己面临汗臭味的尴尬，就尽量减少运动，以避免出汗。但出人意料的是，研究表明动得越多体味越容易保持清新，当然运动之后要及时冲澡。皮肤科专家认为，由于空调的普及，即使在盛夏人们也不大出汗，汗腺开始退化、减少。而汗腺退化、减少的人一旦遇到高温环境，为了降低体温，为数不多的汗腺就需要开足马力紧急排汗，结果使得没有经过充分过滤的汗液大量冒出，容易夹杂一些具有臭味的物质。为了消除这种汗臭，专家建议采用锻炼汗腺的方法。

汗腺锻炼法是比较简单的，只要坐在 $43 \sim 44℃$ 的水里，手肘、腰以下浸没在热水中，仅让胸、腹、背露出水面，$10 \sim 15$ 分钟之后汗液就会从胸、腹、背部流出。此时再洗个澡，然后喝一些有暖身发汗作用的姜汤来补充水分就可以了。

需要注意的是，锻炼汗腺不宜在使用空调的房间进行，因为室温过低会降低出汗效果；并且，最好在闷热的 6 月初连续进行两周，一般两周后就能收到正常出汗、消除汗臭的效果。

此外，由于新陈代谢所产生的物质与人们的饮食息息相关，所以，我们不得不说体味是场饮食导演的戏，人们的饮食结构对体味有着决定性的影响。因此，您的体味异常很可能就是被自己的饮食习惯设计了。西方人喜肉食，代谢过程中产生的酸性物质过多，体液就会逐渐酸化，身体就容易散发出所谓的"膻味"，特别是腋下。而印度人和巴基斯坦人喜欢吃咖喱和奶酪，身上就常会有种辛辣的味道。

有些令您垂涎三尺的食物，可能吃下不久就会使您浑身散发出一股恼人的气味，想要保持良好的体味就要毫不犹豫地把它们从您的食谱中删去——海鲜、洋葱、大蒜、胡椒、茴香和咖喱等，人体消化这些食物产生的油脂分解物，将会通过毛孔渗出体外，这种挥发性的气味甚至可以由汗腺分泌传到足部。

所以，男性朋友要想让自己保持清新的体味，不再做个"臭男人"，就应该有针对性地规划自己的饮食，远离那些会令体味异常的食物，多亲近那些能够使人保持体味清新的食物。

研究显示，平时特别注意亲近下列几类食物，可以让我们的身体在炎炎夏日随时都散发出清新的味道：

1. 绿叶蔬菜

绿叶蔬菜所含有的丰富碱性成分，在消化吸收过程中，可以及时抵消掉动物性食品产生的酸性成分，从而减少人体倾向于酸性的可能性，如此就不大可能发出"膻味"，而使体味保持清淡的幽香。

2. 富含铁元素的食物

富含铁元素的食物进入胃里经过消化之后，铁离子就会与盐酸结合，形成氯化亚铁，而人体就会散发出类似于春菊、酸枣芳香的气味。菠菜、豆类、动物肝、畜禽血等，都是富含铁元素的食物，平常可以多吃一些。

3. 富含镁元素的食物

镁元素是入肺经的，根据中医的"肺主皮毛"理论，常食富含镁元素的食物不仅能令皮肤好起来，更能使体味变香。多食用一些富含镁元素的食物，如冬瓜、冬瓜子、无花果、玉米、红薯、杏仁等坚果类、麦类、海藻类、豆类等，能让体表散发出杏的香味。

还有一些古时医书上称，用冬瓜子150克、无花果60克、白杨皮60克共研末，入瓷瓶贮存，每餐饭后用白开水冲服10克，可使体蕴杏香。但尝试这类偏方时需要谨慎，最好咨询过医师再使用。

4. 能够加快新陈代谢速度的食物

一些食物可以促进血液循环，促使体温升高，体温升高后汗腺的机能就会相应地提高，有助于加快新陈代谢的速度，例如生姜和淀粉类食物。

通过规划饮食来调节体味，是具有理论和实证支持的。清朝乾隆时代的香妃历来都是个十分令人神往的传奇人物，但据现代人分析，她那一身迷人的香气是因为非常喜欢吃杏仁而产生的。无独有偶，从唐朝开始，很多后宫的嫔妃就开始用食疗的方法让自己的身体散发出花香。其实，通过常喝花茶能够改善口臭或体味异常，也同样是花中所含有的一些元素在起作用。

泡脚秘诀，脚丫也能香喷喷

症状 汗脚散发出难闻的气味。

偏方 明矾、干姜煎水泡脚，每日2次，3~5天可见效。

脚臭是由于脚心汗腺多，容易出汗，汗液里除含水分、盐分外，还含有乳酸及尿素。在多汗条件下，脚上的细菌大量繁殖并分解角质蛋白，再加上汗液中的尿素、乳酸，这样就会发出一种臭味。若鞋子不透气，空气不流通，臭味就会越积越浓，臭气异常强烈。

通常人们把脚气和脚臭混为一谈，其实它们是有区别的。脚气的人一般都会有出汗、脚臭、脚痒等症状，严重的患者趾缝间会出现掉皮、红肿、水疱、裂口、溃烂等症状。而脚臭的根源是脚部皮肤排汗较多，有臭气，长期下去会发展成严重的脚气。

引起脚臭的罪魁祸首是一种叫白癣菌的真菌，它分解皮肤代谢物后产生难闻的恶臭。脚心比其他部位的汗腺多，脚心每平方厘米有620个左右汗腺，而身体其他部位同样面积仅有143~339个。当人们活动增多、天气闷热、精神紧张、吃辛辣热烫食物的时候，汗液就会大量分泌出来。出汗后鞋内的湿度和酸碱值给细菌提供了一个适宜的生长环境，加上皮肤坏死的角质层给细菌带来足够的营养，使细菌能够大量繁殖分解角质蛋白并混合汗液中的尿素、乳酸产生难闻的臭味。

"脚臭"因为"臭气冲天"，不仅会对别人产生不良影响，还会严重影响个人的自信，有些患者甚至悲观失望、对生活失去信心。

每到夏天，患有脚臭的梁先生就很郁闷，奇痒难受暂且不说，脚上那难闻的味道时不时就会让自己在别人面前出丑。这令梁先生挺痛苦，夏天连凉鞋都不敢穿，要不然周围的人肯定受不了；走亲访友都是在非去不可的时候才被迫出席，一般是露个面就离开了。如何对付脚臭这个难缠的"小毛病"，成了梁先生的一块心病。

梁先生经常跑药店、医院，但各种药丸、药膏和喷剂只能把这气味遮一时，天一热或者活动之后汗一多，恶臭味就慢慢地挥发出来了。对此，梁先生只能隔段时间就上个厕所，冲脚涂药膏，然后再回办公室。这给梁先生造成了很大的负面影响。

在一天天的痛苦折磨中，梁先生非常希望能有好的方法来治疗自己脚臭的毛病。有一天梁先生看到一份报纸上一个治脚臭的偏方，看别人用的效果不错，情况也跟自己差不多，就抱着一丝希望开始尝试。

报上说这个泡脚的偏方每天用两次，连用五天就能收到效果。梁先生就严格按这个偏方来泡脚，每天早晚各一次，过了5天后，脚臭确实减轻了许多。

梁先生为了巩固疗效，还是坚持每天晚上用这个偏方来泡脚。用了泡脚的偏方有效，梁先生也就不涂以前那些药膏了。

这个偏方的材料和使用方法都比较简单，就是取明矾 30 克、干姜 6 片，共同煎水，去渣取汁，稍微放凉就用它泡脚。每天泡 2 次，每次浸泡 30 分钟。一般 3~5 天就可以见效。

脚臭在短时间治好相对来说是有可能的，但是做好长期预防也非常必要。预防脚臭复发，首先要从"脚"做起——保持足部清洁干燥很关键，这样可以形成不利于真菌生长的环境，从根本上抑制真菌的生长繁殖。

脚部容易出汗的男性朋友尤其应该注意鞋袜的透气性，让足部的皮肤得以呼吸。

最好穿透气性好的运动鞋、帆布鞋或者质量好的真皮皮鞋，不要穿塑料鞋。此外，要确保鞋子大小适中，因为足部过分受压会加剧出汗。

棉、羊毛或其他吸湿材料制成的袜子对保持脚的干爽比较有帮助，所以出汗较多的男性朋友最好穿纯棉的袜子，而不要穿尼龙质地的袜子。春夏季人们通常更容易出汗，鞋和袜子最好一天换一次，换下来的鞋袜要及时清洗与晾晒。

同时，要多让双脚得到应有的休息，剧烈运动之后应及时用温水洗脚，并养成每晚洗脚或泡脚的习惯，以保持足部的干爽。

除此之外，男性朋友还要尽量少吃辛辣食品，放松心情，避免过度兴奋，以减少出汗。

脚气真是折磨人，止痒除臭有妙招

症状　脚气、脚臭。

偏方　①阿司匹林或土霉素研末，涂脚趾缝或撒鞋里。②白醋或眼药水涂患部。③芦荟或白糖搓患部。④泡脚时搓脚趾缝。

脚臭并不算是个大毛病，一般轻微的脚臭只要平时注意个人卫生，经常换洗袜子和勤洗脚就可以去除，但是比较严重一点的脚臭治疗起来就会比较麻烦。脚气导致的脚臭就属于这种比较麻烦的情况，因为脚气是由真菌感染引起的，男性朋友只有治好了脚气才能彻底清除由此衍生的脚臭，否则只能是治标不治本。

脚气又称"脚癣"，是一种极常见的真菌感染性皮肤病。我国成人中有不少人的人患有脚气，只是轻重程度不同而已。脚气经常在夏季加重、冬季减轻，也有人终年不愈。脚癣是一种条件性传染病，常因共用脸盆、脚盆、脚巾、手巾、拖鞋及澡盆而迅速传播。

脚癣的皮肤损害往往先从单侧（即单脚）开始，数天、数周或数月之后才感染另一只脚。水疱主要出现在趾腹和趾侧，最常见于三四趾间，足底亦可出现，为深在性小水疱，可逐渐融合成大疱。脚癣的皮肤损害有一特点，即边界清楚，可逐渐向外扩展，但绝不会是弥漫性、边界不清楚的。

脚气的临床症状为脚趾间起水疱、脱皮或皮肤发白湿软，也可出现糜烂或皮肤增厚、粗糙、开裂，并可蔓延至脚底及脚首边缘，剧痒，必须抓破为止。故常伴局部化脓、红肿、疼痛，腹股沟淋巴结肿大，甚至形成小腿丹毒及蜂窝组织炎等继发感染。由于用手抓痒处，常传染至手而发生手癣（鹅掌风）。真菌若在指甲上生长，则造成甲癣（灰指甲）。因为真菌喜爱潮湿温暖的环境，而夏季天热人们容易多汗，穿胶鞋、尼龙袜者更是为真菌提供了温床；冬季病情多好转，表现为皮肤开裂。

脚气是一种传染性皮肤病，应该避免搔抓，防止自身传染及激发感染。因病情发展或搔抓，可出现糜烂、渗液，甚或细菌感染，出现脓疱等。脚气的病因是真菌感染，治疗起来主要依靠外治法，通常都是用涂擦药液、药膏或药液泡脚的方法。

我国民间流传下来不少治脚臭的偏方，通常都简便有效。在此，我们为大家介绍一些比较方便省事的治脚气、除脚臭的方法，基本上平时在洗脚的时候就可以完成。以下都是经过实践验证的一些简单有效的小偏方：

（1）将阿司匹林或土霉素研成末，涂在脚趾缝里或撒在鞋里，每次用量为1~2片，1~2天使用一次即可，能有效改善脚气和脚臭。

（2）棉球浸白醋或眼药水涂患部，止痒又杀菌，有轻微脱皮的脚气，涂一次可一周到半个月不犯，再犯再涂。

（3）脚用温水浸泡后洗净，取适量芦荟（一般一只脚一次用1片小叶子）或白糖在患脚气部位用手反复揉搓，搓后洗净，不洗也可以。每隔两三天一次，3次后一般轻微脚气患者可痊愈，此法尤其对趾间脚气疗效显著。

（4）用半盆温水放入两粒小米粒大小的高锰酸钾，水成粉红色，双脚浸泡三五分钟即可。每月泡一次，有望不再复发。

（5）把瓶装啤酒倒入盆中，不加水，双脚清洗后放入啤酒中浸泡20分钟再冲净。每周泡 1~2 次。

(6) 夏天脚出汗多，容易患脚气。晚上临睡觉前，用碱面一汤匙（即蒸馒头用的碱面），温水溶化后，将脚浸入碱水中泡洗 10 分钟左右，轻者两三次就能痊愈，重者四五次即可收到明显的疗效。

(7) 黄豆、三七（全草）、无花果叶、嫩柳叶或韭菜煮水，待水温合适后泡脚 10~30 分钟。视情况决定药液泡脚的频率，可每天数次，也可一天 1 次，或两三天 1 次。

此外，洗脚时还可以对脚底进行按摩，来辅助治疗脚气和脚臭。将双脚放在盆内温水中泡两三分钟，待双脚都热了，用一只脚的足跟压在另一只脚趾缝稍后处，然后将脚跟向前推至趾尖处再回搓，回拉轻，前推重，以不搓伤皮肤为宜。每个趾缝搓 50~80 次，双脚交替进行，速度为每分钟 100~120 次。如水温下降，中间可再加一次热水。每晚一次，脚气较重导致上部皮肤溃破者，不宜使用此方法。

除了在洗脚时进行按摩的方法之外，患有脚气的男性朋友还可以选择在洗脚之后使用卫生香熏烤的方法，来减轻痒痛的症状，以辅助对脚气的治疗。具体的使用方法是：卫生香点燃后，用香头火点熏烤脚气痒痛难忍的位置，待全部痒痛的部位都温热，痒痛会越来越轻。香头火点与皮肤痒点接触时，要掌握好距离，以免烫起水泡。

在用药治疗的同时，患有脚气的男性朋友，在家庭中洗脚盆及擦脚毛巾应分开使用，以免交互传染。

患有脚气的男性朋友，在治疗与巩固过程中，一定要坚持用药，因为足癣是一种慢性感染，真菌寄生角质层中生长繁殖。需长期用药才能杀死它。治疗勿自动停药，通常应在自觉好了后，继续用药数周，最好是能作霉菌检查及培养，连续三星期都是阴性才算治愈。

积极消除诱发因素，如脚汗、脚癣等。要注意保持皮肤干燥，保持脚部清洁，每天可以洗脚数次，勤换袜子。平时不宜穿运动鞋、旅游鞋等不透气的鞋子，以免造成脚汗过多，脚臭加剧。趾缝紧密的男性朋友，可选择分趾袜，或在趾间夹吸水的柔软物品，以吸水通气。同时，患有脚气的男性朋友还要对自己穿过的鞋袜进行消毒处理，可以用日光曝晒或开水烫洗的方法，最好用布块蘸 10%甲醛液塞入鞋中，装入塑料袋封存 48 小时，以达到灭菌的目的。

此外，男性朋友还要注意不要吃容易引发出汗的食品，如辣椒、生葱、生蒜等；保持情绪稳定，因为情绪激昂容易诱发多汗，加重脚气。

第四章 戒烟的老偏方

萝卜不起眼，戒烟很有效

症状 吸烟成瘾，难以戒除。

偏方 ①白萝卜切丝挤出汁液，加白糖调食。②白萝卜洗净切条，加白糖、白醋和陈皮拌匀食用，每日2~3次。

男人与烟的关系就好像女人与口红。女人为了美丽而使用口红；男人则可能为了展现自己的成熟而吞云吐雾。不少男性在忧郁苦恼时用烟来放松自己，在得志开心时就用烟来犒劳自己，由于常年吸烟已形成烟瘾。待到体会到"吸烟有害健康"已是戒断困难。

吸烟危害健康已是众所周知的事实。不同的香烟点燃时所释放的化学物质有所不同，但主要是焦油和一氧化碳等化学物质，会对呼吸道、血管内膜等组织造成损害。

流行病学调查表明，吸烟是肺癌的重要致病因素之一，特别是鳞状上皮细胞癌和小细胞未分化癌。吸烟者患肺癌的危险性是不吸烟者的13倍，如果每日吸烟在35支以上，则其危险性比不吸烟者高45倍。吸烟者肺癌死亡率比不吸烟高10~13倍。肺癌死亡人数中约85%由吸烟造成。吸烟者如同时接触化学性致癌物质（如石棉、镍、铀和砷等）则发生肺癌的危险性将更高。

吸烟是许多心、脑血管疾病的主要危险因素，烟雾中的一氧化碳与血红蛋白结合形成碳氧血红蛋白，影响红细胞的携氧能力，造成组织缺氧，从而诱发冠状动脉痉挛，轻者心律不齐，重者心肌梗死。吸烟可引起胃酸分泌增加，使原有溃疡难以愈合，加重胃病。

香烟中的尼古丁具有精神活性的强化性，会刺激中枢神经系统，让吸烟者产生兴奋、欣快感，不断地重复使用导致吸烟者为了追求快感不能自拔。尼古丁有降低性激素分泌和杀伤精子的作用，使精子数量减少，形态异常和活力下降，影响未来宝宝的健康。戒烟后，由于肌体缺乏了尼古丁的刺激，要自身调整到新的平衡，恢复正常健康代谢机能，开始会很不适应，因此便会产生一系列戒断症状，比如易疲劳、烦躁、难以集中精力、流鼻涕等，这些会使戒烟者产生了生病的错觉。他会自嘲地跟朋友说："您看，我吸烟时很健康，不吸反而生病了。"实际上，这些症状只是肌体的一种短暂生理反应，是肌体进行健康的调整、恢复正常心理机能的结果。它的出现恰恰表明，戒烟者的身体正在清除源于烟草中的尼古丁，而且大部分尼古丁会在完全戒烟后的 1~2 周内排出体外，那时戒断症状就会逐渐消失。

李强，28岁，有5年的吸烟史，慢性支气管炎，每天要抽一包，近月咳嗽加重。三月前结婚，双方打算要小孩，但是妻子要求他戒烟。他尝试了一周，出现感冒症状，也没精神，工作效率降低。他的岳母告诉他萝卜戒烟法，每天清晨、睡前吃一小碟凉拌萝卜丝，吃了一天后，第二天抽烟感觉无味，连吃三天后感冒症状亦缓解，呼吸也更顺畅了，一个月后吸烟量减少了一半。

萝卜为何能抑制烟瘾呢？一是萝卜酸与香烟的化学物质结合会让人产生乏味甚至苦涩的味觉，第二就是萝卜富含胆碱类物质。尼古丁与体内的蛋白质结合促进形成乙酰胆碱，乙酰胆碱能兴奋中枢神经，戒烟后由于没有尼古丁的催化，乙酰胆碱生产减少，人就容易疲劳、情绪低落。吃萝卜正好可以补充这种物质。

中医学中，萝卜性平微寒，具有润肺、调畅气机、补气、消食、增进食欲的功效。既是蔬菜中的王者，又可当作水果来生吃。在旧社会，它又是穷人的水果；荔枝、苹果、梨等水果偏甜，而萝卜口感清脆爽朗。民间有"十月萝卜小人参"，"冬食萝卜夏吃姜，不劳医生开药方"之说。萝卜中维生素的含量比一般水果还多。

萝卜戒除烟瘾的具体方法：

（1）白萝卜适量洗净切成丝，用纱布把萝卜丝包裹起来，挤出苦涩的汁液，加入适量白糖调味即可。每天清晨吃一小碟这种糖萝卜丝汁液，吃后吸烟就会觉得淡而且无味从而不想吸烟，慢慢克服烟瘾，达到戒烟的目的。

（2）白萝卜洗净，切成条，再加入少许白糖和白醋，最后加少许陈皮（橘子皮）拌匀。陈皮可以去萝卜腥味，适合对萝卜腥味敏感的男士。服用酸性物质后吸烟味觉会变差，长期坚持这样吃可以逐渐地克制烟瘾。

戒除生理上的依赖容易，戒除"心瘾"难。长期用香烟陪伴思考、解忧容易对香烟形成心理依赖，因此在食疗的同时还应选择健康的放松方式，比如听音乐、唱歌、爬山、打球，防止烟瘾死灰复燃。

4 步戒烟法+针灸辅助＝成功戒烟

症状　烟瘾反复不能戒除。

偏方　①4 步戒烟法。②针灸来辅助戒烟。

据英国医疗机构分析，吸烟是目前英国人生病及早亡的最大单项诱因。一半的烟民会死于因吸烟引发的疾病，目前英国每年有 10 万余人死于此类疾病。英国全民医疗机构研究显示，员工吸烟让企业每年损失超过 20 亿英镑，其中因吸烟生病的损失是 11 亿英镑，利用工作时间吸烟带来的劳动生产率损失是 9.14 亿英镑，因吸烟引发火灾的损失是 1.33 亿英镑。

吸烟影响男性寿命。据医学研究显示，吸烟、高血压、高胆固醇是中年男人的三大杀手，会折寿至少 10 岁。该研究始于 20 世纪 60 年代末期，英国政府对 1.9 万名公务员进行长达 40 余年的跟踪核查发现，男人在 50 岁时，假如吸烟、高血压、高胆固醇三个危险因素都同时存在，平均寿命只有 73 岁，而三个危险因素都不存在者，平均寿命为 83 岁，两组相差 10 年。

吸烟还影响男性智力。研究发现，相比不吸烟男性，吸烟男性智力下降速度明显加快。研究表明，长期吸烟可能对男性智力产生多种影响，例如记忆力损伤，认知技能全面下降，无法将过去经历与现实行为相联系等。而戒烟可以减缓智力下降的速度，戒烟越久，效果越明显。

戒烟是件难事，戒了抽，抽了戒，如此反复，让人非常痛苦。如果您"戒怕了"，不妨看一下 4 步综合戒烟法，它能增强您和香烟对抗的力量。

小王刚承包下来一家五金店，平时店里也不忙，闲着无聊就吸烟，越吸越上瘾，每天至少要抽2盒，花钱不说，还影响了身体健康。他认识到自己大量吸烟是因为太闲了，于是从网上下载了电子书，店里没人光顾的时候就看电子书来打发时间。这样，小王抽烟就相对较少了。

但是，最近小王谈了个女朋友，对方不喜欢抽烟的男人，小王决定戒烟。于是，小王就从一些相关的书上翻找简易有效的戒烟方法。这天，小王偶然从一本书上看到了关于4步戒烟法和针灸戒烟法的介绍，说是效果不错的两种戒烟法。

既然效果不错，小王也很乐意尝试。除了在日常进行4步戒烟之外，他还每周去中医院针灸2次。这样坚持了3个月后，小王已经不再受香烟支配了。小王说通过戒烟自己不仅获得了健康，还收获了爱情。

偏方的具体使用方法：

1. 四步戒烟法

四步戒烟法中的4步，是四个步骤的缩写。

第一步，深呼吸：当烟瘾来袭时，深吸一口气，平静心情。

第二步，饮水：想吸烟时喝一杯水。

第三步，拖延：告诉自己等会儿再吸。

第四步，找其他消遣：分散注意力，比如看电视剧、电影、打游戏或者户外运动。

2. 针灸辅助戒烟法

针灸戒烟一般都采取王不留行贴压耳穴并配合体针的方式，每周治疗2~3次。中医认为，耳朵并不是单纯孤立的听觉器官，从全息现象来认识，耳郭就像是一个倒置的胎儿，相当于人体的一个缩影，全身五脏六腑、皮肤九窍、四肢百骸等部位，都通过经络与耳郭有密切联系。加上整个耳朵神经分布比较丰富，因而通过对耳部某些与人体相对应部位轻缓而持久的刺激，可起到调节全身功能的作用。

一般由医生选准耳部对应人体的肺、口、胃、脾等穴位，贴压中药王不留行，以胶布固定，用食、拇指按压至酸麻或疼痛始为得气。冬季贴压可停留于耳5~7天，夏季停留于耳3天左右，如有脱落，可随时去医院更换。贴压耳穴之后，还可配合体针加强疗效。

　　不少吸烟的男性朋友普遍认为，只要戒了烟，健康也会随着吸烟的停止而立刻到来。实际上吸烟对身体导致的各种危害不会因戒烟立刻消失，呼吸系统与消化系统的损害还会存留很长一段时间，烟龄越长损害越严重，需要恢复的时间也就越长。停止吸烟是"健康之旅"的第一站，戒烟的男性朋友需要通过良好的生活方式和饮食习惯改善身体状况。大致要注意以下几点：

　　（1）定期体检。40~50岁的烟民，近3年内最好每年做一次胸片检查，有较长吸烟史（包括大量吸入"二手烟"）的人群，最好同时做肺功能监测。出现咳嗽，咳痰，痰中带血等呼吸道症状及时就诊。

　　（2）坚持室外有氧代谢运动。每日1次，每次持续20~30分钟，慢跑，快步走，爬山，跳健身操等可以促进新陈代谢，加速烟毒排泄。

　　（3）常吃鲜鱼。每周吃2~3次鱼可起到肺保护作用。鱼类富含不饱和脂肪酸，同时可补充和增加白细胞表面磷脂的吸收，减少肺组织炎症介质和肿瘤坏死因子的产生，从而达到保护肺组织的目的。

　　（4）多吃新鲜蔬果，新鲜的蔬果富含维生素C可保护心脏和血管，增强抗烟毒能力和组织修复能力，帮助肝脏解除烟毒；维生素B_2能够分解焦油里的有害物，而果蔬中的纤维素可将分解物排出体外。因此，吸烟者应多吃些富含维生素B_2的食物，如蛋、乳类、香菇、花生、瘦肉、酵母、全麦等，以及菠菜、韭菜、白菜、苹果、梨等新鲜的蔬菜和水果。

　　（5）多吃坚果和粗粮。美国一项调查报告指出，坚果和粗粮等食物，可使吸烟者肺癌的发病率降低大约20%。每天吃干果的量以自己的手抓一小把为适宜，粗粮一天吃一顿即可。

从穴位下手，减轻戒断反应

　　症状　戒烟开始后，感觉没有精神、身体不适甚至痒痛难忍，非常想通过吸烟得到缓解的戒断反应。

　　偏方　①针刺双手甜味穴（即"戒烟穴"），捻转后留针15~20分钟。②平刺百会穴，直刺神门穴，捻转后留针30分钟。

　　"清晨一支烟，精神好一天""饭后一支烟，赛过活神仙""朋友聊天，喝酒吸烟""如厕吸烟，一带两便"，这些俗语被诸多吸烟的男性朋友所津津乐道，却置"吸烟有害健康"的标语与科学宣传于不顾，自顾自地享受这自以为安乐却无异于"饮鸩止渴"的"烟草时光"，令自己的身体健康一点点地被吞噬。

吸烟危害身体健康，除了容易导致肺部疾病、心血管疾病、骨质疏松以及呼吸道疾病等，还能诱发肺癌、胃癌、胰腺癌、膀胱癌、肝癌、口腔癌、鼻窦癌等到11种癌症和多种慢性疾病。吸烟不仅危害自己的身体健康，"二手烟"还数倍地危害于您身边的家人和亲友，"烟雾"所含有的二氧化氮、氢氰酸、丙烯醛、砷、铅、汞等致病物质还会严重的污染大气环境。因此，对于吸烟的男性朋友来说，不管是为了自己，还是为了家庭，都应该扛起戒烟的大旗，勇敢地加入戒烟的队伍中。

对于吸烟成瘾的人，戒烟是件很困难的事。当一个吸烟者决心戒烟时，一定要深思熟虑，切忌在心理准备尚不充分的情况下戒烟。否则，强烈的生理反应和心理依赖会使您难以忍受。一阵痛苦、犹豫之后，您可能戒烟不成，反而发生更严重的状况。

33岁的大海已经有十几年烟龄了，但他十分享受有香烟相伴的时光，从来都没有想过要戒烟。但是，新婚后不久，大海的妻子本着优生优育的原则，坚决要求大海戒烟。大海虽然不太情愿，但为了下一代的健康着想，也就开始认真对待与执行"戒烟命令"，把烟、打火机都丢进垃圾箱。

妻子对大海的配合行动比较满意，可是没有想到才没过两天，他就说忍受不了，坐立不安。感觉身体里有很多只小虫在爬，尤其看到别人在抽烟或是闻到烟的味道，心里就特别难受。就这样戒了又抽，抽了又戒，几个月下来烟瘾没减反升，对烟的渴望更加强烈了。

如今，戒烟产品有很多，市面上出售的戒烟产品不乏戒烟糖、戒烟药、戒烟打火机、电子戒烟器等，五花八门的产品让戒烟者眼花缭乱；戒烟的各种疗法也不少，诸如催眠疗法、电冲击疗法以及所谓的剥夺感观疗法（即将吸烟者关闭在完全无光、无物、无声的房间内施行戒烟）等。对于很多戒烟的男性朋友来说，戒烟不成功或者戒烟之后又复吸的情况时常发生，那是因为戒烟的朋友没有选对适合自己的戒烟方法。若是没能根据自身的情况选择适合自己的戒烟方法，那很有可能会像例子中的大海那样，戒烟非但没能成功，烟瘾反倒更强烈了。

20 世纪 80 年代，美国俄亥俄州针灸医师欧尔姆，成功发现戒烟穴，并将此次发现成功应用在戒烟者身上。自此，针灸戒烟的方法流行起来，效果也非常显著，男性朋友不妨试一试。

针灸戒烟法，主要在于选择戒烟所用的穴位，取穴不同，效果也会有所区别。

目前，临床上常用的针灸戒烟的方法，主要有以下两种取穴与治疗方法。

1. 第一种取穴与针刺方法

体针常用穴：分二组：甜味穴；百会、神门。

备用穴：足三里、列缺、三阴交、关元。

甜味穴的位置：位于列缺与阳溪之间，距桡骨颈突边缘约一拇指之柔软处，有明显压痛之凹陷点。

操作方法：常用穴为主，效果不明显的时候，再加用备用穴。

常用穴每次取一组。甜味穴双侧同取。令患者手背向上，找得压痛点后以 28 号 1 寸针，垂直进针，刺入 0.8 寸左右。进针时要求患者吸气后屏住呼吸，至进针完毕才呼气，适当捻转至有明显胀酸之感，留针 15 分钟。以针后患者觉双手沉重感为佳。亦可用 1.5 寸 30 毫针向上逆肺经的方向斜刺 1 寸后，用捻转补泻的泻法使戒烟者产生酸、麻、胀。

第二组常用穴也宜双穴同取。先取百会，以 28 号 1.5 寸毫针平刺，继取神门，以 1 寸针直刺，均至有胀重感后，捻转 1 分钟左右，捻转频率在 120~140 次/分之间，刺激宜略强，然后留针。备用穴每次 2~3 穴，均用针刺得气后，施平补平泻。均留针 30 分钟。

上述方法，每日或隔日 1 次，3 次为 1 疗程。临床治疗总有效率为 91.0%~98.2%。

注意事项：

（1）甜味穴又称甜美穴，为国外学者发现的一个戒烟有效穴位，取穴时要找准压痛点。针刺方法任选一种，但以前者更常用。已有的实践表明，仅用该穴多可获效。

（2）戒烟选穴时，以精少为好，一、二个穴能有效时，决不任意增加。

2. 第二种取穴与针刺方法

耳针常用穴：口、肺、神门。

备用穴：皮质下、内分泌、内鼻、肾上腺、咽喉。

操作方法如下：一般仅取一侧常用穴，如效果不显时，可加 1~2 个备用穴。在双侧耳区探得敏感点之后，以 28 号或 30 号 0.5 寸毫针呈 45°角快速刺入穴，深度以针尖抵达软骨为宜，至有胀或痛感后，快速小幅度捻转（频率约为 120 次/分）半分钟，至耳郭发热、潮红，留针 15~20 分钟。也可用弱刺激刮针术运针 10~15 分钟，力争感传通达胸部及全身较远的部位。两耳交替，每天 1 次或隔日 1 次，5 次为一疗程。如果效果不明显，可以继续再做一个疗程。临床使用此法的有效率在 70%~85%之间。

注意事项：

（1）耳针戒烟，必须注意耳郭及针具的严格消毒。

（2）对于烟瘾大、烟龄长的吸烟者，运针及留针时间宜延长，或采用弱刺激刮针术为主。

（3）本法多于 3 次内见效，如超过 5 次未见效者，应改用它法。

神门，听名字就知道它是养神、安神的要穴。神门属于手少阴心经，是心的原穴，心藏神，"五脏有疾，当取之十二原"，所以神门通治各种神志病。戒烟而产生的焦虑、烦躁等不适用神门解决再合适不过了。神门在腕部，取穴的时候仰掌，手掌小鱼际上角有一个突起的圆骨，圆骨后缘向上能够摸到一条大筋，大筋外侧缘（桡侧缘）与掌后横纹的交点就是神门。

甜美穴即"戒烟穴"，是戒烟的经验效穴，甜美在列缺和阳溪连线的中点处。研究证实，用它戒烟，能够起到破坏吸烟时产生的愉悦感的作用，甚至能起到让人对烟味产生厌恶感的作用，所以用穴位戒烟，必用甜美。

戒烟穴不仅能够缓解中断吸烟时产生的焦虑不安、精神萎靡、流泪流涎、咽喉不适、恶心呕吐等症状，还能改变吸烟时产生的愉悦快感，使人产生对吸烟的厌恶感而停止抽烟，从而达到戒烟的目的。

虽然针刺穴位来辅助戒烟能够收到不错的效果，但是这一方法也是具有一定风险的，最好是由较为专业的医师来操作。所以，男性朋友们想要使用上述针刺穴位的偏方来进行戒烟，一定要请专业医师操作，或者在其指导下使用。

当然，冰冻三尺，非一日之寒，对于长期吸烟的男性朋友来说，对烟的依赖性较大，即烟瘾不小。

所以，戒烟也不是一朝一夕的事情，要在保证营养和睡眠的前提下，坚持到底才能胜利。

吸烟老化身体，腹式呼吸能护肺

症状　吸烟导致肺部功能减退

偏方　有意识地多进行腹式呼吸。

　　呼吸是人的一种正常的生理现象，同时又是重要的养生之道。人在一呼一吸之间传递着生命的能量。但是，男性抽烟会对单纯的呼吸有所影响，还会造成呼吸系统的疾病，严重的还会引发鼻咽癌或者肺癌。吸烟所能造成的疾病且不说，我们先来看看吸烟会对男性朋友正常的呼吸造成怎样的影响。

　　人的呼吸形式分为胸式呼吸和腹式呼吸两种。胸式呼吸时，只有肺的上半部肺泡在工作，占全肺 4/5 的中下肺叶的肺泡却在"休息"。这样长年累月地下去，如果平时又疏于锻炼身体，久立或久坐，中下肺叶得不到锻炼，长期废用，易使肺叶老化，弹性减退，呼吸功能差。这样身体便无法获得充足的氧，满足不了各组织器官对氧的需求，影响机体的新陈代谢，加之烟毒的损伤，会使机体抵抗力下降，易患早衰。

　　每支烟燃烧时可产生一氧化碳 20~30 毫克。人们常说的煤气中毒，就是指一氧化碳中毒。若许多吸烟者聚集在拥挤且不通风的房间内，空气中的一氧化碳浓度可达 0.05%，接近发生煤气中毒的浓度。

　　一氧化碳与血红蛋白的亲和力比氧气高 250 倍，当人们吸入较多的一氧化碳时，一氧化碳与血红蛋白结合形成大量的碳合血红蛋白，而氧合血红蛋白大大减少，造成组织和器官缺氧，进而使大脑、心脏等多种器官产生损伤。

　　不吸烟的正常人体内碳合血红蛋白浓度大约为 0.5%，而吸烟严重者体内的碳合血红蛋白高达 15%~20%，也就是说有 15%~20% 的血红蛋白丧失了输送氧气的功能，从而导致机体缺氧，加速身体器官的衰老。

　　烟焦油是一种棕黄色具黏性的树脂，含有多种致癌物，并且可以附着于吸烟者的气管、支气管和肺泡表面产生物理、化学性刺激，损害人体的呼吸功能。

　　同时，烟中的放射性物质，如烟燃烧时 210 铝、201 钋两种放射性同位素，吸烟时可被吸收入肺并沉积在体内。它们会不断放出射线，长期损伤肺组织。一个每天吸 20 支烟的人，1 年吸入的放射性元素的辐射量，相当于吸烟者 1 年拍了 300 张 X 线胸片。

烟草烟雾中还含有多种刺激性化合物，其中有氰化氢、甲醛、丙烯醛等。如 1 支无过滤嘴卷烟可产生丙烯醛 45 微克，氰化氢 100~400 微克，它们破坏支气管黏膜，并减弱肺泡巨噬细胞的功能，使肺和支气管易发生感染。

小杨今年 30 岁，自己经营了一家饭店，他 16 岁就外出打工了，从那时起开始吸烟，到现在已经有近 15 年的烟龄了。最近他经常咳嗽、还发低烧，但自己感觉年轻抵抗力强也没有在意。有一天他陪着朋友去体检，自己也检查了一下，医生告之有轻度肺损伤，一定要尽快戒烟，否则病情恶化会非常严重，有可能会引发肺功能衰竭。按说在他这个年龄，没有外伤、过度劳累的情况下，出现脏器衰竭的可能性是比较小的。但由于不健康的生活习惯，长期大量吸烟，早衰找到了他的头上。

他听后很害怕，但一时戒不了，内心十分焦虑。一次去公园晨练，跟着一群人练习太极拳，与教授太极拳的师傅倾诉了自己的苦恼，太极拳师傅教给了他腹式呼吸法，说可以保护肺，让他试试，多做扩胸运动，配合腹式呼吸法：伸开双臂，尽量扩张胸部，然后用腹部带动来呼吸，这样可以保护肺部排出有毒物质、减少吸入有害物质。他学会以后，果然有轻松的感觉。

很多人呼吸太短促，往往在吸入的新鲜空气尚未深入肺叶下端时，便匆匆地呼气了，这样既没有吸收到新鲜空气中的有益成分，又没有排出毒素。如果烟民总是采取坐姿，进行浅短、急促的呼吸，会造成换气量不足，进而导致烟毒在体内的累积。

我国古代医家早就认识到腹式呼吸有祛病延年的奇功，并创造了"吐纳""气沉丹田"等腹式呼吸方法。这种腹式深呼吸，吐故纳新，使人神清气爽。

腹式呼吸是让横膈膜上下移动。由于吸气时横膈膜会下降，把脏器挤到下方，因此肚子会膨胀，而非胸部膨胀。为此，吐气时横膈膜将会比平常上升，因而可以进行深度呼吸，吐出较多易停滞在肺底部的二氧化碳及其他有害气体。

腹式呼吸分为顺呼吸和逆呼吸。顺呼吸是在感觉舒服的前提下，尽量吸得越深越好；呼气时再将肌肉放松。逆呼吸与顺呼吸相反，即吸气时轻轻收缩腹肌，呼气时再将它放松。逆呼吸与顺呼吸的细微差别：吸呼只涉及下腹部肌肉，即紧靠肚脐下方的耻骨区。吸气时轻轻收缩这一部位的肌肉，呼气时放松。呼吸在这种方式下会变得轻缓，只占用肺容量的一半左右。逆呼吸比较轻缓，适合放松；顺呼吸程度较深，可以有效帮助机体吸氧，以及肺的排毒。

腹式深呼吸简单易学，站、立、坐、卧皆可，随时可行，但以躺在床上为好。仰卧于床上，松开腰带，放松肢体，思想集中，排除杂念，由鼻慢慢吸气，鼓起肚皮，将气吸满，再缓缓呼出，每分钟呼吸4次左右。

具体练习方法可参考以下步骤：右手放在腹部肚脐，左手放在胸部。吸气时，最大限度地向外扩张腹部，胸部保持不动；呼气时，最大限度地向内收缩腹部，胸部保持不动。如此循环往复，保持每一次呼吸的节奏一致，仔细体会腹部的一起一落。

经过一段时间的练习之后，就可以将手拿开，只是用意识关注呼吸过程即可。

腹式深呼吸是健肺的好方法，不仅弥补了胸式呼吸的缺陷，而且可使中下肺叶的肺泡在换气中得到锻炼，从而延缓老化，保持良好的弹性，防止肺的纤维化。做腹式深呼吸运动，还可使机体获得充足的氧，满足大脑对氧的需求，缓解戒断症状，使人精力充沛、神采奕奕。

家庭拔罐帮您轻松戒烟

症状 烟瘾难以戒除，脾气急躁，经常上火，咽干口苦。

偏方 取章门、行间、太溪、肾腧、水泉、肝腧等穴，用单罐法拔罐，或用药罐。

烟草本身就属于一种有毒物质，在做法过程中加入多种添加剂，点燃后释放有害气体，长期吸入会引发烟民身体一系列的病理变化，比如中医理论中所说的阴阳失调、气机升降异常或气血运行逆乱不畅。经常抽烟的男性朋友，身体肯定会受其影响，不仅会吸入有害气体，还会出现容易上火、咽干口苦的情形，更有的男性朋友情绪也会受到吸烟的影响。

以上所说的这些情况，就是家人劝男性朋友跟香烟决裂的原因。男性朋友戒烟成功与否主要在于经过戒烟治疗手段之后，对吸烟的兴趣减少、依赖性降低，烟味感觉发生变化，比如感觉烟味变苦、变淡、无味或是感觉烟味太冲、恶臭难以忍受等。

有的男性朋友经戒烟治疗后出现痰多或者喉部有异物等感觉。大量临床研究成果证实，治疗后出现这种异常感越明显，则戒烟效果越好。这其实是身体自身的一个净化排毒过程。因为减少了有害气体吸入，肺肾功能逐步恢复正常，开始排出体内毒素，这时如果配合医药治疗，身体健康的恢复会更快。

中医拔罐疗法又称"角法"，拔罐是通过物理的刺激和负压人为造成毛细血管破裂瘀血，调动人体细胞的修复功能，增强对坏死血细胞的吸收功能，促进血液循环、激发精气运行、调理气血，以达到增强人体免疫力的作用。

1. 机械刺激作用

拔罐疗法通过排气造成罐内负压，使罐缘可以紧紧贴附于皮肤的表面，牵拉了神经、肌肉、血管以及皮下的腺体，可促进一系列神经内分泌反应发生，调节血管的舒缩功能和血管的通透性，改善局部血液循环。

2. 负压效应

拔罐的负压作用使局部迅速充血、瘀血，小毛细血管甚至破裂，红细胞破坏，发生溶血现象。红细胞中血红蛋白的释放对机体是一种良性刺激，它可通过神经系统对组织器官的功能进行双向调节，同时促进白细胞的吞噬作用，提高皮肤对外界变化的敏感性及耐受力，从而增强机体的免疫力。而且，负压的强大吸拔力还可以使汗毛孔充分张开，汗腺和皮脂腺的功能受到刺激而加强，皮肤表层衰老细胞脱落，从而使体内的毒素、废物得以加速排出。

3. 温热作用

拔罐局部的温热作用不仅使血管扩张、血流量增加，而且可增强血管壁的通透性和细胞的吞噬能力。拔罐处血管紧张度及黏膜渗透性的改变，淋巴循环加速，吞噬作用加强，对感染性病灶，无疑形成了一个抗生物性病因的良好环境。另外，溶血现象的慢性刺激对人体起到了保健功能。

徐先生53岁，是某市制药厂的高级研究人员，近半年来常感觉精力不济，容易疲劳，有时做着实验都想打盹。有一次徐先生做实验时，试管里的浓硫酸不小心溅到了鞋上，皮鞋烧出了一个洞，幸好没有伤到脚。女儿和太太都非常担心，让他多休息。他请了两天假，可是睡也睡不着，而且越睡越难受。妻子跟他建议说"要不咱提前退休吧"，结果这一句话让他突然很生气，跟妻子大吵一架，还毁坏了一盆养殖多年的兰花。

这下，徐太太意识到丈夫也已步入更年期，身体各功能日渐衰退，但是自尊心特别强，最恨别人说他老，于是跟他说话时谨小慎微，生怕他不开心。

同时，徐先生烟抽得也越来越厉害了，一根接着一根。晚上听见他咳嗽，家人都很心疼，劝他戒烟又戒不掉。

徐先生的女儿在大学学习中药，有一次在讲座上听到了有关拔罐戒烟疗法的介绍，说是不仅能帮助戒烟还能调理气血，提高身体的免疫力，改善不良的心情。于是，徐先生的女儿就想让爸爸试一试拔罐疗法。

刚开始徐先生不肯，后来抵不住家人的软磨硬泡，就去一个理疗机构进行拔罐治疗。没想到经过一个疗程的12次拔罐之后，徐先生的身体、精神状况有了较明显的改变，烟也不怎么抽了。这时徐先生才意识到拔罐疗法的益处，主动提出继续进行拔罐治疗，想把烟瘾戒掉，健健康康地度过今后的时光。

徐先生在更年期来临的时候，不仅精力不济、容易疲劳，还因为情绪不太稳定而抽烟抽得更凶。好在他有个孝顺的女儿，不忘把讲座上听到的好方法推荐给爸爸用。在家人的帮助和支持下，徐先生的精力和情绪大有改善，烟瘾也不像之前那么大了。

中医拔罐戒烟疗法首先要辨明患者体质，由于拔罐疗法属于泻法，所以体质虚弱、畏寒、经常腹泻的烟民不适合使用。拔罐戒烟对肝肾阴虚火旺的中年男性疗效较好，这种体质的男性常见舌红脉数、咽干口苦、咽喉肿痛、咳吐黄痰、脾气急躁、容易发怒、行事冲动、健忘、欲望强烈但易早泄。

治法总标：调补肝肾，育阴潜阳。

取穴：取足少阴及足厥阴经穴为主，章门、行间、太溪、肾腧、水泉、肝腧穴。

操作：在上述穴位应用单罐法拔罐，玻璃罐及竹、陶罐均可，肝腧、肾腧穴可调补肝肾、生精益血。若用药罐方以育阴潜阳之方剂为佳，可辨证施用龙胆泻肝汤、六味地黄丸等剂留药。

拔罐可以根据个人情况调整使用频率，一般每天 1 次，也可每天 2~3 次，或 2~3 天 1 次。巩固时期还可以降低使用频率，可以若干天 1 次。

拔罐虽然相比于针刺法操作较为简单，效果也不错，但家庭拔罐在操作时也要注意以下事项：

（1）确定患者体质，体质过于虚弱者就不宜拔罐。

（2）局部有皮肤破溃或有皮肤病的患者，不宜拔罐。

（3）拔罐时不易留罐时间过长，控制在 8 分钟以内，以免造成起泡，尤其是患有糖尿病者，起泡会增加身体感染的概率。

（4）若在拔罐后不慎起泡，且直径超过 1 毫米，或每个罐内多于 3 个时，应及时送往医院处理，以防感染。

（5）注意罐子的清洁。1 人 1 套罐具，每使用 5 次后对罐具进行 1 次清洗。

除此之外，拔罐还可以辅助治疗急性及慢性支气管炎、哮喘、肺水肿、肺炎、胸膜炎等呼吸系统疾病，治疗时主穴可选大杼、风门、肺腧、膺窗。

需要特别提醒男性朋友的是，采用上述拔罐戒烟的偏方前，应该咨询医师，遵照医嘱进行使用，以免造成不必要的伤害。

槟榔戒烟法，民间首推

症状 烟瘾较大，尝试多种戒烟方法无效。

偏方 ①槟榔上钻洞放入烟油，热水泡后不时闻几下。②鲜槟榔扎小孔浸泡在淡盐水中，想吸烟时含吸槟榔中的盐水汁。

在很多男性看来，吸烟如同喝酒，可以分愁解忧，而且吸烟也是人与人之间交际的手段之一，可以拉近人与人之间的距离。但是科学证明，吸烟除了影响肺的功能外，对于男性来说，还会导致阳痿。

据调查发现，一个人的性功能及生殖能力，与其抽烟与否有密切联系。

"经常抽烟的人，尤其是一天抽 10 支以上的人，其性欲要明显低于不抽烟的人，而且性生活次数也比不抽烟的人少许多"。更为严重的是，长期抽烟的男性出现性功能障碍的概率非常大。研究表明，每天吸烟 18 支的人，患严重勃起功能障碍（ED）的概率为 36.5%，若超过 20 支，ED 概率将升至 50%。

对于吸烟引发阳痿的原因主要有以下两种方式：

1. 急性损害

这种多量吸烟引起对勃起功能的急性损伤，主要是尼古丁直接刺激人体内的交感神经，产生很多肾上腺素和去甲肾上腺素这两种物质会让阴茎海绵体内的平滑肌收缩，结果阴茎就无法充血，勃起功能障碍就相继而至。

2. 慢性损伤

这是指长期吸烟所产生的对勃起功能的损伤，潜移默化慢慢发生，终极发展到勃起不济。慢性损伤主要涉及 3 方面影响：

（1）对阴茎神经控制的影响：长期吸烟会刺激交感神经，产生过多肾上腺素和去甲肾上腺素，造成勃起障碍。阴茎勃起需要神经末梢开释的神经介质发挥作用，让阴茎海绵体平滑肌松弛而阴茎充血。在众多神经介质中，一种被称为一氧化氮的神经介质对促进阴茎勃起作用最大。而目前经实验研究已经证实，长期吸烟后，阴茎海绵体内一氧化氮含量会明显减少，因此会发生勃起障碍。

（2）对阴茎血液供给的影响。吸烟造成阴茎血供给减少的现象，主要表现为阴茎动脉收缩压下降，勃起时动脉内血流速度下降，以及勃起的硬度减退。

（3）对保证阴茎勃起需要的性激素含量的影响。经研究证实，造成睾酮减少的原因，主要是香烟中的有毒物质破坏专门制造睾酮的睾丸内的间质细胞。一旦睾酮缺乏，阴茎勃起就没有了驱动力。

既然吸烟对性能力有如此大的负面影响，为了性生活的协调、家庭的和睦和自己的下一代着想，男性朋友就应该自觉将香烟戒掉。

戒烟后的好处一：

戒烟可使您血液中尼古丁—氧化碳的浓度随着戒烟时间的延长逐渐降低，几周后味觉、嗅觉和肺功能得到改善，早晨刺激性咳嗽日渐好转；两年后，心脏病发作的危险明显减少；15 年后，患肺癌和与患吸烟有关疾病的危险大大降低。

戒烟后的好处二：

戒烟不仅使本人逃离因吸烟引发的各种疾病，也可使家属子女免受被动吸烟之害。

戒烟后的好处三：

戒烟能减少因购烟的经费支出，为家庭积累财富。

戒烟后的好处四：

戒烟可使夫妻生活美满、养育健康后代，增进夫妻间、父母与子女间的感情，家庭和谐、生活愉快。

老陈已经40岁了，自20多岁起一直在省直机关单位给领导当司机，多年来工作一向很稳定，有点小烟瘾。最近领导换届，由于不确定下一位上司是否会对自己满意，心理上有不小的压力，烟抽得尤其厉害，有时候吸烟量是平常的两倍。但这么吸烟非但没有减轻思想负担，反而让他感觉特别疲劳。

最近老陈总是心神不宁，原来是出了"那方面"的问题。虽然一向体贴的妻子并没有说什么，但是他的心理压力很大，很担心自己是提前到了男性"更年期"或者遭遇了早衰。

为了搞清楚情况并解决问题，老陈抽空去男科医院咨询了医生。医生在具体了解了他的情况之后，就建议他戒烟。但是老陈说自己烟瘾非常大，很难戒掉，还有过几次戒烟失败的经历。于是，医生向他介绍了一个对戒烟非常有帮助的偏方——槟榔戒烟，还告诉他按照这个偏方来戒烟，肯定会事半功倍。

老陈回家后就立马开始了自己的戒烟行动。没想到，这个小偏方才用了7天，自己闻到烟味就感觉难以忍受，甚至会出现恶心的感觉，再也不想碰烟了。老陈就这么远离了以前视之如命的香烟，同时，"那方面"的功能也渐渐恢复了正常，原本已经"老夫老妻"的两人，又像恋爱时那么如胶似漆了。

槟榔戒烟偏方有多种，具体的使用方法如下：

（1）取1个槟榔，在上面钻一个小洞，把烟油放进去，再把槟榔放到热开水里。泡1小时之后，把槟榔取出来，时不时闻几下槟榔。一般人持续闻这样的槟榔几天之后，烟瘾就会大减了。

（2）取新鲜槟榔一枚，用钢针在果上扎无数个小孔，然后浸泡在淡盐水中，3日后可用。想吸烟的时候取出含在口中，吸几口槟榔中的盐水汁，连用7日为一个疗程。一般经过一两个疗程，男性朋友再吸烟时就有恶心的感觉，如此即可达到戒烟的目的。

吃槟榔的历史相当悠久，宋代大诗人苏东坡曾有"红潮登颊醉槟榔"之句。明代李时珍对槟榔则有详尽的描述："槟榔子既非常，木亦特异，大者三围，高者九丈……但性不耐霜寒，故不得北植。"其大者三围，高者九丈，如此巨大的槟榔树，无疑使我们想起《采槟榔》一歌："高高的树上结槟榔，谁先爬上谁先尝……"这优美艳丽的曲调，令人有无限遐想。

槟榔为棕榈科植物槟榔的成熟种子，味苦、辛、性温，归脾、胃、大肠经，质重沉降。中医学研究证明，槟榔种子可入药，有杀虫、破积、下气、行水的功效，是我国名贵的"四大南药"之一。主治虫积、食积、气滞、痢疾、驱蛔、外治青光眼，嚼吃起兴奋作用。槟榔果实中含有多种人体所需的营养元素和有益物质，如脂肪、槟榔油、生物碱、儿茶素、胆碱等成分。槟榔具有独特的御瘴功能，是历代医家治病的药果，又有"洗瘴丹"的别名。我国民间有不少用其来帮助进行戒烟的偏方，都是通过各种方法让烟民对吸烟产生恶心的感觉，如此就能使戒烟事半功倍了。

槟榔碱的作用与毛果芸香碱（大剂量使用时可以表现出烟碱的作用）相似，可以兴奋M-胆碱受体引起腺体分泌增加，特别是唾液分泌增加，滴眼时可使瞳孔缩小，另外可增加肠蠕动、收缩支气管、减慢心率，并可引起血管扩张，血压下降，兔应用后引起冠状动脉收缩；也能兴奋N-胆碱受体，表现为兴奋骨骼肌、神经节及颈动脉体等。对中枢神经系统也有拟胆碱作用，猫静脉注射少量槟榔碱可引起皮层惊醒反应。槟榔对胆碱受体的作用，也是它能辅助戒烟的原因。

槟榔还有抗真菌和病毒的作用，可以增强身体免疫，减轻戒断症状。槟榔水浸液在试管内对堇色毛癣菌等皮肤真菌有不同程度的抑制作用。煎剂和水浸剂对流感病毒甲型某些株有一定的抑制作用，抗病毒作用可能与其中所含鞣质有关。

另外，食用槟榔容易引起腹泻，而采用吸气以及饮槟榔盐水的方法，可以降低槟榔的毒性。

若是有的男性朋友对槟榔过敏，或者不能承受其降低血压和兴奋骨骼肌、神经节、颈动脉体的作用，就不宜使用槟榔戒烟的偏方。所以，男性朋友在使用槟榔戒烟法之前，应该向专业医师或药师咨询。

烟瘾实在戒不掉，养肺护咽来补救

症状 烟瘾难戒，咳嗽、痰多，咽、肺不适。

偏方 罗汉果敲碎泡茶喝，直到冲泡出的水没有味道为止。

男人和烟，总是有一种不可言说的不解之缘。男人爱香烟就和女人爱口红一样，所不同的是，女人是为了美丽而开始用口红，而男人开始抽烟则多半是为了彰显自己的成熟。思索时、烦躁时，或者是忙碌后的一根香烟，往往能让男人获得片刻的放松和愉悦。男人注定要在烟雾中渲染、铺张自己的魅力。可以说，香烟是男人的伙伴甚至是"情人"。因此，戒烟成了一项"知易行难"的工作。戒烟对于男人，就如同减肥对于女人，是一场持久而又缺乏毅力的战争，所不同的是，吸烟的危害要远远大于肥胖。

吸烟的危害已经众所周知，"吸烟有害健康"这句警示语却因为其出现的频率过高而渐渐失去了警示的意义。吸烟的危害有很多，它是导致慢性支气管炎和肺气肿的主要原因，而且吸烟者患肺癌、咽癌、口腔癌的概率比普通人更大。香烟中的尼古丁还会造成男性性功能减退和障碍，导致不育症。然而，对于嗜烟的人来说，戒烟是一项艰巨的工程。既想吸烟，又想保健，这往往会让广大男士陷入两难选择的困境。而且对于长期吸烟的人，突然戒烟还可能会引起内分泌失调和戒断综合征。因此，能戒烟的尽量早戒烟，不能戒烟的，也要学会一定的方法来补救，将其对身体的危害降到最低。

香烟为热毒燥邪之物，长期吸烟，最易伤肺，燥热侵袭肺脏，易引起多种病症。对于每个嗜烟者来说，吸烟所导致的不健康后果是直接危害呼吸道和肺部。有一个明显的现象就是吸烟者容易咳嗽，这是因为香烟中的有害物质侵害了口腔咽喉部位。所以，爱吸烟的男性朋友，一定先保护好自己的肺和咽喉。一些养肺护咽的偏方，坚持使用可以减少吸烟对肺和咽的危害。

提到护咽，大家会想到喝胖大海茶，其实胖大海只有润喉的作用，对于护咽，罗汉果能起到更好的作用。罗汉果被誉为"神仙果"，有很高的药用价值。中医认为它性凉，味甘。归肺、大肠经。有清肺润肠、生津止渴、清热解暑、化痰止咳等功效。罗汉果泡茶对长期吸烟、饮酒的人尤为适用。

北京的王先生是一个名副其实的烟民，才32岁，却有着十多年的烟龄。他也曾有过几次戒烟经历，但最长的一次只坚持了1个月，最终还是向香烟屈服了。因为长期吸烟，王先生一直有咳嗽、痰多的毛病，最近两年尤为严重，而且还出现了气喘、睡眠不良的现象，这让他很痛苦。

王先生担心自己会患上支气管炎、肺气肿等疾病，但是又实在没有足够的毅力把烟完全戒掉。后来，他在医生的推荐下，开始经常饮用罗汉果茶，每天喝五六次。一个多月以后，王先生发现自己咳嗽的次数和痰量都在减少，肺部没那么难受了。王先生也渐渐明白了健康的重要性，开始每天控制烟量，尽量少吸烟并向戒烟努力。

泡罗汉果茶的具体做法是：将一个比鸡蛋略小的罗汉果用小锤子敲碎，分成8等份。每一份作为一天的茶叶量，用水泡着喝，直到没有味道为止。

罗汉果的味道又苦又甜，不太好喝，但它有非常好的清咽利喉的功效。而且罗汉果并不难买到，一般的药店都有出售，一颗大概三四元钱。除了泡茶外，罗汉果还可以作为调料放入炖品中，也能发挥其药效。用罗汉果代替茶叶，对吸烟者来说是一个大有裨益的养肺之法。有不少烟民已经体验过它的效果了。

中医提倡食疗，很重视通过调节饮食来改善身体的状况、提高人体的抗病能力，因此主张通过进食一些养肺的食物来降低吸烟对人体的危害。

中医理论讲白色的食物，如百合、白萝卜、雪梨、白果、杏仁等都是入肺经的，而多吃这些白色食物可以去掉燥气。如用百合与大米熬粥、雪梨与川贝和冰糖制成的蒸梨等，都有很好的养肺效果。杏仁对肺也有很大的好处，中医认为杏仁有润肺、平喘的功效。平时可以将杏仁泡茶饮用，或每天吃10颗杏仁，可以延缓衰老，但是杏仁有微毒，不可大量食用。

想要保护好肺这个"人体净化器"，维生素也必不可少。研究表明，吸烟者对维生素C的消耗量增大，而维生素C是人体内最好的抗氧化物质，对消除体内尼古丁、提高细胞抵抗力、保持血管弹性具有很大的作用。体内维生素C含量的降低会导致人体内的垃圾——自由基的大量堆积，加剧了自由基对各种正常细胞的损伤作用。因此，吸烟的男性朋友们不妨多吃柑橘、草莓、猕猴桃、柠檬、番茄、辣椒等富含维生素C的果蔬。

同时，胡萝卜中的木质素也能增强免疫功能，降低肺癌发生率。因此，吸烟者还可以多吃胡萝卜。

另外，还有一些食物具有清肺的功效，如胡萝卜、梨子、木耳、豆浆、蜂蜜等。其中梨的清肺功效最为大家所熟知，效果也最为显著。梨可生津止渴，清热止咳等。它的用法有以下几种：

（1）把梨子的内部掏空，放入川贝、冰糖、蜂蜜等一起煮食。

（2）带皮切块，放到碗里和冰糖一起上火蒸，蒸好后可拌入蜂蜜，趁热吃效果最好。

（3）连皮切成块，和木瓜、蜜枣、猪骨一起煮汤食用，有清肺热、开胃作用。

（4）将银耳泡发后，和梨一起放到凉水中煮汤，也可再放入枸杞、枣等。

（5）可捣泥成梨糕，加冰糖后食用，也有清热、止咳之效。

此外，香烟的烟雾会刺激体内肾上腺素分泌，引起血胆固醇的增加，导致脑血流量的减少和脑萎缩，从而加速脑的老化。所以，吸烟者应少吃富含饱和脂肪酸的牛、猪、鸡、鸭等肉，宜多食含大量不饱和脂肪酸的鱼类、豆食品和富含纤维素的食品。

另外，从情智上讲，我们还要注意调整自己的心态，避免大动肝火，因为肝火犯肺，生气的时候肺也会受影响。所以遇事不要过喜、过忧。冷静处理，避免忧、怒、烦等消极情绪。春秋是肺病的高发季节，在这两季中，尤其要重视肺的保护。

总之，如果烟瘾难以戒除，就一定要注意在平时生活中来进行补救，上述的一些食物和罗汉果茶都是不错的选择。在戒不了烟的情况下，我们为了自身的健康，付出一定的努力是必需的。

第五章 解酒护肝的老偏方

解酒不能喝浓茶，试试葛花解醒汤

症状 酒后头晕、胸闷、恶心。

偏方 葛花、白豆蔻、砂仁、木香、神曲、干葛、陈皮、白术、青皮、白茯苓、泽泻、猪苓、人参、甘草研细末，睡前开水冲服。

"感情深，一口闷，感情浅，舔一舔"，酒过三巡后，总会有人喝"上头"。遇到这种情景，一些"酒经考验"的男性朋友会催促服务员赶快上一壶浓茶来解酒。

其实这种做法很不妥当，虽然喝上一杯浓茶后，头似乎没那么涨了，但心肾就会"很受伤"。

本来，酒精的绝大部分应在肝脏中转化为乙醛之后再变成乙酸，乙酸再分解成二氧化碳和水经肾脏排出体外。但酒后饮浓茶，浓茶中的茶碱可以迅速对肾脏发挥利尿作用，使得来不及分解的乙醛过早地进入肾脏。乙醛对肾脏有较大的刺激性，能对肾功能造成损害，严重者可危及生命。

同时，酒精进入人体内对神经系统有兴奋作用，会使心跳加快，血管扩张，血液流动加速。当人醉酒时，这种兴奋作用会加剧转变为一种不良刺激。

而茶叶所含的茶碱、咖啡因同样具有兴奋作用，这对醉酒人的心脏来说，等于火上浇油，更加重了心脏负担。因此，"浓茶解酒"的说法不但毫无科学依据，而且是极其有害的。

23岁的小王，是一家私营建筑公司的质检员。有一次为了检查下属企业的工程，到了东部地区某乡镇。这个下属企业的工作并不让人满意，在座谈会上相关人员表示马上进行整改。座谈会结束后，大伙儿在食堂就餐，谁知刚一落座，一名工作人员就拿进来一箱白酒，小王表示不喝酒，可是工作人员不由分说将酒打开。

三杯酒下肚，大家都有了些醉意，喝酒由半推半就变成了来者不拒，不知不觉，一箱酒所剩无几。这时，突然从门外拥进来几个人，上来就要给敬酒。就这样，一拨一拨的人轮番进来敬酒。那天下午，小王的胃翻江倒海，整整两天茶饭不思、滴水未进。

正当小王一筹莫展之际，下属企业领导介绍了一个老中医，给了几包药末。说每晚开水冲服，不日就会好。小王试着用了一下，还真挺灵，一晚就好了大半，两包过后，顿时神清气爽。

例子中老中医给小王的药末，用的方子就是"葛花解醒汤"，是解酒的妙方，屡试不爽。

葛花解醒汤见于《兰室秘藏》一书，由葛花、砂仁、蔻仁各15克，青皮9克，炒神曲、白术、干姜、泽泻各6克，陈皮、人参、茯苓、猪苓各4.5克，木香1.5克，共13味药组成。该方的用法也比较简单，就是把13味药一起研成极细的末，每次用白开水调服9克。

葛花解醒汤主治饮酒过度、湿伤脾胃，因饮酒过度或湿伤脾胃导致眩晕呕吐、胸膈痞闷、饮食减少、身体疲倦、小便不利或腹泻，都可以使用。

该方是温脾胃、消酒积、利湿清热的效方，虽为治疗酒积之症而设，然其方配伍精当，力专效著，在芳香化湿、淡渗利湿之中，又寓以温中健脾，故临床上不拘于酒积之症，亦适用于其他湿热为患之证，如胃脘痛、腹泻、眩晕等。

葛花中的皂角苷，异黄酮类具有氧化还原作用，加速酒精氧化，可使乙醇失去毒性，收缩和保护胃肠黏膜，减缓酒精的吸收，阻碍酒精快速大量地进入血液循环。

适量饮酒的好处很多。适量饮酒，可以强心提神、助气健胃、消除疲劳、促进睡眠；现代医学认为，酒的主要成分是水和乙醇（酒精）。酒精进入人体，可以引起血管扩张，脑血管扩张后血流量增加，可使大脑兴奋，疲劳感消失。由于酒对味觉、嗅觉的刺激作用，可以反射性地增加呼吸量和增进食欲。还有人研究推测，饮用少量酒可以提高血液中的高密度蛋白质和降低低密度脂蛋白水平，因而可以减少因脂肪沉积而引起血管硬化阻塞的机会。

在喝酒前先吃点饼干、糕点及米饭等食物，以减少酒精对胃肠及肝脏的损害，减少脂肪肝的发生。

从酒精的代谢规律看，最佳佐菜当推高蛋白和含维生素多的食物。如新鲜蔬菜、鲜鱼、瘦肉、豆类、蛋类等。注意，切忌用咸鱼、香肠、腊肉下酒，因为此类熏腊食品含有大量色素与亚硝胺，与酒精发生反应，不仅伤肝，而且会损害口腔与食道黏膜，甚至诱发癌症。

缓解宿醉，拍一拍百会穴和天柱穴

症状 喝酒太多导致宿醉。

偏方 轻拍百会穴和天柱穴。

逢年过节都是宿醉的高发季节，白酒、啤酒、葡萄酒"酒酒不散"。很多男性朋友们因为工作或者交际，在应酬中难免喝点酒，但是如果经常大量饮酒，常常导致宿醉，可就会造成自己的痛苦和困扰了。

宿醉是指因过量饮酒的直接后作用导致的醉酒后状态，可能也与酒精中非乙醇成分有关。躯体症状有疲劳、头痛、口渴、眩晕、胃病、恶心、呕吐、失眠、手颤和血压升高或降低；精神症状包括急性焦虑、易激惹、过分敏感、抑郁，或罪恶感。宿醉的某些症状与酒精戒断综合征类似，引起宿醉所需的酒量因个人的躯体和精神状态而异。一般说来，醉酒期间的血液酒精浓度越高，随后出现的症状越重。宿醉一般只指单次饮酒的后作用，通常持续不超过36小时。

宿醉对身体有不少损害，并且有的危害比较严重：

（1）肝脏伤害：脂肪堆积在肝脏引起脂肪肝。

（2）胃溃疡：可引起胃出血而危及生命。

（3）神经系统伤害：譬如周边神经病变。

（4）大脑皮质萎缩：有报告显示部分慢性酒瘾者的大脑皮质有萎缩现象，也有部分病人有智力衰退的迹象。

（5）酒精性胎儿症候群：酒精在胎儿体内代谢和排泄速率较慢，对发育中的胎儿造成各种伤害，包括胎儿畸形、胎死腹中、生长迟滞及行为缺陷等。

宿醉最好的解决办法是充足休息，可助您快些复原。喝酒后来个热水浴可以促进血液循环，帮助新陈代谢，使酒精随汗水一起排出。不过有高血压、心脏血管疾病患者，酒后沐浴要小心中风，宜先稍作休息。酒精使体内的细胞脱水。在睡前，补充大量的水，醒后再补充一次，有助缓解脱水引起的不适。多喝果汁或蜂蜜柠檬汁，既补充水分，又可加速酒精的代谢，同时能减缓恶心症状。吃一顿营养均衡的正餐，能补充各种流失的必需营养素；但要吃得清淡些，不吃油炸或脂肪食物。

　　34岁的小刘因为工作需要，每周至少两三次应酬，每次至少4瓶啤酒，最起码喝个八九分醉，可真是"酒精考验"。每次喝多后回家就睡，第二天会心跳加速。有时会吐得一塌糊涂。整天迷迷糊糊的，要多难受有多难受。

　　小刘摊着手，表示打心眼里并不愿意喝，可没办法。每当听说身边有人喝到头晕呕吐、喝到运动不协调，甚至有一部分还引发胃出血，小刘不害怕是不可能的。

　　喝醉可怕，喝得宿醉更可怕，第二天都昏昏沉沉地清醒不过来。自从跟一个盲人按摩师学会了小妙招，小刘宿醉的情况就减轻了不少。

　　小刘从按摩师那儿得来的对付宿醉的小妙招，就是拍百会穴和大柱穴。如果酒后感到头痛，则打击头顶的百会穴和后颈的天柱穴都有明显的效果。

　　百会穴，位置在头顶正中线与两耳尖连线的交点处。首见于《针灸甲乙经》，归属督脉，别名"三阳五会"。《采艾编》云"三阳五会，五之为言百也"，意为百脉于此交会。百脉之会，百病所主，故百会穴的治症颇多，为临床常用穴之一。百会穴的主治疾病为：头痛、头重脚轻、痔疮、高血压、低血压、宿醉、目眩失眠、焦躁等。此穴为人体督脉经络上的重要穴道之一，是治疗多种疾病的首选穴，医学研究价值很高。

　　天柱穴，在后头骨正下方凹处，也就是颈脖子处有一块突起的肌肉（斜方肌），此肌肉外侧凹处，后发际正中旁开约2厘米即是此穴。主治疾病为头痛，项强。

　　对这两个穴位的拍击方法是用空心掌轻轻拍击穴位，每次10下，可以解除醉酒之烦躁，保持神清气爽。

　　宿醉其实也是酒精中毒的一种表现，只是情况比较轻微。酒精中毒主要对脑组织起抑制作用，其消除方式主要是依靠氧化代谢。中毒后抑制可波及大脑皮层中枢，引起组织缺氧，便胆碱酯酶的活性减弱，乙酰胆碱不能充分水解而积累。当乙酰胆碱在体内积蓄过多时，不断激活交感神节纤维释放大量儿茶酚胺，促使微小动脉收缩或痉挛，引起微循环障碍，造成全身机能的运行不良。此时取穴以手阳明经穴为主，轻叩之，以改善全身功能的恢复。

如果感到胃闷、情绪不佳，可用力压肚脐上下左右 3 厘米处 6 秒钟，如此重复 10 次即可见效；或者指压第九、十根胸椎之间左右 2 厘米处的肝腧穴，也能使胃功能恢复正常。同时，握拳猛打肝腧穴，对于治疗宿醉也有显著功效。

对于上述缓解宿醉症状的偏方，最好是能够在医师的指导下使用，以免对身体造成不必要的伤害。

尽管拍百会穴和大柱穴等解宿醉的方法很好，可要彻底告别宿醉，好好睡一觉是必不可少的。

甘蔗与生姜，解酒各有千秋

症状　酒后口舌干燥、恶心呕吐。

偏方　①甘蔗汁加生姜汁少许，频频缓饮。②甘蔗根捣烂加橘皮煎水当茶饮。③红糖加水煮化，再加醋、生姜煮沸饮用。

单位聚餐、酬谢客户、亲朋相聚，大鱼大肉、觥筹交错之间，几顿大餐下来，频频酒醉，不少男性朋友的健康就出了问题。轻则消化不良，重则导致酒精性胃病、胃出血、急性胰腺炎等，甚至有丢掉性命。

醉酒是由于人对乙醇的适应能力相对差而引起的酒精中毒，是由高剂量的摄入酒精（过度饮酒）造成血液里含乙醇超过人的承受能力所导致的。酒后恶心呕吐是一种常见醉酒反应。过量饮酒时，会导致胃肠道反应，进而导致恶心呕吐。

呕吐是胃内物反入食管，经口吐出的一种反射动作。可分为三个阶段，即恶心、干呕和呕吐，但有些呕吐可无恶心或干呕的先兆。呕吐可将咽入胃内的有害物质吐出，是机体的一种防御反射，有一定的保护作用，但大多数并非由此引起，且频繁而剧烈地呕吐可引起脱水、电解质紊乱等并发症。

醉酒会给身体带来不少痛苦，男性朋友们还是应该尽量减少饮酒的量和醉酒的次数。如果因为工作需要，一些应酬确实避免不了喝酒，就需要用一些妙招来帮助解酒了。

因为年底要答谢客户，从事贸易工作的张先生被公司安排接待应酬。元旦过后，答谢工作紧锣密鼓地开展，几十家来往单位，日程足足排到了春节前一天。为了顺利完成"任务"，张先生逢酒必喝，逢喝必醉，几乎每次应酬结束，都是被人搀着回家的。最近一次，张先生为了不失"面子"，频频与人斗酒，最后不得不到医院输葡萄糖解酒。

尽管他尝试着改变策略，把打保龄球、洗桑拿等作为应酬的安排活动，可是没想到，有些客户就是不买账，很多时候该喝的还是得喝。

张先生吃不消，张太太就亲手做"甘蔗姜汁"给他解酒。张先生觉得这个"甘蔗姜汁"真不错，喝了之后，口干舌燥的感觉就减轻了不少。

从因公醉酒的张先生使用"甘蔗姜汁"的情况来看，甘蔗姜汁解酒后口干舌燥的效果还是不错的。

甘蔗是一种甜如蜜的糖梗，也是制糖的原料。早在几千年前，人们就认识到，甘蔗汁液醇甜解渴，蔗浆能清热消食，醒酒提神。随着时代的发展，人们把甘蔗"榨而取其汁"制成糖浆，直到现在发展成固体砂糖，都是利用甘蔗为原料制成的。甘蔗除了含有新鲜的蔗糖、果糖及葡萄糖外，还含有多种氨基酸及有机酸类物质。此外，还含有维生素 B_1、维生素 B_2 和维生素 B_6。这些物质对保护肝脏、促进乙醇分解代谢有重要作用，因此可当作解酒药。

王士维《随息居饮食谱》称甘蔗汁为"天生复脉汤"，可大补脾阴，生津润燥，解烦渴。《本草纲目》也曾记载："蔗浆消渴解酒自古称之，而孟冼乃谓其酒食发疾者岂不知共有解酒除热之功耶。"《日用本草》说甘蔗能"止虚烦渴，解酒毒"，这说明甘蔗在解酒毒方面有特殊功效。

甘蔗用来解酒的用法，也不止"甘蔗姜汁"这一个，还可将甘蔗根捣烂加橘皮，水煎后取汁当茶饮，可治酒后胃热心烦、口渴。

同时，姜对于人体的肠胃有很大的作用，也是可以解酒的。

姜，中国人很早就开始应用，《神农本草经》里面就有，张仲景在《伤寒杂病论》里也大量应用。

中国有句古话叫"冬吃萝卜夏吃姜"，为什么夏天要吃姜呢？原来，夏天人们常吃很多冷饮、凉的食物，脾胃的阳气很容易受损。我们吃点姜，就可以防止出现这个问题；冬天的时候，人们常吃很多肉食，这样脾胃的运化也容易出问题，多吃点萝卜可以促进消化。

生姜中的一种物质能够刺激胃黏膜，使交感神经和人体血管运动中枢变得兴奋，同时可以促进血液循环，强化胃功能，以至于起到止疼、出汗、解热、健胃的功效。另外，姜中提取的挥发油能强化胃液分泌以及肠壁蠕动，进而促进消化；更重要的是，生姜中提取的姜烯、姜酮的混合物对于止吐有明显的功效。醉酒后，感到呕吐难受，切一片含在嘴里即可止吐，是很方便的解酒方法。

如果真的喝高了，想快速醒酒的话，可以试试这种生嚼生姜片的醒酒法：将生姜去皮切成片，直接嚼就可以了，生姜的辛辣口感能帮您快速醒酒。当然，有的男性朋友很难接受生姜辛辣的口感，在这里为大家推荐一种红糖姜水，将红糖放在水里煮化，再加入 30 克的醋，3 片生姜，煮开即可。这道汤水酸酸甜甜的味道比生服姜片好得多，又不失解酒的功效。

解酒是一时之功，养身才是长久之计。所以，男性朋友们在平日一定要注意调整饮食结构，保持适量蛋白质的摄入，适当限制糖类的摄入，注意低脂肪、低胆固醇，多吃含钙丰富的食物，少食盐。同时，多进行体育锻炼使身心放松，保证充足的睡眠也非常关键。

凉拌豆芽竟能做醒酒小菜

症状　醉酒难解。

偏方　豆芽开水焯过后放入冷水中降温，捞出沥干水分，加调料凉拌。

男性朋友们豪迈饮酒虽痛快，醉酒却十分痛苦，怎么办？解酒妙招来。

其实，男性朋友们因个性差异，醉酒也是有原因的，有些人喝酒就是为了醉；有些人喝酒就是为了高兴，导致醉酒；有些人是因为烦闷愁苦，就想喝酒，借酒浇愁而已。但不管怎样，醉酒后的大脑间接性失意，言语的间接性失控，行为的间接性失范，动作的间接性失态，都让醉酒人在经历了事件本身之后，后悔莫及，不知所措。

和亲人及其朋友在一起喝酒吃饭时，有时由于一个不和谐因素的变故，使得现场气氛陡然发生了变化，本就不胜酒力，加之环境的刺激，心中会有掀翻五味瓶的感觉，于是，一种莫名的尴尬会导致一种无以言状的情绪在瞬间生成，间接地大脑失控，然后不知道自己说了什么，做了什么，但事实证明——醉了。醉酒后的自己，即使不会做出任何无礼的举动，但烂如稀泥，也是没了平时的样子，会成为爱妻及家人的累赘，让其揪心又费力。

我们都在乎亲人的一举一动，一言一行，因为亲人在我们心目中的位置高于一切，重于一切，大于一切，先于一切。自己醉倒，让家人产生了体力及面子的付出，我们不能完全不在乎。也正是基于此，就是为了亲人的尊严，也要站立到最后的。

其实，现实生活中，不论男人女人，只要醉酒，都是一件非常失态和令人难堪的事情。因此，不管家人团圆，还是友人聚会，都衷心地祝愿朋友们，借酒助兴事，适量为最高，谈天说地不醉时，皆大欢喜乐陶陶。

有的男性朋友本来酒量就不好，平时也少有饭局应酬，一般情况下，自己和亲人在一起的时候，就想喝点酒，因为高兴，仅想喝一点以为助兴而已。但有些场合，您说您没酒量，人家以为您虚伪，非得劝您猛吃海喝，才觉得过瘾似的，杯来盏去，热情相劝，有时难免就喝高了。而有的男性朋友在这种情况下醉酒，其实都是酒不醉人人自醉。原因其实太简单不过了，就是由于现场气氛的不和谐，被气醉了。

老孟平日比较清高，身在政府部门多年，但是一直在清水部门中。逢年过节亲友们一起吃饭，小辈们也逐渐步入官场，言谈之间炫权炫财在所难免。老孟作为老前辈，有时候忍不住说两句——老老实实为老百姓做事等。不想不但没有人听，反而受到调侃。老孟心中不悦，不知不觉就喝多了。

好在妻子理解："我们做好就行，别人不是我们能够管得了的。"每每到此，老孟心中也是倍感宽慰。另外，妻子的一个妙招"凉拌豆芽"是老孟解酒的一大独门利器，本来头昏脑沉身体发热的状况，吃了妻子的凉拌豆芽后顿时清醒了不少。

妻子做这道菜的时候，还会精心熬上一锅浓稠的米粥。每次就着豆芽美美地吃上两大碗米粥，老孟的感觉怎一个"爽"字了得。后来，老孟也算是想开了，"别人走别人的路，自己走自己的路，随他去吧"。

凉拌豆芽方法很简单，材料就是豆芽300克，盐、白砂糖、醋、大蒜适量。烧适量开水，放点盐，将豆芽放入焯烫，稍后将豆芽捞出放入冷水中降温，稍后捞出沥干水分备用。将大蒜切成碎末放入沥干水分的豆芽中，再加入适量的盐、白砂糖、香油、醋，搅拌均匀即可。如此一来，一份清口解酒的凉拌豆芽就做好了。

生活中，我们总是对小小的豆芽菜瞧不上眼，但却不知道豆芽在解酒方面却有比较突出的效果，喝完酒不妨来一份凉拌豆芽，其不仅含有醒酒效果突出的天门冬氨酸，还富含维生素C、蛋白质、钙、钾等营养成分，天门冬氨酸能有效清除酒毒，同时不会对身体造成什么伤害，钙、钾等矿物质能有效激发身体活力来对抗酒精所带来的热毒，让身体不会出现呕吐等不适状况。

喝酒和抽烟往往是紧密相连的，在酒精和尼古丁等有害物质的联合作用下，肝脏的解毒能力下降。针对这种情况，男性朋友们可以吃一些对肝脏有好处的食物，如喝酒时点一两道稍微甜一点的菜，如豆芽、藕、茭白等含纤维素较高的碱性食物，还可以中和肉类等酸性食品；蛋白质丰富的食品如松花蛋、家常豆腐、清炖鸡等，能缓解酒精对胃的刺激；黑木耳和菌类有良好的清洁血液和解毒的功能，有助于清除体内的污染物质。

除了解酒小凉菜，健康的饮酒习惯也是必不可少的：空腹时不要饮酒，应该一面饮酒，一面进食，酒在胃内停留时间长，酒精受胃酸的干扰，吸收缓慢，就不易酒醉；不要大口猛喝，要慢慢喝酒，不时地停顿一下，喝酒时不要喝碳酸饮料，如可乐、汽水等，以免加快身体吸收酒精的速度；喝白酒时要多喝白开水，以利于酒精尽快随尿排出体外；喝啤酒时要勤上厕所，喝烈酒时最好加冰块；饮酒后不要立刻洗澡，因为饮酒后体内贮存的葡萄糖在洗澡时会被消耗掉，而酒精抑制了肝脏正常的活动，阻碍体内葡萄糖贮存的恢复，容易引起血糖含量减少，体温急剧下降，以致危及生命，造成死亡。

总之，健康饮酒，利人利己。男性朋友们在亲友聚会中，不仅要自己少喝，也要劝大家都少喝，而不要一味地劝人喝酒。

酒后的各种不适，香蕉一并替您解决

症状　酒后不适。

偏方　香蕉3~5根，酒后生食或煮食，可缓解酒后烦热、头痛。

喝酒是中国人，尤其是中国男人工作和生活中的一个重要项目，酒后人的行为自然也是千姿百态。酒后有百种不适，这百种不适又衍生出了千种醉态。

有些人喜欢酒后吐真言。用弗洛伊德的理论分析，当某人喝醉后，意识和潜意识都会逐渐失去控制，潜意识中的想法容易直接冒出来，不假思索就说出来，这就是为何会"酒后胡言乱语"。可是这时他还有微弱的意识，所以可以稍微感觉到外界的刺激；但如果他继续豪饮，达到"烂醉如泥"的程度，意识受到巨大阻碍，无法感觉外界事物的刺激，大脑进入深度睡眠状态，这时，无意识开始启动，曾经隐藏于内心最深处的影像或者语言会不由自主表达出来，但是醉酒者是不知道的，说出来的很多话可能都对自己不利，这就为日后与人交往、谈生意合作等埋下了隐患。

有些人喜欢酒后酣睡。这种类型的人，性格随和，比较宽宏大度，不会因小事与人斤斤计较，容易与人相处，但很少与人交流。对生活现状比较满意，对将来没有太高要求和设想。没有遇到太多的坎坷，生活一帆风顺。

有些人喜欢酒后倾诉。喝完酒之后，就找一个自己信赖的人诉说。如果他比您年龄大，他能从您一岁说起，一直说到现在。如果他比您小，他能从记事时说起一直说到现在。这种类型的人平时比较内向，有思想，有见解，平时不大喜欢表达自己和评价别人，不喜欢锋芒毕露，只有在酒精的作用下才能表达自己，评价别人，阐述自己的观点。这样的人经历平平，安于现状。

有些人属于酒后郁闷型。喝完酒后郁郁寡欢，看见什么事情都伤心，想起什么都能流泪，越想越委屈，越想越难过，潜然泪下。这种类型的人心思细腻，善于察言观色，很会关心他人。心胸比较狭窄，常因为一件小事而闷闷不乐，怕被别人耻笑也不好和别人说。总感觉生活中有不如意的地方，总有一种自卑感，因此只能借酒消愁，把委屈和不满借助泪水流出来。这样的人经历相对坎坷，总感觉壮志未酬，心有不甘。

还有一种是酒后狂躁型。喝完酒后怒火中烧，看谁都不顺眼，看谁都生气，摔盘子摔碗，动刀动枪，狂躁不安。这种类型的人性格内向，平时少言寡语，生活很不如意，自尊心很强，怕别人看不起，喝酒之后，不满的情绪就像是开闸的洪水一样倾泻而出。这样的人生活始终不如意，总感觉自己是穷途末路，对未来没有信心。总之，酒后不适产生了万千醉态。

小王平日是一个沉默寡言、忠厚老实的小伙儿，但一次醉酒却颠覆了大家对他的这一印象。

那是单位聚餐，本来喝酒不多的小王在大家的一再起哄下喝了不少。就是在喝完酒往回走的路上，小王彻底发飙了！见人打人见车踹车，像疯了一样。大伙儿都没见过这个阵势，三五个小伙都摁他不住，最终费了九牛二虎之力方才把他弄回家。回家之后，他依然是着魔一般，把所有人都吓坏了，一直折腾到没有力气为止。

之后，小王不敢喝酒了，大家也不敢劝他喝酒了。个别同事甚至都有些怕他，有意疏远他，这给小王的心理增加了许多压力。因此，他去中医科挂了号，想向医生讨个醒酒的方子。于是医生告诉了他一个有效的小偏方——香蕉除烦法。可以生食，最好是弄碎了加入温水、适量加糖调服。喝酒的时候可以自带一个保温杯，里面装点香蕉糖水，吃饭时喝掉，预防酒后发飙。

香蕉用来除烦的偏方具体使用方法如下：

（1）香蕉 3~5 根，酒后生食能解酒止渴。

（2）香蕉果实弄碎加入茶水，再加糖调服，可治酒后烦热。

（3）香蕉根 50 克，水煎服代茶饮，可治酒后头痛、血压高。

（4）香蕉皮切成条状 60 克，水煎，加糖适量饮服，可治酒后胃热心烦口渴。

酒进入消化道后会直接损伤胃黏膜，导致胃炎、胃十二指肠溃疡。传统认为的"浓茶解酒法"对胃黏膜也有一定的刺激性，会诱发胃酸分泌，对胃黏膜损伤起推波助澜的作用。此外，酒精能使血液流动加快、血管扩张，而且对心脏有很大的兴奋作用，使心跳加速。茶中的茶碱同样具有兴奋心脏的作用，双管齐下，更加重心脏的负担。因此浓茶解酒实在是大众的一大误区。

香蕉气味芬芳、香甜适口，肉嫩滑腻，既可作为鲜果生食，又可代粮充饥，还可烹调成各种菜肴，因此，深受人们喜欢。香蕉营养价值非常丰富，内含多糖，维生素 A、B 族维生素、维生素 C、维生素 E 等，还含有蛋白质、果酸、钙、磷、铁等矿物质，这些物质对补充机体营养，调节新陈代谢有帮助。比如维生素 B_1 和维生素 E 对肝脏解毒功能有特殊功效。因此我们提倡用香蕉解酒，香蕉能清热滑肠解毒，能帮助消除饮酒过多所导致的烦渴。

远离酒精中毒的秘密武器，首选葛花萝卜煎

症状　酒精中毒。

偏方　干葛花、鲜萝卜煮水，可边煎边服。

酒作为日常生活饮品之一，具有悠久的历史，可以说是多数男性亲密无间的朋友。酒自古以来被称为"百药之长"。中医理论认为，酒性温热，味甘、辛、苦，归心、肝、胃、肺经，功效舒筋活络、止痛散寒、温通经脉、引行药势，用于风寒湿痹、筋脉痉挛，且有导引其他药物达病所之功。但饮

酒过量会导致酒精中毒，轻者可产生头晕、恶心呕吐、意识模糊、记忆障碍、情绪异常、嗜睡；重者可出现昏迷、呼吸抑制、体温下降、呼吸麻痹而死亡。

酒精中毒俗称醉酒，一次饮用大量的酒类饮料会对中枢神经系统产生先兴奋后抑制作用，重度中毒可使呼吸、心跳抑制而死亡。酒精中毒是由遗传、身体状况、心理、环境和社会等诸多因素造成的，但就个体而言差异较大，遗传被认为是起关键作用的因素。酒精中毒的症状有：暂时的黑视或记忆力丧失；经常无故与家庭成员或朋友发生争执或打架；为了得到放松、兴奋、入睡、应付问题，或感受到"正常"状态而持续饮酒；当停止饮酒时会出现头痛，焦虑、失眠、恶心或其他不愉快的症状；皮肤潮红，脸上毛细血管破裂，声音嘶哑，双手颤抖，慢性腹泻，以及在早上或暗地里独自饮酒。这些症状与慢性酒精中毒特别有关。

酒精中毒的原因很多，可能由于人对乙醇的适应能力相对差别引起的酒精中毒；可能高剂量的摄入酒精（过度饮酒）造成血液里含乙醇超过人的承受能力；也可能高浓度的乙醇摄入导致了呼吸中枢和控制心跳的神经中枢的暂时性麻醉，导致了因为无法摄入氧气，或者养料不能送达全身，从而导致死亡。

小王29岁，每天喝酒300~500毫升，经常喝醉，酒喝多后情绪激动，胡言乱语、打架闹事，有时甚至打骂家人。长期酗酒使得本来健康的人变得身体消瘦、脸面水肿、反应迟钝、性格多疑、固执、不听劝说，谁劝跟谁急眼，无家庭责任心，父母为他操碎了心。后来随着年长，逐渐懂事，酒喝得少了，可应酬的时候依旧得喝。可能是之前喝得太多，把身体喝坏了，现在的小王很容易喝醉，很少吃饭，身体非常差。有时候明明喝得不多，但是动不动就全身发抖、出虚汗、坐立不安。妻子着急，遍寻老中医，后来大夫给了一个方子——葛花萝卜煎。一开始也不过就是抱着一个试试看的态度。经过几次尝试，效果还真不错。喝了酒之后各种不适症状也不再那么明显了，而且睡一觉后第二天也没什么不舒服的感觉。

案例中葛花萝卜煎的用法就是干葛花60克，鲜萝卜500克，将以上两种加水煮沸，可以边煎边服。

葛花为豆科植物葛的干燥花，能够解酒醒脾，其功用在多种文献中均有记载。用于饮酒过度，头痛，头昏，烦渴，胸膈饱胀，呕吐酸水等伤及胃气之症，能够治伤酒发热烦渴，不思饮食，呕逆吐酸，吐血，肠风下血。

现代药理研究证明，葛根和葛花中主要含有异黄酮类化合物、淀粉和膳食纤维3种主要成分。异黄酮类化合物在增强免疫力、防治心脑血管疾病、降低血糖等方面有显著效果，对冠心病、心绞痛、突发性耳聋、中老年骨质疏松症等有特殊功效，并有降血糖、降血脂、解酒、解除便秘等保健功能，是一种理想的绿色保健食品，被列入中国卫生部批准的第3批"既是食品又是药品"名单的植物品种。《中华本草》《滇南本草》中介绍葛根与葛花有解酒醒脾之功效。尽管药方简单有效，但解酒很多情况下是还是依靠解酒酶的作用，另外，心情、饥饿感、温度等对解酒均有影响。最简单有效的办法是不要空腹喝酒，喝酒前一定要吃些食物，特别是碳水化合物类的食物如米、面等；另外，生番茄、食醋、凉拌白菜心、葛根茶、葛花水、萝卜汁、鲜橙汁等都有一定的解酒醒脑作用。需要注意的是，吸烟、饮浓茶或咖啡以图解酒的方法不可取。

酒精中毒，用香樟木对付它

症状　酒精中毒，皮肤瘙痒。

偏方　香樟木煮水，趁热擦洗痒处。

酒精中毒的男性朋友在发病前往往有明确的饮酒过程，呼气和呕吐物有酒精的气味。中毒的表现大致可分为三期：兴奋期眼结膜充血、眼睛发红，脸色潮红或苍白，轻微眩晕，语言增多，逞强好胜，口若悬河，夸夸其谈，举止轻浮，感情用事，打人毁物，喜怒无常。

绝大多数人在此期都自认没有醉，继续举杯，不知节制。有的则安然入睡。有的则出现共济失调的症状如动作笨拙，步态蹒跚，语无伦次，发音含糊。有的酒精中毒病人也可能出现高热、休克、颅内压增高、低血糖等症状。假如到了昏睡期则是脸色苍白，皮肤湿冷，口唇微紫，心跳加快，呼吸缓慢而有鼾声，瞳孔散大。酒精中毒严重者会出现昏迷、抽搐、大小便失禁等情况，甚至呼吸衰竭死亡。

急性酒精中毒可分以下三种：

（1）普遍性醉酒：又称单纯性醉酒或生理性醉酒，是由一次大量饮酒引起的急性酒精中毒。先是自制能力差，兴奋、话多、言行轻佻、不加考虑等类似轻躁狂的兴奋期症状，随后可出现言语凌乱、步态不稳、困倦嗜睡等麻痹期症状。可伴有轻度意识障碍，但记忆力和定向力多保持完整。多数经数小时或睡眠后恢复正常。

（2）病理性醉酒：这是个体特异性体质引起的对酒精过敏反应。发生于极少数人，以往从不饮酒，一次少量饮酒就出现较深的意识障碍，多伴有紧张惊恐、片断的幻觉和被害妄想，认为有人监视他或想害他。醉酒者可能突然产生目的不明的攻击、伤人等行为，受害人多为其亲友或陌生人。病理性醉酒发生突然，持续时间不长，数十分钟至数小时，多以深睡告终。醒后患者对发作过程不能回忆，或只能忆及片断情节。

（3）复杂性醉酒：这是介于普通性醉酒和病理性醉酒之间的一种中间状态。一般患者均有脑器质性疾病或躯体疾病，如癫痫、颅脑外伤、脑血管病、肝病等。在此基础上，对酒精耐受力下降，当饮酒量超过以往的醉酒量时，便发生急性中毒反应，出现明显的意识障碍。常伴有错觉、幻觉、被害妄想，可出现攻击和破坏行为。发作常持续数小时，醒后对事件经过可存在部分回忆，而不是完全遗忘。

48岁的李某，曾经是一家公司的采购经理。由于工作的原因，经常需要出去喝酒应酬，酒量也不错，靠着喝酒豪爽他也谈下来不少生意。可是后来即便不出去应酬，李某也要在家里喝几杯，最近一段时间每天早上，晨起一杯酒，那是雷打不动。逢年过节时，更是开怀畅饮，常常喝得面红耳赤，东倒西歪。春节期间，李某天天跟亲朋好友推杯换盏，喝了个痛快。不过春节过后单位组织的体检中，就被查出了严重的酒精肝，医生严令其戒酒。

最初李某也雄心万丈要戒酒，然而一到吃饭时间，李某就感觉肚子里面的酒虫在爬，手颤抖得有时都拿不住筷子，全身大汗淋漓，实在忍不住就背着家人偷偷地喝酒，家人发现后就开始轮流进行监督。几天没有沾到酒味之后，他就变得没精打采，感觉到心烦意乱，还出现了胸闷、恶心想吐、浑身发麻等症状。严重时他还会产生幻觉，老听到有人在和他说话，还看到鬼神。家人只好给他倒上一小杯酒解解馋，一杯酒下去，李某就感觉一股热流顺着喉咙流转到四肢百骸，浑身舒泰，什么幻觉都消失了。

面对李某的情况，家人十分无奈，只好送到戒酒中心接受治疗。医生经过诊断后认为李某已经患上了严重的酒依赖，并且合并有酒精中毒性精神障碍症了。经过治疗，李某能控制自己的饮酒行为了，幻觉也完全消失了，手抖出虚汗的情况也明显改善了。可是还有一个问题没有解决，就是酒后身上发痒。

医生建议，用香樟木煮水，趁热擦洗身上痒的地方，或用它的蒸气熏皮肤痒的地方。最终，李某的这个症状也好了。

用香樟木煮水，趁热的时候洗身上痒的地方，确实能够对酒精中毒的依赖症状有所缓解。香樟木有强烈的樟脑香气，味清凉，有辛辣感。化学成分中含挥发油，油中主成分为d-樟脑、桉油精、黄樟油醚，尚含僮脑醇等。

中药学中，香樟性微温，味辛。主要功效为祛风湿，通经络，止痛，消食。用于风湿痹痛、心腹冷痛、霍乱腹胀、宿食不消、跌打损伤。因此经常喝酒的人如果气血很差，那么他是没有能力清除血里的酒精的，时间久了会有中毒现象，皮肤上会有堆积。因此可以选用香樟木通经络、行气活血。

如果出现酒后皮肤瘙痒的情况，用香樟木煮水，趁热洗身上痒的地方，或用它的蒸气熏皮肤痒的地方，可缓解症状。

按摩法就能缓解酒精中毒症状

症状　酒精中毒引发的各种不适。

偏方　①适度按揉百会穴和天柱穴。②按压或揉捏内关、厉兑穴，轻推期门穴。③按压足三里和三阴交穴。④顺、逆时针揉肚脐。

酒精中毒俗称醉酒，是酒精引起的中枢神经系统的抑制状态，并有可能出现循环系统、呼吸系统、消化系统的功能紊乱。当大脑皮层被抑制时，皮层下中枢失去皮层的控制，便出现一些失控的兴奋行为；当皮层下中枢也受抑制时，这种表面兴奋的现象才会消失。因此，无论表面看来是"兴奋"还是"抑制"，男性朋友"醉酒"的本质并不是兴奋，而是抑制。

日常饮用的各类酒，都含有不同量的酒精，酒精的化学名是乙醇。酒中的乙醇含量越高，吸收越快，越易醉人。饮酒后，乙醇在消化道中被吸收入血，空腹饮酒则吸收更快。血中的乙醇由肝脏来解毒，先是在醇脱氢酶作用下转化为乙醛，又在醛脱氢酶作用下转化为乙酸，乙酸再进一步分解为水和二氧化碳，这个过程下来大约需要3小时。据科学研究表明，成人的肝脏每小时约能分解10毫升乙醇，大量饮酒，超过机体的解毒极限就会引起中毒。一般而论，成人的乙醇中毒量为 75～80 毫升/次，致死量为 250～500毫升/次。对轻度中毒者，首先要制止他再继续饮酒；其次可找些梨子、马蹄、西瓜之类的水果给他解酒；也可以用刺激咽喉的办法引起呕吐反射，将酒等胃内容物尽快呕吐出来，然后安排他卧床休息，注意保暖，注意避免呕吐物阻塞呼吸道，对于已出现昏睡的患者不能使用此方法，以免损伤咽喉发生意外；最后，观察呼吸和脉搏的情况，如无特别，一觉醒来即可自行康复。如果卧床休息后，还有脉搏加快、呼吸减慢、皮肤湿冷、烦躁的现象，则应马上送医院救治。严重的急性酒精中毒，会出现烦躁、昏睡、脱水、抽搐、休克、呼吸微弱等症状，应该从速送往医院救治。

梁子是河北廊坊市人，在某医院心外科做医生。别看梁子是医生，还是外科医生，可他在医院里是出了名的"酒篓子"，经常一次就喝高度白酒 500 毫升左右。年轻的时候他这么折腾倒没什么问题，可自从过了 40 岁，梁子感觉自己的身体明显不行了。

以前一有机会就喝几口，酒后不吃饭，身体也没怎么样。可近一两年逐渐感到喝完酒记忆力减退、手抖、出虚汗、营养不良、极度消瘦，无法正常工作。老习惯了，改也改不了，有时清醒时非常后悔，但喝酒始终不能自制。尤其是酒后变得焦虑，莫名其妙地多疑，严重影响到了生活。到后来发展到喝醉了就打骂家人、砸东西。怀疑自己老婆跟别人有关系，怀疑别人背后讲他坏话，甚至连亲戚、朋友、邻居、同事都怀疑，觉得大家都对不起他，经常闹得很不愉快。有时候还会出现幻觉，总认为有人要害他，同时述说一些本来并不存在的场景和事情。作为医生，别说治病救人，连自己的生活几乎都不能自理了。

梁子的妻子到医院咨询后，说服他到医院就诊，算是稳定了一些。对于梁子酒后焦虑这一特殊情况，医生专门向他们传授了几招按摩手法。经过治疗按摩加康复，梁子终于逐渐恢复了往日的风采，不但自己康复了，还为无数患者解除了病痛。

喝酒过量后，如果感到头痛、胃难受等不适，不妨试试以下几种穴位按摩的方法：

缓解头痛可以按压百会穴和天柱穴，百会穴位于头顶部，脑袋上左右耳连线的中间点就是百会穴，用拇指轻轻刺激即可。天柱穴则位于脑后颈椎两侧约两指宽的地方，是一个凹陷处，同样用拇指按揉即可。

缓解胃部不适可以按压内关、厉兑穴和期门穴。内关穴位于手腕内侧，腕横纹上两指处，两筋之间，按压时有较强烈的酸麻感；厉兑穴位于第二脚趾根部，靠边缘中间两毫米处就是，同样用大拇指揉捏即可。期门穴位于乳头正下方与肋骨下相交处，可以用食指、中指、无名指从下向上轻轻推一下就可以了。

如果酒后疲乏，比较好的按摩穴位是足三里和三阴交穴。足三里在下肢外侧膝关节下方 3 寸，胫骨粗隆的前下方凹陷处；三阴交穴位于胫骨内侧缘，距内踝三指宽处就是三阴交穴。按压穴位应该注意力度，以感到稍麻即可。

另外，可以正反揉脐，来缓解酒后疲乏的症状。用手掌放在肚脐部，先顺时针揉 50 次，再逆时针揉 50 次。因肚脐及周围有神阙、肾腧等穴位，刺激这些穴位，醉酒的不适症会相应缓解。

需要特别指出的是，上述缓解酒精中毒症状的按摩方法，宜在医师指导下进行。

中华的酒文化从古至今源远流长，少量饮酒可以行气活血，保护心血管功能。但不论何种美酒都有个量的限制，过犹不及。

亡羊补牢只是不得已的做法，正确的方法是预防为主。酒精中毒的预防措施有：

（1）减少对酒精的依赖，聚会可选用唱歌、打球等方式，不一定非得举办宴会。

（2）饮酒时做到"饮酒适度"的良好习惯，切勿以酒来解除烦愁、寂寞、沮丧和工作压力等不良习惯。

（3）饮酒时不应打乱正常的饮食规律，切不可"以酒代饭"。

按按中封和太冲，解酒又护肝

症状 酒后眩晕。

偏方 按压中封穴，揉太冲穴。

中国是一个礼仪之邦，酒桌文化源远流长，工作应酬、亲朋聚会都免不了喝上两杯，高兴之余，有些男性朋友难免就会喝高了。

当血液中酒精浓度达到 0.05% 时为轻度醉酒，主要表现是兴奋，如颜面潮红或苍白，思维快、话多。血液中酒精浓度达到 0.1%～0.4% 时为中度醉酒，主要表现是动作笨拙，步态不稳，情绪易激怒。同时，长期饮酒对肝脏的损害也逐渐成为大家的共识。

酒精中的乙醇是脂溶性物质，能通过血脑屏障，它可改变神经细胞的通透性而抑制其功能，故对中枢神经系统有麻醉作用。轻度醉酒时大脑皮质神经功能抑制，皮质下功能活跃，通过丘脑下部引起交感神经兴奋，病人容易情绪激动，行为不受约束，容易挑衅斗殴。

中度醉酒时可出现严重视力减弱，反应时间延长，并且因肌肉活动不协调，容易出现动作笨拙、步态不稳、构音困难等共济失调症状。

同时因醉酒人中枢神经系统的抑制，姿势反射受限，定向力及判断力降低，缺乏自我保护，所以容易导致跌碰伤而致伤头部。

一直以来小刘都知道，并且很清楚酒的利害。他也一直在努力不喝酒，但一年中总会有几回是要喝酒的。这小刘去区政府办事，因为谈事情时间久了点，这顿酒实在没有办法逃了。

小刘本来酒量就不好，一顿酒下来，就醉得不省人事了，被人送回了家。小刘媳妇儿一看丈夫这样，也挺犯愁。因为小刘不常喝酒，她也不懂什么有效的解酒方法，就打电话向同事请教。

有个同事建议她找理疗师给小刘按摩下穴位来解酒，她想到小区不远处有个按摩门诊，就去请大夫来帮着处理一下。

大夫来了一会儿按按这儿，一会儿揉揉那儿，丈夫的症状缓解得挺快。大夫走后不久，他就清醒多了。

不得不说，专业就是专业，经过大夫的按摩，小刘的醉酒不久就得到了缓解。这可给小刘媳妇儿帮了大忙。其实，按摩师给小刘按摩的时候，用的就是中封穴和太冲穴。按中封穴和揉太冲穴都一般持续 1~2 分钟，均以有酸胀感时为度。按中封穴的时候一压一放，而揉太冲穴的时候则是持续进行的。

中封穴位于人体的足背侧，在足内踝前，商丘穴与解溪穴连线之间，胫骨前肌腱的内侧凹陷处。

从解剖学上来看，在胫骨前肌腱的内侧；有足背静脉网；布有足背侧皮神经的分支及隐神经。中封。中，正中也。封，封堵也。该穴名意指肝经风气在此势弱缓行并化为凉性水气。本穴物质为太冲穴传来的急劲风气，由于本穴位处足背之转折处，急劲风气行至本穴后因经脉通道的弯曲而受挫，急行的风气变得缓行势弱，如被封堵一般。本穴属金。本穴物质为太冲穴传来的强劲者风气，至本穴后风和势缓并化为凉性水湿之气，气血特征与肺金之气同，故其属金。

太冲穴是人体的一个穴道，位于足背侧，第一、二跖骨结合部之前凹陷处。太冲穴为人体足厥阴肝经上的重要穴道之一，有关太冲穴的治病疗法有：增强性能力的指压法等内容。

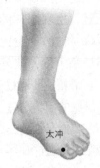

太冲穴

从解剖学上看，其在拇长伸肌腱外缘；有足背静脉网，第一跖背侧动脉；布有腓深神经的跖背侧神经，深层为胫神经足底内侧神经。

取太冲穴时，可采用正坐或仰卧的姿势，太冲穴位于足背侧，第一、二趾跖骨连接部位中。以手指沿拇趾、次趾夹缝向上移压，压至能感觉到动脉映手，即是太冲穴。

太冲穴在母短伸肌腱的外侧；浅层布有足背静脉网，足背内侧皮神经等。深层有腓深神经和第一趾背动、静脉。太冲穴是肝经的原穴，原穴的含义有发源、原动力的意思，也就是说，肝脏所表现的个性和功能都可以从太冲穴找到形质。

中医认为，肝为"将军之官"，主怒。生气指的就是发火，或郁而不发，或干生闷气。人体能量在"怒"时，往往走的是"肝经"路线。太冲是肝经的原穴，从理论上讲，原穴往往调控着该经的总体气血。人生气之时，肝也会受到影响，太冲这个肝经的原穴便会显现出一些信号，表现为有压痛感，温度或色泽发生变化，对外界更为敏感，甚至软组织的张力发生异常。

因此，酒后按按中封和太冲穴，不但能够解酒，对保肝护肝也是很有效果的。常常陷入醉酒旋涡的男性朋友们，不妨与家人一同学习一下这个解酒的方法，最好是有医师指导，以便安全使用。

多吃橘子，远离酒精肝

症状 酒精性肝病，肝区疼痛、全身无力、消化不良、食欲不振、恶心呕吐、腹胀等症状。

偏方 ①多吃柑橘，防治酒精肝。②喝盐水催吐。

酒精肝已经是男性疾病中最为常见的一种。现代科学研究证实，饮酒，对于健康而言，少则有益，多则受害。因为少量饮酒可以起到活血、化瘀、通经、生发阳气的作用，酒精也可以被肝脏分解、解毒和排泄。但是，如果大量饮酒（每天饮用量大于 80 克），就超过了肝脏的解毒能力，人就容易酒精中毒，甚至引发酒精性肝病。

酒精主要通过肝脏解毒，肝脏每小时能处理 6~7 克酒精。如果酗酒，则进入肝脏的酒精超过了肝脏的处理能力，那么，首当其冲受害者自然是肝脏。酒精主要成分乙醇，入肝后首先分解为乙醛。乙醛即可直接损害肝脏，它能使肝细胞发生变性和坏死，一次大量饮酒，会杀伤大量的肝细胞，引起转氨酶急剧升高；长期大量饮酒，导致肝损害，引起酒精肝、脂肪肝、肝硬化，甚至肝癌。

因为过量饮酒而引起的肝病，是一个逐步发展的过程，在多数情况下，人们并不知道自己患上了酒精性肝病，等到出现如肝区疼痛、全身无力、消化不良、食欲不振、恶心呕吐、腹胀等症状时，再到医院检查，就会发现肝功能已经出现异常，如转氨酶、转肽酶升高，这已是酒精性肝炎。如果不及时治疗则很容易发展成为酒精性肝纤维化和酒精性肝硬化，甚至危及生命。

翟鹏是东北某公司的业务员，作为刚踏上社会却面临要买房要养家糊口的年轻人，翟鹏深感压力之大，他不得不比别人多付出很多，才能跑到一个单，所以不可避免地要频繁加班，还要应酬客户。东北人在全国人的字典里一直是豪放爽朗的代名词，饮酒自然不在话下，为了签单，必须用酒表示您的真诚。所以，为了多签单多赚钱，翟鹏几乎每天都近乎烂醉如泥地回家，饮酒过后又不及时吃饭，慢慢地，翟鹏觉得自己有点疲倦，整天感觉全身乏力，左上腹有点疼痛，胃口也不大好，经常食欲不振、腹胀，消化不良，前天晚上还恶心，呕吐了一次，而且最近体重也明显地减轻了。

翟鹏去医院检查，转氨酶升高，诊断为酒精肝，大夫嘱咐他以后要戒酒，还要注意饮食。不喝酒怎么能拿到订单？但是不能不顾自己的身体，翟鹏开始注意饮食，减少饮酒次数，并且打听到了一个简单的食疗方子，他按照方子去做，没想到半年后再去复查，肝功能正常了，身体也结实了，整天精神百倍，胃口也很多，而且因为翟鹏的例子，他的好多客户也开始按翟鹏介绍的偏方去做，翟鹏不用像以前那样过度饮酒也有了自己的客户群，多了不少朋友，薪水也涨了很多。

翟鹏所用的治疗酒精肝的偏方就是：多吃柑橘。

据日本科学家最近的调查研究表明：多吃柑橘可预防肝脏病和动脉硬化。柑橘中含有丰富的类胡萝卜素，类胡萝卜素在人体血液中浓度越高，

人的肝功能越正常，患上动脉硬化危险就越低。并且专家对每天摄入 25 克
乙醇（相当于 640 毫升以上啤酒）的男性进行了调查，结果发现，每天吃 1
个以下柑橘的人，比每天吃 3~4 个柑橘的人，患酒精肝的可能要高出将近
一倍。专家认为，这主要是因为病毒性肝炎、酒精性肝炎以及肝硬化等患
者体内血清中的抗氧化能力降低，而柑橘中丰富的类胡萝卜素和维生素能
提高抗氧化能力，对保护肝脏有益。同样酒精肝患者的饮食也十分重要，
酒精肝首先需要做的就是戒酒。而在戒酒、治疗之余，酒精肝患者的饮食
也同样应该重视起来，少吃油腻、油炸、腌制品、发霉的食物及含有人工
色素、人工添加剂的食物；少吃蛋、牛奶、乳酪、小麦等容易造成过敏的
食品，同时必须控制高脂肪、高糖食物的摄取量。对于保肝，患者可多吃
化解毒机能及利胆的蔬菜，如花椰菜、甘蓝菜、白菜、豌豆，因为它们纤
维质含量最丰富，通过蔬菜、水果，酒精肝患者可以排出体内毒素。

如果实在无法避免饮酒，以下方法可以去尝试：

（1）"醒酒水"是缓解酒后不适的方法之一。在满满的一杯水中混入三
小撮盐并一口喝下去，会刺激胃使食物易吐出。

（2）饮用运动型饮料和果汁，含无机盐和糖分的饮料，除了有水分补
给作用之外，还有消除体内酒精的作用。运动型饮料和果汁效果就很好，
特别是运动型饮料，其成分构成接近人的体液，易被人体吸收，不仅对宿
醉有效，饮酒时如果一起喝，也可防止醉得太厉害。

此外，用含有茶多酚和维生素 C 的茶，或者用柠檬和蜂蜜做成的蜜汁
柠檬水，对于宿醉也很有效。但要注意饮料不要喝冰凉的，而要喝温热的。
柿子古时即被用作防止醉酒和消除宿醉。甜柿中所含的涩味成分，可以分
解酒精，所含的钾有利尿作用。柿子叶也含有相当于柑橘数十倍的维生素
C，其鲜嫩的幼芽可以炸着吃，或者干燥后做柿叶茶喝。在饮酒之前，如果
喝些芦荟汁，对预防酒后头痛和恶心、脸红等症状很有效。此外，芦荟中
的苦味成分芦荟素有健胃作用，可治疗宿醉引起的反胃和恶心等。

想要喝酒不伤肝，家中常备葛根粉

症状 酒精性肝病，疲倦乏力、食欲不振、恶心呕吐、腹胀等消化不
良症状。

偏方 葛根研末温水送服。

据不完全统计，酒精性肝病的发病率呈逐年梯次上升，其病变程度与饮酒总量成正比。酒精肝是酒精性肝病和脂肪肝的重要类型，发病隐匿而且发病率高，持续发展可演变为酒精性肝炎乃至肝硬化。我国酒精性肝病患者肝脏损伤严重，其中酒精性肝炎患者占 28.8%，酒精性肝硬化患者占 37.4%。

"大碗喝酒，大口吃肉"是梁山好汉生活的重要组成部分，听起来颇有一番豪爽真男人，快意江湖的感觉。不过，古时的酒是纯粮食发酵的，而现在的酒多有酒精。男人的应酬要比女人多，尤其是一些商务人士，只要一谈事情，就会相约酒桌上见。酒桌上谈成了生意是好事，下了酒桌被"酒精肝"缠上，可就得不偿失了。适量饮酒，有助健康，但一次喝得过多，短时间内摄入大量酒精还会增加肝脏的氧气消耗，从而造成急性酒精中毒，轻者会出现酒精性脂肪肝，严重的还会导致酒精性肝硬化，甚至酒精性肝炎。所以，喝酒一定要把握量。

冯成宝是江苏某税务机构的退休干部，因在职时期间天天应酬不断，陪领导不得不喝，到下面调查，下面的敬酒不喝说不过去，所以肝脏不是很好，口干口苦、酒后易醉、醉后难受、食欲下降，越来越疲倦乏力，还有恶心呕吐、腹胀等消化不良症状，体检查出了酒精性肝病。

现在老冯退休了，想好好调理一下，但必要的场合还得需要喝点酒，儿子遂为他请来一名老中医帮忙调养身体。因为两人年纪相仿所以很是聊得来。只是，老医生神清气爽、精神头十足的样子，让冯成宝很是羡慕。请教之后得到一个偏方。

老中医推荐的方子用了一段时间之后，冯成宝的身体也好多了，去医院体检，各项指标也接近正常了，身体也结实了很多，人更是精神多了。

老中医给推荐的偏方就是常服葛根粉，其具体的使用方法是：葛根 300 克或更多研磨成粉末装瓶备用，若是为预防酒精性肝病，饮酒前后温水送服 15 克即可；若是用于治疗酒精性肝病，就需要长期服用，每次温水送服 10 克，每天 1~2 次，连服 1 月为一个疗程。

葛根是豆科植物野葛的根茎。《本草纲目》记载：葛根入脾、胃经，性凉、气平、味甘，具清热、降火、排毒诸功效。《药性论》记载葛根"治天行上气，呕逆，开胃下食，主解酒毒，止烦渴。熬屑治金疮，治时疾解热。"可见，葛根很早就被医家作为解渴除烦、解酒养肝的药物来使用。

葛根虽有很好的解渴除烦、解酒养肝的效用，但是因为性凉，故而过多服用可能会损伤胃气，胃寒的人应该慎用，体虚汗多的人应该忌用。这些都是有医学文献依据的，元代医家张元素说葛根"不可多服，恐损胃气"，《本草正》也记载"其性凉，易于动呕，胃寒者所当慎用"，《本草从新》更是将宜忌做了新的阐述——"夏日表虚汗多尤忌"。

在使用葛根粉来做肝脏保健的同时，喝酒时也可以多吃绿叶蔬菜和动物的肝脏等护肝养肝的食物，其中的抗氧化剂和维生素可保护肝脏。动物肝脏还可以加速酒精分解。酒精要在肝脏中的分解代谢，需要多种维生素共同参与。因此，若注意选择富含维生素的动物肝、肾等食物，有助于加速酒精的分解。

另外，蛋类、瘦肉、鱼类、豆制品、牛奶等也都是养肝的食物，它们不但能保持肝脏所需的营养，而且能够减少有毒物质对肝脏的损伤，帮助肝细胞的再生和修复。

对于酒精性肝病，我们有以下方法可以进行预防和辅助治疗：

（1）多喝白开水：喝白酒时，要多喝白开水，或喝杯西瓜汁，以利于酒精尽快随尿排出体外，减少肝脏负担；喝啤酒时，要勤上厕所；喝烈酒时，最好加冰块。

（2）补充 B 族维生素：估计饮酒多时，提前服用 B 族维生素直至应酬渐少，以保护肝脏。也可有意识地多吃富含 B 族维生素的动物肝脏、猪牛羊肉等食物，蛋黄、蔬菜、燕麦等粗粮，以提高体内 B 族维生素的含量。

（3）多吃豆制品：喝酒时多吃豆制品，其中的卵磷脂有保护肝脏的作用。

同时还要忌豪饮，喝酒不宜过快过猛，应当慢慢喝，让身体有时间分解体内的乙醇。酒桌上罚酒数杯或一口闷易醉酒。忌空腹喝酒，饮酒前先喝一杯牛奶或酸奶，或吃几片面包，勿空腹喝酒，以免刺激胃黏膜。

另外，虽然有些场合我们不得不喝一杯，但是专家提醒：

（1）胃病患者尽量少喝：平时有胃病的人一定要限酒。平均每天不能超过 2 两。

（2）吃火锅时不要喝冰啤酒：在冬天一边吃火锅，一边喝着冰啤酒，让人直呼"痛快"，但是痛苦同时降临。吃火锅时冷热交替，酒精对胃肠道有很大伤害。很容易引起急性肠炎和急性胰腺炎。

（3）醉酒之后不要平躺：由于醉酒后人们一般会呕吐，因此平躺对于醉酒者来说是致命的，由于呕吐的东西很轻易被醉酒者吸进肺里，造成肺部感染致死。醉酒者应该要侧卧，并随时观察他的呕吐情况，只要防止呕吐物吸进肺中，就不会有致命危险。

但是过量酒精的危害一定要牢记在心头，酗酒对于人体的危害不一定立即显现，它会在体内慢慢表现出来所以不可不防。当然，如一次性喝太多的酒同样会出人命。所以，平时我们要注意锻炼身体，平衡体内的脂肪，及时进行合理的代谢。对于酒精性肝病的患者要注意休息，做到起居有节，劳逸适量；还要保持良好的心理状态，以免因心理压力和精神因素导致病情的加重，影响整个疾病的康复过程和治疗效果。

甘草水帮您轻松养肝护肝

症状 慢性乙肝，肝功能异常，头晕、眼花、头涨、口苦，厌油腻、消化不良及各种转氨酶异常等。

偏方 每天取甘草20克，频频泡水饮用。

肝脏疾病的种类十分繁多，其中最常见的有慢性乙肝、病毒性肝炎等。从儿童到老人，各个年龄段都有可能发病，我国约有1300万慢性乙肝病人，每年约有30万人死于肝硬化和肝癌。肝炎居我国法定传染病第一位。而不少男性朋友因为不注意对肝脏的养护，就容易被乙肝滋扰。

《黄帝内经》中提到：肝者，将军之官，谋略出焉，这说明了肝对人体健康具有总领全局的重要意义，所以我们要特别注意呵护好自己的肝脏，切勿因一些不良生活习惯或疏忽大意，使肝脏成为最大的受害者。

中医理论讲：肝主生发，如何能够使肝气畅通，让人体气机生发起来呢？首先要做的就是要配合肝经的工作，肝经当令在丑时，即在凌晨1~3点的时候值班，此时是肝经的气血最旺的时候，这个时候人体的阴气下降，阳气上升，所以应该安静地休息，以顺应自然。在十二生肖中，丑对应的是牛，牛是一种很有力量、很有韧性的动物，我们开玩笑时就经常说一个人"很牛气"，但牛也很温和谦虚，这就是丑时的特征。这个时段体内的阳气比子时更加壮大，但并不会一味地生发上去，此时当令的肝经有主藏血的功能，能起到收敛的作用。这也是中国文化的精妙所在，所谓一物降一物，有生发就要有收敛，有生长就要有收藏，不会出现过犹不及的情况。同样的道理，人在丑时也一定要休息好，最好处于熟睡状态，这样才能好好养肝血。

　　虽然睡觉养肝是再简单不过的事，但是对于很多经常应酬的人来说，深夜一两点钟可能正在兴头上，一笔生意就要谈成了，精神正处于兴奋状态，根本不可能睡觉。其实，这是非常伤肝的，现在有很多得乙肝、脂肪肝的人，就是不注意养肝造成的。

　　杨正是某工程公司的工程负责人，是单位里的老黄牛，经常加班，又忙于应酬，觉得很容易疲乏，结果在单位组织体检的时候发现肝功能指标明显升高。曾经多次住院治病，打针吃药虽然能控制病情，但肝功能指标总是不正常，让他觉得很麻烦，也影响工作。

　　肝病专科医生建议他使用干扰素和拉米夫定的方法，但是价格太高接受不了，加上服药时间长，还担心有副作用，杨正对这种方法一直在犹豫。医生还说要注意休息，把酒戒掉，才能避免复发。对于医生的告诫，杨正又觉得人在江湖，身不由己，况且他又是家里的经济支柱，为了生活也不得不如此。后来，杨正到处找护肝偏方，最后发现了这个简单又温和的护肝养肝方法，即喝甘草茶，在加班劳累时、喝酒应酬前都以泡水饮用，一周喝上几次。于是他买了一大堆甘草，经常泡水服用。慢慢就开始感觉没有以前那么疲惫了，工作起来，越来越有活力了，半年后去医院体检，杨正高兴地发现：肝功能检测非常正常。

　　用甘草来治疗慢性肝病，保肝护肝有着悠久的历史，这味药始载于《神农本草经》，并被列为上品，被认为"主治五脏六腑寒热邪气，坚筋骨、长肌肉、倍力气、解毒"；在《本草纲目》中也有关于它的记载："诸药中甘草为君……故有国老之号。"

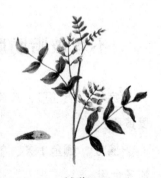

甘草

　　现代医学研究表明，甘草里含有甘草酸等有效成分，能通过抑制补体而防止肝细胞损害，进而起到保肝作用，并通过改变细胞膜通透性阻止病毒进入肝细胞，达到抗病毒的作用。并且它还能集中附着在肝细胞内抑制乙肝病毒，因此在乙肝的治疗中具有比较确定的效果。临床上还以甘草为原料，制作了甘利欣、强力新等著名的保肝护肝药物。在日本，有学者通过15年的跟踪研究，发现长期服用甘草酸的患者，肝脏癌变率降低了50%。

　　但需要特别注意的是，如果长期服用甘草具有副作用，可能引起血压升高、身体水肿。所以，高血压、肾功能损害的患者，这个偏方一定要慎用。如果要使用，必须在医师的指导下进行，严格遵照医嘱来使用。

同时，除通过睡觉、饮用甘草水来保养肝脏外，另外一个养肝气的方法就是按揉肝经。但是，男性朋友们又不可能在凌晨1点到3点的时候起来按摩肝经，那该怎么办呢？因为心包经和肝经属于同名经，所以我们可以在晚上19~21点时按摩心包经，这样也能起到刺激肝经的作用。

肝经起于脚大拇指内侧的指甲缘，向上到脚踝，然后沿着腿的内侧向上，在肾经和脾经中间，绕过生殖器，最后到达肋骨边缘止。

按摩肝经上的太冲穴就可以达到养肝护肝的目的，太冲穴是肝经上最重要的穴位，是治疗各种肝病的特效穴位，能够降血压，平肝清热，清利头目，和菊花的功效很像。那些平时容易发火着急，脾气比较暴躁的人要重视这个穴位，每天坚持用手指按摩太冲穴2分钟，要产生那种明显的酸胀感，用不了一个月就能感觉到体质有明显的好转。太冲穴的具体位置在脚背上大拇指和第二趾结合的地方向后。早足背最高点前的凹陷处。

中医理论讲"未病先防"，所以要预防肝炎，男性朋友们首先要少喝酒。其次，要注意饮食及饮水卫生，少吃臭豆腐、豆豉等发酵食物，少吃油腻食物，多吃新鲜水果和蔬菜。这样，就能维护肝脏的健康，有效抵御住肝炎的袭击。

不想被脂肪肝瞄上，就喝冬瓜赤豆鲫鱼汤

症状 脂肪肝，疼痛不适，食欲减退，脘腹痞胀，便溏，少数可有轻度黄疸。

偏方 鲫鱼1条、冬瓜500克、赤小豆1把，料酒、姜、盐适量，共炖汤食用。

正常人在摄入结构合理的膳食时，肝脏的脂肪含量占肝脏重量的3%~5%，但在某些异常情况下，肝脏的脂肪量则明显增加。当肝脏的脂肪含量超过肝脏重量10%时，就称脂肪肝。脂肪肝前期症状隐蔽，往往在体检时因无触痛性肝大而被发现，但也可因右上腹痛、触痛及黄疸而被发现。患有脂肪肝的男性朋友，常有肝区疼痛或不适，食欲减退，脘腹痞胀，便溏，

少数患者可有轻度黄疸。

脂肪肝的发病率近几年在欧美和我国迅速上升，成为仅次于病毒性肝炎的第二大肝病。在某些职业人群中（白领人士、出租车司机、职业经理人、个体业主、政府官员、高级知识分子等）脂肪肝的平均发病率为25%；肥胖人群与Ⅱ型糖尿病患者中脂肪肝的发病率为50%；嗜酒和酗酒者脂肪肝的发病率为58%；在经常失眠、疲劳、不思茶饭、胃肠功能失调的亚健康人群中脂肪肝的发病率约为60%。

脂肪肝不仅是次于病毒性肝炎的第二位常见肝病，也是一种慢性进展性的肝病，如果任其发展，就会导致肝纤维化，最终发展成肝硬化或肝癌。为此，脂肪肝患者切不可将体检报告视为摆设而掉以轻心，应积极进行诊断和防治，做到一定要早发现，早逆转。

脂肪肝的形成常有以下几类原因：长期饮酒；长期摄入高脂饮食或长期大量吃糖、淀粉等碳水化合物，使肝脏脂肪合成过多；肥胖，缺乏运动，使肝内脂肪输入过多；糖尿病，一半的糖尿病患者可能发生脂肪肝。他们发生脂肪肝既与肥胖程度有关，又与进食脂肪或糖过多有关。这类病人一方面要积极治疗糖尿病，另一方面要注意选择低糖低脂肪低热量及高蛋白饮食；肝炎；某些药物引起的急性或慢性肝损害，这也就是我们常说的药物性脂肪肝。具体说来是由于某些药物或化学毒物会抑制蛋白质的合成，从而致脂肪肝。

郭玉亮是杭州某丝绸厂的老厂长，虽然已经年过六旬，但是精神矍铄，干劲十足，每天都会到厂里转转。除了年轻时为厂里打拼忙于应酬而得的脂肪肝之外，平时很少生病。只是，因为脂肪肝的原因，食欲不是很好。不过这也难不倒他。因为平时就有简报贴报的习惯，所以翻开自己的整理夹。里面有以前从某中老年健康养生报纸上剪下来的治疗脂肪肝的小偏方。上面说冬瓜赤豆鲫鱼汤可以治疗脂肪肝。他就按照上面的方法尝试了一下，效果果然很好。

冬瓜赤豆鲫鱼汤的具体做法是：准备鲫鱼1条、冬瓜500克、赤小豆1把，料酒、姜、盐适量作为调料。先把鲫鱼剖腹去鳞，洗净内腹，用盐稍稍擦拭腌制片刻；再把冬瓜去皮，切成1厘米左右小片备用；小赤豆洗净沥干，放热锅里炒热之后，放冷水锅里，大火煮开，改用文火炖到酥烂；锅热之后，加适量油，等油八成热的时候下鱼，当鱼两面煎黄之后，加料酒、姜，焖一分钟，加入赤豆汤同炖20分钟左右；等汤浓后，加入切好的冬瓜；等冬瓜透明后，加适量盐调味后即可食用。

天气回暖之时，雨水多，湿气重，身体容易出现困倦、乏力。冬瓜赤豆鲫鱼汤能够补脾、利水、消肿，既可祛湿，又可温中，这就是中医所说的"春夏养阳"。此外，如果家有病人，体质虚弱，也可用在冬瓜赤小豆鲫鱼汤炖好之后，泌出汤汁，用来煮粥食用。这可帮助病人吸收营养，尽快恢复体力。

同时，其他是食疗方法有：多饮茶可降低血脂和胆固醇水平，增强微血管壁的韧性，抑制动脉粥样硬化。洋葱含前列腺素，有舒张血管、降低血压功能，还可预防动脉粥样硬化。大蒜降脂并非减少血中胆固醇，阻止血栓形成，有助于增加高密度脂蛋白，保护心脏动脉。此外，牛奶、燕麦、玉米、鱼类、菊花茶等也能很好预防脂肪肝生成。

脂肪肝多与进食不当有关，如摄取过多脂肪、胆固醇或甜食以及长期饮酒等。供给适当热量，控制热量会使体重逐渐下降，有利于肝功能恢复。忌用肉汤、鱼汤、鸡汤等。

还可以尽量多食用高蛋白食品。因为高蛋白可保护肝组织并促进已损害肝细胞的再生，防止脂肪浸润。控制碳水化合物摄入比减少脂肪更有利于减轻体重和治疗脂肪肝。特别要控制进食蔗糖、果糖、葡萄糖和含糖多的糕点等。

食疗很重要，但是脂肪肝患者还应注意，不要因为疏忽而吃错了食物，这样不仅让食疗的功效大打折扣，还会加重病情。我们应认识到脂肪肝的危害。饮食会导致脂肪肝，同样，脂肪肝也可以通过平衡膳食来预防和控制。饮食不宜过分精细，主食应粗细粮搭配，多吃蔬菜、水果及菌藻类，以保证摄入足够数量的食物纤维。这样既可增加维生素、矿物质供给，又有利于代谢废物的排出，对调节血脂、稳定血糖水平都有良好作用以下各种食疗方法，亦是治疗脂肪肝的好办法，男性朋友们可以在医师的指导下选用。

（1）山楂羹：山楂 40 克、银耳 20 克、冰糖。将银耳发透，与山楂冰糖同煮成羹，每日服 2 次，每次一小碗，连续服用可治疗高脂血、脂肪肝。

（2）绿豆粥：绿豆 50 克、粳米 10 克，绿豆洗净加适量水煮至半熟，与米共煮熟成粥。能清热解毒、消暑利尿、降血脂，用于高脂血症伴有肥胖或糖尿病和脂肪肝。

（3）月见草粥：月见草花 30 克、生石膏 40 克、粳米 60 克、白糖少许，用生石膏的水入米煮粥，将熟时放入月见草花和白糖。适量温服。能降低血液中的胆固醇和甘油三酯，对肥胖者减轻体重，适用于高脂血症肥胖性脂肪肝。

（4）仙人粥：何首乌、粳米、红枣适量，何首乌浓煎取汁去渣，再与粳米红枣同煮成粥，可放红糖或冰糖少许。每日 2 次早晚服用。有补益肝肾、降血脂的作用，适用于高脂血症、脂肪肝。

萝卜瘦肉煲，轻松防治各种肝硬化

症状 肝硬化，伴有疲倦乏力、食欲减退、肝区疼痛、水肿等。

偏方 萝卜、瘦猪肉切块同煲，趁热食用。

肝硬化是一种常见的弥漫性慢性肝病，是各种肝损伤的共同终末阶段，在中医中又称"积聚""癥瘕"，高发于20~50岁的男性。以前我们大都认为肝硬化是中老年人的专利，但是通过科学家多年的研究发现，现在肝硬化大有年轻化趋势，在临床中，我们不难见到大批的年轻肝硬化患者。因此，为了我们的健康，肝硬化需要引起我们全社会的关注。

肝硬化的病因纷繁复杂，在我国最常见的病因是病毒性肝炎，国外欧美国家主要是慢性酒精中毒。长期或反复接触一些工业毒物或药物如：杀虫剂、四氯化碳、异烟肼、辛可芬、四环素、氨甲蝶呤等也可导致肝硬化。此外因循环障碍致肝内长期瘀血缺氧、胆汁瘀积、血吸虫病、血色病和肝豆状核变性等代谢性疾病及营养障碍（如饮食缺乏胆碱或蛋氨酸）均可通过不同的途径引起肝细胞坏死、纤维化，并最终引起肝硬化的发生。另外还有部分肝硬化原因不明，称为隐源性肝硬化。

按照不同的分类标准，肝硬化可有不同的分型：按病因可分为病毒性肝炎肝硬化、酒精性肝硬化、代谢性肝硬化、胆汁瘀积性肝硬化、肝静脉回流受阻性肝硬化、自身免疫性肝硬化、毒物和药物性肝硬化、营养不良性肝硬化、隐源性肝硬化。按病理可分为：小结节性、大结节、大小结节混合性及不完全分隔性肝硬化。

肝硬化病情发展缓慢，有些人可在3~5年或10数年后才出现典型的症状，而在这之前患者往往没有明显不适。在临床上往往将肝硬化分为肝功能代偿期与失代偿期。在患病早期，由于肝脏代偿能力强，往往没有明显的临床症状。但部分患者可出现乏力、疲倦、食欲减退、腹泻或肝区隐痛，劳累后明显。到后期肝细胞大量坏死、肝纤维化，进入失代偿期，从而出现明显的症状与体征，主要是肝功能损害及门脉高压所致，如：出血倾向及贫血、内分泌障碍（蜘蛛痣、肝掌、皮肤色素沉着、女性月经失调、男性乳房发育）、低蛋白血症（表现为双下肢水肿、尿少、腹水、肝源性胸水）及门脉高压（腹水、胸水、脾大、脾功能亢进、门脉侧支循环建立、食道胃底静脉曲张,腹壁静脉曲张)。

　　肝硬化的病情进展通常是进行性的,且无特效方法治愈。因此肝硬化患者需要注意生活方式的改变。保持开朗的情绪、戒烟忌酒,饮食上要以高热量、高蛋白质、高碳水化合物、高维生素,限制高脂肪和易于消化饮食为原则。多进食豆制品、水果、新鲜蔬菜,适当进食糖类、鸡蛋、鱼类、瘦肉,提倡低盐饮食或忌盐饮食,会有助于病情的改善。

　　张先生今年30岁,是一家知名公司的高层人员。这么年轻就能做到这么高的位置,是许多人羡慕的对象,也是许多人奋斗的目标。当然身为高层,面对的压力自然也比寻常人大很多。平时的应酬多、饭局多,基本上没有休息日。

　　以前张先生觉得自己身体素质不错,从来没把这些放在心上。可是近来张先生老是感到疲倦、没有力气,食欲也不好,一开始以为是太累了,可是休息了一段时间后,仍没有缓解。于是就到医院,做了系统的检查。

　　医生告诉张先生都是肝硬化惹的祸,但是庆幸的是处于早期,向他推荐了萝卜瘦肉煲来进行辅助治疗。现在张先生吃了一段时间的萝卜瘦肉煲,肝硬化的症状减轻了不少。

　　萝卜瘦肉煲具体做法是:萝卜1根,瘦猪肉200克。萝卜洗净去皮后切段,猪肉洗净切小块备用。萝卜与猪肉一同放入煲里,加入适量清水,大火煮沸后,转慢火再煲1个半小时。

　　中医学认为萝卜味甘、性平;入肺、脾经;具有健脾消食,润肠通便,杀虫,行气化滞,明目等功效;主治食欲不振、腹胀、腹泻、咳喘痰多、视物不明。

　　瘦肉之所以可以用于肝硬化患者的食疗,是因为其含有丰富的蛋白质、维生素 B_1、维生素 B_2、维生素 B_{12} 等,而这些可以弥补肝脏损害的损失,特别是蛋白质的损失。患有肝硬化的男性朋友,在饮食上应该注意,多食高热量、高蛋白质、高碳水化合物、高维生素的食物,如鸡蛋、鱼类、瘦肉等。

　　在这里需要注意,当肝硬化患者出现肝功能显著减退并有肝性脑病先兆时,应坚持摄入较多的蛋白质,但不宜进食过多的瘦肉。

　　由于肝硬化的早期症状无明显症状,很容易被肝病患者忽视,从而使肝硬化病情继续加重。有资料显示,50%肝硬化患者发现都是在晚期肝硬化,这也是肝硬化死亡率较高的原因。

中篇　秘方

第一章　美容秘方

面容干燥无光泽，可用杏仁膏敷脸

皮肤干燥主要是因为季节变化、身体缺水等原因造成，使得皮肤变厚、变粗糙。每到秋冬季节，随着冷空气的来袭，空气中的水分变少，气候也就变得干燥。这时，人体的水分也会大大流失：人体的皮脂、水分分泌会逐渐减少，皮肤明显变得干燥，许多女人就容易由中性皮肤变成干性皮肤，尤其是中老年女性原本身体内的水分就大量减少，皮肤表层会显得更粗糙，脱皮的现象时有发生。

兰萍是一个业内小有名气的模特，尽管她长得并不是十分漂亮，但她身材高挑匀称，而且皮肤水嫩白皙，上妆效果极佳。对于自己那天生水嫩白皙的肌肤，兰萍也特别自豪。

一次，兰萍被选为国内某时装品牌次年春夏季服装发布会的开场模特，因为那个品牌的春夏季服装是以冰雪作为理念设计，所以就将发布会的地点选在了哈尔滨，以便在发布会中融入哈尔滨特有的冰灯文化。在发布会前的半个月，兰萍就被请去了哈尔滨，开始走秀训练。

兰萍是南方人，第一次来哈尔滨，才走下飞机，兰萍就感到刺骨的寒冷扑面而来，即便她穿上了特意买的加厚羽绒服，也还是冻得直打哆嗦，还好兰萍大多数时间都待在暖气屋里。

可几天后，当化妆师为兰萍设计妆容时，问题就来了。原来，因为好几天都待在暖气屋里，空气十分干燥，而兰萍还是使用那些她原来在南方时用的护肤品，就导致人体流失的水分比补充的水分要多得多，皮肤就变得干燥了，面色也有些发黄发暗，鼻翼和额头部分甚至还有轻微脱皮的情况，而这次发布会又要求给模特上淡妆，因此兰萍上妆的效果比化妆师预想的效果差了许多。

兰萍和化妆师都有些着急。这时，一直在一旁的化妆师助理开口说话了："我原先跟我爷爷学过一点中医，对于这种因为气候干燥而引起的皮肤干燥脱皮症状，可以试试杏仁膏敷脸。我自己也试过，补水的效果确实不错。"

接着，化妆师助理就为兰萍写下了具体的使用方法：准备牛奶45毫升，苦杏仁粉10克，蜂蜜10毫升，水适量。在杏仁粉中加入少许水，调成糊状，再将牛奶与蜂蜜加入杏仁糊中，搅拌均匀，成为膏状。洁面后，将杏仁膏均匀涂抹在脸上，注意避开眼部及唇部周围，并用保鲜膜覆盖在涂好杏仁膏的脸上，约10分钟后，取下保鲜膜，用清水洗净即可。

兰萍按这个方法每天都用杏仁膏敷脸，到了发布会的那一天，她的皮肤果然恢复了原先水嫩白皙的状态，顺利完成了发布会的开场走秀，媒体对她的表现好评如潮。

现代研究证明，苦杏仁中所含的脂肪油可使皮肤角质层软化，润燥护肤，有保护神经末梢血管和组织器官的作用，并可抑杀细菌。此外，被酶水解所生成的HCN（氰化氢，又称山埃）能够抑制体内的活性酪氨酸酶，消除色素沉着、雀斑、黑斑等，从而达到美容的效果。牛奶能为皮肤提供封闭性油脂，形成薄膜以防皮肤水分蒸发，还能暂时提供水分，保证皮肤的光滑润泽。蜂蜜含有丰富的维生素及矿物质，具有滋润肌肤的作用，还能同时预防细菌生长，减少暗疮生长的机会。冬季皮肤干燥，女人可用少许蜂蜜调和水后涂于皮肤，能有效防止干裂。而将这三种物质结合在一起制成的杏仁膏，自然有着十分突出的润肤效果和美容效果。

洗澡后皮肤发痒，涂抹点芦荟汁补水

每到冬季，许多女人都会感觉自己的皮肤变得干燥，尤其容易在洗澡后出现皮肤发痒的情况，小腿上更是常常脱皮，那些小皮屑黏附在丝袜上，轻轻一扯动丝袜就皮屑满天飞，让女人烦恼不已。针对这种情况，医生往往会建议女人减少洗澡的次数，因为热水会将皮肤上的天然油分彻底洗掉，而这种天然油分比女人浴后使用护肤品来缓解干燥要有效得多。此外，女人在冬季洗澡一般都不要超过15分钟。如果一定要洗热水澡，则要尽可能使用性质温和的浴液，最好不要使用香皂。洗浴后，应当在皮肤尚未完全干的情况下，为身体各部位涂上润肤品，这样有助于将润肤成分渗入到皮肤的真皮和皮下组织。

　　小言从小就很喜欢洗澡，一天不洗澡她就会觉得浑身难受。进入冬天后，小言依旧坚持天天洗澡，却发现自己每次洗澡后，胳膊、前胸后背和大腿都会特别痒，挠也没有用，只有忍着，往往过一两个小时就不痒了。有时候洗完脸，小言的手背也会痒得要命，并会出现一些类似小水疱的东西，也是过一两个小时就会自行消失。

　　小言害怕自己得了什么皮肤病，赶紧打电话向姐姐咨询。姐姐说："你这应该是皮肤太干燥了，平时多注意涂抹点芦荟水就好，你可以直接购买芦荟水，也可以自己制作芦荟水。自己制作芦荟水的方法是：先用水将芦荟的叶子洗净，再将两边的刺除掉，用纱布包住拧出汁液，将拧出的芦荟汁液倒入瓶中，放入冰箱保存。每次使用时只需将芦荟液2~3滴倒在手心，再用数倍的水稀释，然后直接涂在皮肤上，分早晚各涂抹一次。如果你在使用芦荟水时加入1粒维生素E，润肤效果更好。"

　　小言的宿舍没有冰箱，自制芦荟水的方法不太可行，她就给自己买了瓶芦荟化妆水，每天早晚涂抹全身，坚持了半个多月，小言发现自己洗澡后身体发痒的毛病真的就渐渐消失了。

　　小言觉得很神奇，就去图书馆查了一下资料，发现芦荟确实有减少皮肤表面水分蒸发的作用。将芦荟叶中的汁液涂抹在皮肤上，有一种滑腻的感觉，一会儿皮肤就感到十分滑爽，并在皮肤表面形成一层很薄的透明膜，能有效防止表面水分散失而造成干燥和皲裂。有实验证明：在3个培养皿中分别放入10毫升清水，然后分别加入5毫升水、甘油、芦荟液，结果发现蒸发量最少的是芦荟液，甘油次之，清水蒸发最多。

　　而且，芦荟还能渗透皮肤，直接向皮肤提供水分。现代研究证实，芦荟中含有多种糖类、糖醛酸及其衍生物、氨基酸，能使芦荟胶产生明显的润湿和柔润作用，对角质层和其下的细胞有软化、滋润和营养作用。因此，芦荟才会被大量加入保湿护肤品中。

　　但要注意，在使用新鲜芦荟之前，女人先要进行过敏试验，具体方法是：切下3厘米长的芦荟，将其去皮，然后将芦荟的果冻状部分取下，放在臂膀的内侧，再贴上纱布和油纸，最后用胶布固定，观察一晚，第二天早上取下纱布和油纸，观察臂膀内侧情况，若无红肿和发痒现象，则说明无过敏反应，如有红肿或发痒现象，则最好不要使用新鲜芦荟来保湿。

秋冬手足干裂，多吃胡萝卜可润肤

每到秋冬季节，气候就变得比较干冷，冷风一吹，许多爱美的女性都会发现自己原本水润的皮肤开始变得干燥，甚至会出现手足干裂疼痛的现象，而且，干裂面积还可能逐渐加大，并向深层延伸，造成更严重的健康问题。如果只靠保湿护肤品来调节，很难从根本上解决皮肤干裂的问题；如果用化妆品来遮盖，化妆品的某些成分还可能刺激皮肤，使得皮肤干裂的问题更加严重。从传统医学的角度来看，从内而外地调养肌肤，才是解决并有效预防手足干裂问题的最好方法。

王女士的皮肤平时保养得当，春夏时状态都很不错，尤其是手和脚，如水葱般白白嫩嫩，让女同事们羡慕不已。但是一到冬天，王女士的手部皮肤和脚后跟就会干裂，不仅有撕裂般的痛楚，工作和生活也很受影响，这让她十分烦恼。一个偶然的机会，王女士从报纸上看到：多吃胡萝卜不仅有助于保护视力，还可以治疗手足干裂。王女士就立即付诸实践，还找了不少胡萝卜食谱，每天变着花样吃。

吃了一段时间后，王女士发现自己手足干裂的现象确实有所缓解，而且同事们也夸她的皮肤越来越水灵了，纷纷向她讨教美容秘方。

从医学的角度来看，胡萝卜之所以能缓解手足干裂的症状，主要是因为胡萝卜含有丰富的 β-胡萝卜素，它在小肠内可以转化成维生素 A。维生素 A 对皮肤的表皮层有保护作用，可使人的皮肤柔润、光泽、有弹性，因此又被称为"美容维生素"。饮食中如果缺乏维生素 A，会引起皮肤干燥，角质代谢失常，易松弛老化。相反，如果为人体补充足量的维生素 A，就不会出现皮肤干燥甚至手足干裂的问题。

要通过胡萝卜来为身体补充足量的维生素 A，需要注意胡萝卜的烹饪方法。一般来说，胡萝卜的烹饪方法有两种：

（1）切碎煮熟：因为 β-胡萝卜素存在于胡萝卜的细胞壁中，而细胞壁是由纤维素构成，人体无法直接消化，唯有通过切碎、煮熟等方式，使其细胞壁破碎，β-胡萝卜素才能释放出来，为人体所吸收利用。

（2）油炒或炖肉：因为 β-胡萝卜素属于脂溶性物质，只有当它溶解在油脂中时，才能转变成维生素 A，被人体吸收，所以胡萝卜用油炒，或和其他含油脂类食物同食，比如将胡萝卜切成块，加入调味品后，与猪肉、牛肉、羊肉等一起炖，可达到加倍滋润的效果。但注意烹调过程中不可放醋，因为醋会破坏β-胡萝卜素，明显降低胡萝卜的营养价值。

在干燥的秋冬季节，爱美的女性可以在家精心烹饪几道胡萝卜美食，既可以享受美味，又可以有效为肌肤保湿，由内而外地使皮肤健康美丽，何乐而不为呢？

此外，女人还可以多吃其他富含维生素A的食物，比如动物肝脏、鱼类、贝类等，一样能起到预防手足干裂的作用。当然，在通过食物内养皮肤、缓解手足干裂症状的同时，女人还要注意保持手足的清洁，每晚睡前都要用热水洗手洗脚，洗完后涂抹上护手霜、锁水霜或者维生素E，边擦边按摩，更快地促进皮肤水润状态的恢复。

多吃鸡蛋，为皮肤构建天然的"防晒层"

夏天来了，太阳中的紫外线远比其他三个季节要强烈得多，紫外线会破坏肌肤的细胞结构，使女人的肌肤快速衰老。因此防晒也就成了女性的必修课。除了避免在正午日头毒辣的时候出门外，女性们还喜欢使用各种各样的防晒装备：太阳镜、防晒霜、遮阳伞、遮阳帽、防晒服……尽管这些防晒装备能很好地避免肌肤遭受紫外线伤害，但又会"闷"坏女人的肌肤，容易导致肌肤发炎、汗斑等症状出现。其实，女人要想娇嫩的肌肤不怕晒，并不需要将自己的肌肤全部包裹起来，只需要做好基本的防晒措施，再多吃些鸡蛋，就能为肌肤构筑一个天然的"防晒保护层"。

吕美是个纤细漂亮的姑娘，尤其注意呵护自己的皮肤。她怕夏天，因为她怕热更怕晒，所以购置了大量名牌防晒用品。每天出门前半个小时，吕美都要在裸露的皮肤上涂擦三层防晒霜，出门后还要用墨镜、遮阳伞等防晒装备将自己遮得严严实实的，所以她的肌肤一直白皙无瑕，让她的女性朋友们羡慕不已。

吕美知道自己怀孕的时候正值盛夏。而吕美自从知道自己有了宝宝，便一改平日妆容精致的样子，将护肤品、化妆品、防晒霜统统束之高阁，每天顶着一张素脸出门。没多久，吕美就从白美人变成了黑美人，有时脸颊还会被晒伤。看着镜子中黝黑的自己，吕美心里懊恼极了，但一想到宝宝的健康，她就觉得这样是值得的。

后来吕美的母亲从老家赶来照顾她，看到吕美晒得黑红黑红的脸蛋，母亲心疼不已，于是就在她的早餐中加上了两个鸡蛋。鸡蛋可是吕美从小到大最不喜欢吃的东西，但一听母亲说鸡蛋既补充营养，又能防晒，她就毫不犹豫地吃了下去。坚持了一段时间后，吕美发现自己果然不那么怕晒了，脸上的皮肤好像也不那么敏感了，很少被晒伤了。吕美笑说是肚子里的宝宝在保护她，人多力量大。

从医学的角度来说，吕美的皮肤抵抗紫外线的能力增强，确实跟她每天吃的两个鸡蛋有关。鸡蛋有"理想的营养库""最优质的蛋白"的美誉，鸡蛋中的蛋白质的氨基酸比例非常适合人体的生理需要，很容易被吸收，利用率高达98%以上，具有很高的营养价值。鸡蛋中含有丰富的钙、磷、铁、维生素A和B族维生素，还含有其他许多种人体必需的维生素和微量元素，是备受女人喜爱的营养食物。不仅如此，鸡蛋中含有大量的硒元素，还可以为皮肤表层构筑一个天然的"防晒保护层"，从而增强抵抗紫外线的能力，降低皮肤癌发生的概率。所以，为了保护好自己的皮肤，女人应多吃些鸡蛋。当然，女人也可通过服用一定量的硒元素片剂来达到防晒效果，但具体服用量应咨询专业医师。

尽管鸡蛋好处多多，但在吃的数量上也要科学合理。如果女人毫无节制地多吃鸡蛋，会因为过度摄入胆固醇而增加肝脏负担，或是使得营养过剩而引起肥胖。此外，鸡蛋也并不具备人体需要的所有营养成分，比如它不含碳水化合物，也几乎没有维生素C，因此还是要搭配食用谷类和蔬菜。那么女性一天吃几个鸡蛋才比较合理呢？从营养学的角度来看，女人要保证膳食营养的平衡、满足机体的需要，又不至于营养过剩，在摄入鸡蛋时需要做到：

少女和儿童：正是长身体的时候，新陈代谢快，每天可以吃2~3个鸡蛋。

青年和中年女性：从事脑力劳动或者轻体力劳动的女性，每天吃2个鸡蛋比较好；从事重体力劳动，消耗体能多的女性每天可以吃2~3个鸡蛋。

孕妇、产妇、乳母或者大手术后正在恢复期的病人：由于需要多增加优良蛋白质，每天可吃3~4个鸡蛋，但不能再多了。

老年女性：因为身体消化功能减退，因此每天吃1~2个鸡蛋比较好。

缓解晒伤疼痛，薰衣草精油来帮你

有的女人在夏季会发生日照性皮炎，如果不妥善处理，便容易形成黑斑，影响皮肤健康。

艾馨的公司最近规划在市里修建一座大型的商业中心，公司老总对这个项目十分重视，天天去实地考察，而身为老总助理的艾馨自然也得跟着老总跑东跑西地忙活。当时又是在夏天，天天都是艳阳高照，阳光强烈得要命，艾馨即便是时不时地涂抹高 SPF 值的防晒霜，皮肤也还是被晒得红红的，还略微有些痛。

考察结束后，艾馨发现自己的皮肤又红又肿，耳朵上还起了水疱，疼得厉害，于是便去了附近的医院看皮肤科医生。医生检查后，就给她开了方子：口服氯雷他定分散片，外用红霉素软膏。用了几天，艾馨感觉红肿的情况有所减轻，水疱也消失了，但晒伤的部位还是很疼。

去医院复诊时，医生看她的情况好了许多，就不建议她再使用药物治疗，而是建议她使用薰衣草精油来缓解晒伤疼痛。

具体方法是：用薰衣草香薰油 5 滴、15 毫升底油，将其混合在一起，早晚各一次将之涂在受伤的皮肤上。薰衣草香薰油不但可舒缓晒伤的痛楚、加速皮肤的康复，还可滋润皮肤。

此外，晒伤者可改用相同分量的甘菊香薰油代替薰衣草香薰油，亦可两者同时使用，但需注意底油应多用一倍。另外，晒伤者亦可把薰衣草及甘菊香薰油各 10 滴加入冷水内，进行 30 分钟或更长时间的浸浴。

为了保证防晒修复的效果，女人一定要选择那些质量优良的植物精油。一般来说，选择植物精油时需要注意以下几点：

（1）看精油的品名标示：国际芳香疗法制造商协会严格要求，只有 100% 萃取自天然植物的精油才能标示 "Pure Essential Oil"。如果产品中只添加了少量的精油成分，那么产品的名称只能以 "Aromatherapy Oil" 等名称来标示。

（2）看精油的包装瓶：日光、灯光、高热、潮湿都会破坏精油的成分，所以精油必须以深色玻璃瓶装来保存。目前纯精油装瓶大多为深褐色、琥珀色、深蓝色、深绿色的玻璃瓶。其中，深蓝色和深绿色玻璃瓶的价格较贵，因为它对精油的保存期间要比深褐色和琥珀色的长 6 个月。

（3）看精油的颜色质地：劣质精油呈白色或透明色状，而纯正精油的颜色是黄色或淡黄色。把精油滴入热水中，纯正精油会散成一颗颗小油珠，渐渐融进水里，而劣质精油则成片漂浮水面，像油入水一般。

每天喝点五加皮酒，让肌肤白里透着红

许多女人都讨厌酒，尤其讨厌酗酒的人。可在中国，春节拜年要送酒，请客吃饭要喝酒，联络感情要醉酒……似乎谁都离不开酒。众所周知，酒精会让女人的毛孔粗大，好像酒和美容一点关系都没有，反而会害了脸、害了皮肤。其实，对于美容养颜来说，酒还是有积极作用的。

赵老太太已经接近六旬了，皮肤依然光洁白净，这与她长期饮五加皮酒有关。多年前，她从柜子里翻出一坛五加皮酒，开始每顿一小杯酒。直到那坛五加皮酒喝得底朝天时，老伴突然说道："老伴儿，你就一点儿都不给我剩？你去照照镜子，看看那脸咋像桃花似的呢？"赵老太太以为老伴又在消遣自己，可是没想到左邻右舍也都总是问她是不是刚跑步回来，还是化妆了，怎么脸上像涂了胭脂似的红润？

赵老太太知道老赵肯定明白其中的缘由，让他一五一十道来。老赵憋住笑，说："你喝的那酒可是个好东西！"

这件事传到了儿媳妇的耳朵里，儿媳妇感慨公公婆婆的伉俪情深之余，也开始关注五加皮酒的美容养颜的作用。儿媳妇还专门向一位中医朋友讨要了一个自制五加皮酒的方子，具体做法是：

准备 250 克刺五加皮，1200 毫升白酒。然后将五加皮浸到白酒之中，10 天后就可以喝了，每次 15~20 毫升，每天 2~3 次，天天坚持下来就能见效。但要注意，有阴虚火旺的女人最好不能饮用，否则会影响身体健康。

五加皮酒是五加或者短梗五加等的根皮煮成浓汁，加上曲米酿制而成的。女性适量地喝五加皮酒，的确对身体大有好处。从医学上讲，五加皮酒食性辛，温，归肝、肾经，是活血强筋的养生饮品。平时适量地喝一点儿，可以活血脉，强筋骨，适用于中老年女性饮用，不仅有一定的延年益寿的作用，还能促进血液循环，使肌肤白里透红，与众不同！

每天一碗枸杞酒酿，皮肤细腻有光泽

当皮肤表面的老旧角质越聚越多，肌肤就会变厚、变粗糙，毛孔也变得粗大，肌肤也因为无法顺利地吸收水分和保养成分，变得暗沉、干燥，这样一来就会刺激油脂分泌，使油脂分泌加速，毛孔粗大的情况就卷进了恶性循环之中。

刘薇也有这样的烦心事儿。她今年高三，虽说正是高考冲刺的紧要阶段，但是她总是被自己粗糙的皮肤弄得分心。正值青春期的她本应该像拥有光滑细嫩的皮肤，却因为学习压力大，经常熬夜复习，脸部皮肤毛孔开始变得粗大，皮肤外油内干，完全不像以前那么光滑了。

为此，刘薇用过很多有收缩毛孔效果的洗面奶，大多都是强效去油脂的泡沫丰富的洗面奶。每次洗完之后，她确实感觉清爽多了，但也会感觉皮肤有些干。这样下来，皮肤越洗越干燥，毛孔粗大的问题也没有得到解决。刘薇妈妈觉得内调也许会更有效果，于是向做中医的朋友打听，看有没有小偏方可以恢复皮肤的紧致细腻度。最终，刘妈妈从一个中医师朋友那儿得到了一个据说很有效果的老偏方——枸杞酒酿。

枸杞酒酿的做法很简单，一学就会，一点儿都不费事儿。首先，准备好材料：200克酒酿，50克鹌鹑蛋，5克枸杞子和适量的冰糖。将鹌鹑蛋敲开壳，取出蛋液，搅拌均匀备用。接下来，将酒酿煮沸，将枸杞子、冰糖和鹌鹑蛋液依次加进去，再用大火煮沸，盛到碗里，等不烫嘴了就可以享用了。

于是，刘妈妈每天给刘薇做一碗枸杞酒酿。枸杞酒酿又好看又好吃，刘薇便很听话地坚持了下来。两个月之后，刘薇惊喜地发现自己的皮肤细致了很多。

想要肌肤美丽，告别粗大毛孔、油脂分泌旺盛，爱美的女性们不妨学着刘妈妈的老偏方，给自己做一碗枸杞酒酿！从医学的角度来说，枸杞酒酿之所以能够美容养颜，收缩毛孔，是因为枸杞子味甘性微寒，归肝、肾、肺经，含有丰富的维生素A，有滋阴、益精、养血的功效；鹌鹑蛋中含有丰富的蛋白质、维生素A、维生素E和B族维生素等。将枸杞子、鹌鹑蛋和酒酿一起煮，会产生酶类和活性物质，这些对女性的皮肤很有好处。

还在为毛孔问题烦恼的女性们，赶快试试这个老偏方，坚持每天一碗枸杞酒酿，毛孔粗大问题一扫光！

在薏米粥中加点牛奶，轻松改善皮肤粗糙

在日常的生活中，强烈的紫外线照射、干燥环境的影响、工作压力大、不良的生活习惯如熬夜、吃快餐等，都会导致女性的肌肤越来越干燥。长

期得不到改善的话，皮肤就会出现干裂粗糙的现象。

卫梅从 15 岁就开始长青春痘，一直是此起彼伏，直到最近几年才慢慢地消停了，但是脸上的皮肤却变得比较粗糙。这可能是卫梅以前用的去痘去油的护肤品太多，虽然去掉了油脂，可皮肤的自然保护膜也被破坏了。现在，她经常觉得脸上干干的，稍微化点妆之后，脸上就会显得疙疙瘩瘩的。有时候工作忙起来要加班，脸上还是会起痘痘，让她很窝火。

卫梅平时会关注一些美容论坛和网站，一个偶然的机会，一个有关皮肤干燥粗糙的帖子引起了她的注意。卫梅像抓住一根救命稻草一样，赶紧把那个帖子中所说的偏方——薏米牛奶粥的具体做法记了下来。

薏米牛奶粥做起来十分简单：准备 250 毫升鲜牛奶，15 克薏米，将薏米浸泡 4 个小时之后，放进锅里加适量的水煮成粥，煮熟之后加进去鲜牛奶，搅拌一下，调小火再煮 5 分钟就可以出锅了。

卫梅每天晚上按照偏方的做法，给自己做一碗薏米牛奶粥，老公刚开始还笑说你用了那么多的护肤品，还常去美容院，都没什么长久的效果，现在这碗粥就能起作用啦？卫梅不管他，心里暗暗祈祷奇迹出现。连续地了 1 个月之后，卫梅的皮肤真的开始有了改变：白了嫩了，化妆之后不再像浮在皮肤上，服帖了很多。半年之后，卫梅的皮肤不但变得光滑、白嫩，毛孔细腻，连眼角嘴角的皱纹都少了！

从医学的角度来说，薏米是利水渗湿的药材，有清热解毒、利尿化湿的作用，其中含有的蛋白质、维生素 B_1、维生素 B_2 等营养成分，使皮肤变得更加光滑的同时，还能减少脸上的皱纹。

只要女人每天喝一点薏米牛奶粥，轻松改善皮肤粗糙，让皮肤光滑白皙，有光泽，身为爱美女性的你，是不是也跃跃欲试了呢？

脸上长痘痘，不妨点按承浆穴

春天到了，痘痘也"双手除不尽，春风吹又生"了，虽然说眼不见为净，可生性爱美的女人大多喜欢照镜子，而一对着镜子里的自己，都会越看越碍眼，常常会动手把痘痘挤掉。而挤痘痘不仅很伤皮肤，还可能造成细菌感染，重可毁容。因此，女性不要乱挤青春痘，而应该采取科学的预防和治疗痘痘的方法。

李梅出生在一个传统的家庭，听爸爸说，爷爷的爷爷那辈是医生，是方圆百里有名的中医，以前还有人送过"活神仙"的匾额呢！也许就是因为这个原因，家里谁要是有个头疼脑热、腰酸背痛的毛病，就会去找中医看看，而不是去西医医院。可李梅不这样想，已经上大学三年级的她觉得很多老中医都是"骗人"的，就那么望、闻、问、切一下，就能治病了？她才不信。可一件事改变了她对中医的看法。

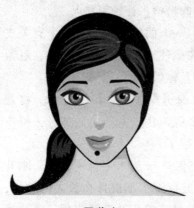

承浆穴

原来，3年前，李梅的脸上就开始长青春痘了，脸颊上鼻翼上都是青春痘的地盘。这让年纪轻轻的她羞于见人，更别提找男朋友了。为此，她到处求医问药，花费了不少冤枉钱，道听途说的方法她也敢大胆试，可都没什么持续的效果。

爸爸说："你这样病急乱投医是不行的，我带你去中医看看吧。"李梅随着爸爸去了家人最信赖的那家中医馆。中医馆的老中医仔细地看了李梅脸上的青春痘，详细地问清楚她以前做过什么治疗，吃过什么药，李梅都据实回答了。

老中医沉吟片刻，说："以前也有你这个年纪的姑娘来求过医，当时我给她开的是个中药偏方，不过你之前吃过很多西药，现在就不能随便吃药了。"李梅急了，问："那怎么办呢？"老中医说："办法是有，不过你得了要领之后，回去要坚持下去。"李梅重重地点了点头，老中医告诉她："经常点按承浆穴，可以祛痘。"并且给她指出承浆穴的位置，就在嘴唇正下方凹陷处。李梅听得半信半疑。不过怀疑归怀疑，她还是按照老中医的方法做了。

没想到，一个多月之后，李梅发现自己脸上的油脂没以前那么旺了，痘痘真的少了，丘疹和脓疱也慢慢痊愈了，原先凸起来的地方平复了很多，李梅摸着比原先平滑很多的脸，不禁对那位老中医佩服得五体投地。

但是她不明白的是，为什么经常点按承浆穴能祛痘呢？再次见到老中医的时候，她连忙向他讨教这个问题。老中医说，承浆穴属于任脉，人身的前后有任脉和督脉，这两脉都是起于会阴，不同的是，任脉终于承浆穴，而督脉终于龈交穴。任脉与督脉就是在承浆穴这个穴位上相接循环，构成人体的一小周天。并且此穴连通女性的卵巢，能够有效地调节人体内分泌，加速激素的分泌。因此点按此处，可以祛风通络，消肿益颜，除了能减少痘痘外，还能缓解脸部油脂分泌过剩的状况。

老中医还嘱咐李梅，日常生活中，患了青春痘还要注重一般治疗，以防青春痘的产生或增多。

首先，要保持轻松乐观的心情，过有规律的生活，注重饮食的合理，比如不要喝浓咖啡和浓茶，避免吃辛辣刺激的食物，少吃糖果和高脂食物，更不能抽烟喝酒，要多吃蔬菜和水果；如果情绪波动太大、生活饮食不规律会引起或加重青春痘。

其次，在护理方面，要注意不要挤压皮疹，有脓疱或囊肿洗脸时不要过于用力，以免使脓疱或囊肿破损而引起发炎。选择洁面的产品，如果属于油性皮肤，要用碱性大些的香皂或者洗面奶；如果属于干性皮肤，则要选择碱性低些的香皂或洗面奶。

多喝桃仁山楂粥，让痘痘快速消失

脸上老长痘痘怎么办？许多年轻女人都有过或者正在经历着千辛万苦的"战痘"：好不容易脸上的痘痘少了一些，可一吃点辣的、油腻的东西，或者熬夜错过了美容觉的时间，痘痘就卷土重来了，脸上凹凸不平，让人格外地烦恼。

夏青青自称是"战痘圣佛"，才20岁出头的她，已经有了好几年的"战痘"经历。其实夏青青的五官长得很清秀：柳叶眉，目如点漆，肤色白皙红润。可是她的自信全被那些常常来她脸上捣乱的痘痘给毁了：额头上，鼻子旁边，嘴巴四周，甚至还有后背，都是痘痘的"阵地"。夏青青这几年尝试过很多办法：各种祛痘洗面奶、膏药，去美容院针挑，手工祛痘皂，甚至调理内分泌的中药都喝过不少……可是都管用不了多久，让她苦恼不已。

一天晚上，妈妈给夏青青熬了一碗粥。妈妈说："这是一个老中医给我的偏方，他说粉刺和痘痘一般有肺胃积热和痰瘀凝结两种类型，这个桃仁山楂粥就是为痰瘀凝结而制定的食疗偏方。"夏青青看着那碗飘着清香的粥，顿时胃口大开，三下五除二地喝完了。妈妈说："老中医说了，要想祛痘，得坚持喝下去呢，我做这个不难，难的是你能坚持喝下去吗？"夏青青重重地点点头。

一个月过去了，夏青青惊喜地发现脸上光滑了很多，痘痘也不知不觉地去了大半，她大喊妈妈万岁！

同学们都纷纷向她讨教治痘的密招，她回家问过妈妈，把方法写了下来：

首先，准备9克桃仁，9克山楂，9克贝母，6克粳米，半张荷叶，将荷叶洗净备用。接着，把桃仁、山楂、贝母这几味药煎成汤汁，用无菌纱布去渣后，把粳米、荷叶放进汤汁中煮粥。等粥煮好了，这个祛痘偏方就做好了。每天做一剂，分早中晚3次喝，坚持30天便会收到很好的祛痘效果。

老中医的这个祛痘偏方为什么这么有效呢？这是有医学原理的：桃仁，味苦，性甘平，含有多种氨基酸、蛋白质、糖和甲基苷等，能够活血化瘀、润肠通便、润燥生新。山楂味酸，甘性微温，果实中含有左旋表儿茶精、槲皮素、金丝桃苷、绿原酸、二甲酯、熊果酸和蔗糖等，有消食化积、活血化瘀的功效。桃仁和山楂合煮成粥，主治痤疮，食用之后便可以活血化瘀，消斑除疮。荷叶味苦性平，和米一起煮食可以润肤养颜，益助脾胃而升发阳气，能清热解毒、滋阴润燥、悦颜消斑。贝母味苦甘性凉，归肺经，润肺止咳，软坚散结。贝母和粳米一起煮食能够清热化痰、润肺止咳。

喝点黄瓜粥，润白肌肤又祛斑

黄瓜是一味可以美容的瓜菜，被称为"厨房里的美容剂"。很多女性都知道黄瓜切成薄片，贴在脸上当面膜用，可以补水美白。如果因为日晒，皮肤被晒黑，变得粗糙，黄瓜面膜有很好的改善效果。黄瓜不仅可以缓解皮肤缺水的状况、美白肌肤、排毒瘦身，用对方法还有祛斑的作用。

潘玉小时候如同她名字一样，肌肤白润如玉，亲朋好友们都喜欢亲亲她的小脸，路上行人见了她也常常要逗一逗她。妈妈经常说："你小时候那叫人见人爱，花见花开啊，简直就是块无瑕的美玉。"潘玉听了，心里却不是滋味儿，原来她眼睛下方的皮肤上长了很多斑斑点点。或许这和潘玉"野丫头"的性格有关，她完全破坏了父母的"淑女培养计划"，只要稍不注意，就跑出去"疯"，根本不管外面是冰天雪地还是烈日炎炎，她都能和伙伴们找到乐趣。十几岁的时候学游泳，她喜欢上了水上公园，更加"抛头露面"。父母爱女心切，也就随着她的天性发展，可没想到的是，也许是经常不擦任何防晒霜就暴露在阳光下的缘故，潘玉的脸颊上开始长斑。开始的时候还没多少，潘玉也没在意，谁知道现在越来越多，每到夏天的时候颜色更深，潘玉想想以前脸上洁白无瑕的样子，心里真是懊恼极了。

潘玉到处打听有没有什么好的祛斑方法。有一个朋友得知后对她说："你早就应该重视了，我这有个偏方，就是经常喝黄瓜粥。"说完把具体方法写在一张便签上，递给她。潘玉一看，也不过是很简单的材料：黄瓜、生姜、大米，既然材料易得，做法简单，那就试试吧。

黄瓜粥的做法如下：

（1）准备好 300 克嫩黄瓜，100 克大米，10 克生姜，少许盐。把黄瓜洗干净，去掉皮和心，切成细丁或薄片；将大米淘洗干净；把生姜洗净之后切成细丝或者拍烂。

（2）在锅里加 600 毫升水，放入大米和生姜，用大火煮沸后，转小火，慢慢煮到米烂时放入黄瓜丁或片，再煮到米汤浓稠，最后加进少许盐调味，黄瓜粥便做好了，凉一下，等温热的时候便可以享用了。

每天喝两次，长期坚持下去，不但可以润泽皮肤、祛斑，还可以减肥，一举多得。

坚持吃了两个多月的黄瓜粥之后，潘玉的肤色愈发白皙，原来黑褐色的斑点好像都变淡了，原来的浅褐色斑点都不见了。潘玉高兴极了。

为什么黄瓜粥有祛斑淡斑的效果呢？从医学上讲，黄瓜含有钾盐和 β-胡萝卜素、维生素 C、维生素 B_1、维生素 B_2、糖类、蛋白质以及磷、铁等营养成分，做成黄瓜粥后经常食用，可以有效对抗皮肤老化、减少皱纹、消除雀斑、美白皮肤。生姜味辛性温，发表散寒，止呕豁痰，它含有姜辣素、姜烯酮、姜酮、谷氨酸、甘氨酸、丙氨酸、淀粉等，能有促进血液循环，有明显的抗炎、镇静、解热、抑菌的作用。

丝瓜络、玫瑰花熬汁喝，可淡化黄褐斑

火红的玫瑰花象征着热烈的爱情，这是全世界人都能听得懂的花语。恋爱中的女人，总是希望能收到玫瑰花，因为那象征着恋人对自己浓烈的爱意。很多手巧的女性，还将玫瑰用到餐点的制作当中，于是平淡无奇的饼干糕点也沾有了玫瑰的香气，变得浪漫起来。其实，玫瑰不仅能用来对异性表达爱意，还有美容祛斑的功效。

因为爱人工作的关系，陈女士几年前随爱人迁到了加拿大居住。新家在加拿大一个风景优美的小镇上，家门前有个小花园，陈女士全部种了玫瑰花。玫瑰花开的时候，陈女士喜欢在早晨玫瑰还带着露珠的时候，轻轻地剪几枝玫瑰花插在花瓶里，摆在房间哪儿都是一处美妙的风景。每次陈女士和爱人一起回国探亲的时候，都会从家乡带回来一些中药材，还有很多植物种子：丝瓜、南瓜、番茄、红豆等，在小花园里辟了一块菜地，把这些种子种了进去。

陈女士这片生机盎然的小菜地为她招来了不少客人：邻居太太们都喜欢来她家喝下午茶，顺便聊聊花草栽培心得。一天，邻居史密斯夫人特地过来找她聊天，陈女士热情地用玫瑰花糕接待她。史密斯夫人吃了一块之后，大赞好吃。寒暄了一阵之后，史密斯夫人说明了来意。原来她经常去室外游泳馆游泳，阳光暴晒之后，她的脸上长了很多黄褐斑。在她看来，陈女士也经常在侍弄花园里植物的时候暴露在阳光下面，为什么她的皮肤却很白净呢？陈女士笑说可能是因为经常自制些面膜，出门之前会做好防晒措施吧。史密斯夫人说："你们中国是文明古国，很神秘。我想问的是，在你们国家有没有去黄褐斑的秘方？因为我害怕吃药或者做手术来解决。"陈女士想到一本书里的一个偏方或许可以帮到她，而且材料正好自己都有。于是找来那本书，翻译成英文写在便签上，并且将所要用到的材料——丝瓜络、玫瑰花、白茯苓、僵蚕，包好了交给史密斯夫人。史密斯夫人如获至宝。

这个去斑偏方具体要怎么制作呢？首先，准备好 10 克丝瓜络、10 克僵蚕、10 克白茯苓和 3 朵红玫瑰花，然后把所有材料放入锅中，加适量的水煎煮。20 分钟后，去渣取汁就可以了。早晚分别服用一次，每天一剂。坚持下去，便能达到美白去斑的效果。

史密斯夫人坚持喝玫瑰丝瓜络汁，避免太阳直晒。坚持 1 个月后，她脸上的黄褐斑真的变淡变少了，她高兴地抱着陈女士直说"我爱你"。好事一传十，十传百，街坊邻居的夫人、姑娘们都来找陈女士要去黄褐斑的秘方，陈女士俨然就成了大家眼中神秘的"美容大师"了。

丝瓜络味甘性寒，有通行经络和凉血解毒的作用。白茯苓味甘、淡，性平，有利水渗湿，健脾宁心的功用。僵蚕味咸、辛，性平，能祛风止痉，化痰散结，解毒利咽。玫瑰花味甘微苦，性偏温，其中富含的维生素 C、葡萄糖、蔗糖、柠檬酸、苹果酸等，能温养心肝血脉，具有美白润泽肌肤的功效。这几味材料一起煎煮成汁服用，能解毒活血，去除色斑。

脸上有汗斑，试试退黑指压法

夏季皮肤多汗潮湿容易长汗斑，这种斑又称为"花斑癣"或"紫白癜风"，是一种传染性小的浅表层真菌病，喜欢长在胸、背、颈和上臂这些地方。刚开始的时候，是灰白色、褐色或淡黄色的，像黄豆般的圆形斑，后来慢慢地皮损越来越多，有时会成片。虽然可能只有微痒，但是非常影响美观，所以爱美的女性们都欲除之而后快。那么，哪些方法可以去除汗斑呢？

王君是一家大型建筑公司的设计工程师，因为工作项目的需要，被派到非洲的埃塞俄比亚出差。工作认真负责的她很有干劲儿，不仅在前期的设计上花费了大量心血，到了埃塞俄比亚后，还天天戴着安全帽去工地考察。处于热带的埃塞俄比亚彼时天气正炎热，汗水呼呼往外直冒，这让王君苦恼不已。当时她想，忍一忍，等项目完成回国去就好了。谁想到，项目结束将近尾声的时候，她发现自己的耳朵前面长了一小块圆形的褐色的斑，擦洗了很久也没消除。这让她很苦恼。

回国后，她立刻去医院，想查明是什么斑，严不严重。医生告诉她那是汗斑。王君说有什么办法去除呢？医生说她的汗斑情况还比较轻微，不需要吃药，建议她用一个按摩方法来去除汗斑，这个按摩方法具体是这样的：用食指以及中指的第2节位按压耳背的凹下位置，每次按3秒，重复做5次之后，用双手中指的指腹按压眼头位置，每次6秒。接着，用食指及无名指按眼肚位，然后把手指转向双眼轻按，同样的，每次6秒。最后再在眉尾至太阳穴位置轻轻地按压。

医生一边手把手地教他，一边解释说，这个按摩方法是通过指压这些穴位，使肌肤血管扩张，加快血流速度，使局部组织营养增强，促进皮肤组织细胞的生长，清除面部的有害物质，从而去除汗斑，恢复肌肤的健康，使肌肤重新回到白皙细腻的状态。

王君按照医生教的方法，坚持按摩了两三个月之后，汗斑渐渐地变小了，最后完全消失了。她很开心：原来我们传统中医这么神奇！

此外，如果发现自己脸上长了汗斑，可以每天早晚各一次坚持用牙膏擦洗患处，汗斑会渐渐消失。把大蒜捣烂后放入少许白酒，用来擦在汗斑患处，每周一次，20天左右也可以治愈。

视力减退，可用芝麻枸杞茶护眼明目

张蕾是一家广告公司的策划部主管，平时工作非常忙碌。不仅是她，

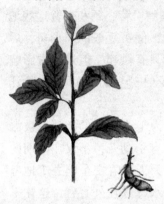

泽兰

她手下的整个团队都非常辛苦，不但工作多，强度和压力也大。随着公司知名度的提高，经常会遇到难度很大的广告项目，客户又比较挑剔，所以加班到凌晨都成了家常便饭了。张蕾发现自己的视力下降了不少。这可怎么办呢？

一个偶然的机会，张蕾从朋友那里得到一个护眼明目的偏方，试用一段时间后，她发现还真有点效果。

这个偏方做起来不难，准备好 20 克枸杞子，15 克首乌，12 克黑芝麻，另外还需要沙苑子、菟丝子、泽兰、食盐各 10 克。把这些材料一起浸泡 10 分钟，滤去渣留下汁，代替茶水每天饮用，就可以解决视力减退的问题了。

这个偏方从医学上来看，是有医疗原理的：《药性论》中有关于枸杞的记载："能补精气之不足，易颜色，变白，安神，令人长寿。"枸杞，味甘、平，性微寒，有滋阴、益精、养血的功效。何首乌味苦、干涩，性温，有解毒润肠、补肝肾、益精血、乌须发的功效。黑芝麻中富含蛋白、铁质、卵磷脂、脂麻油素等营养成分，能够养颜活血、养血益精、润肠通便。

泽兰味苦、辛，性微温，能够活血化瘀，化湿行水。沙苑子味甘性温，归肝、肾经，具有温补肝肾和明目的作用。菟丝子味甘性温，归肝、肾、脾经，在传统医学上主治眼睛昏花、耳鸣、腰膝酸软等。这些材料一起代茶饮用，能够取得很好的明目以及治疗视力减退的效果。

常饮菠菜猪肝汤，明目润燥不夜盲

很多女性都知道猪肝含有丰富的营养物质，具有很高的营养保健功能，是理想的补血佳品。菠菜猪肝汤是很多女性都喜爱的汤品，鲜美嫩滑的猪

肝，配上有着"红嘴绿鹦哥"美誉的菠菜，好看又好吃。许多人可能还不知道：菠菜猪肝汤不仅能够养肝补血，还能明目润燥。

宋女士是一位能干的业务骨干兼家庭主妇，不仅事业上顺风顺水，小有成就，连家中的大小事务也都打理得井井有条，尤其是她的一手好厨艺，总能像变魔术一样变出一道道色香味俱全的菜肴。

女儿萍萍升了初三之后，因为要考重点高中，所以作业越来越多，压力也越来越大。宋女士发现她看稍远一点的东西的时候，眼睛会眯成一条缝。每次一口气写完作业，已经是两三个小时之后，萍萍总是抱怨一站起来就眼前发黑，眼睛干涩，还直冒星星。这天班主任打电话给宋女士，说萍萍不抄黑板上的作业题目，说是看不清楚，让家长想办法解决。

宋女士这才重视起来，赶忙带萍萍去检测视力，果不其然，已经是假性近视了。宋女士在心里直埋怨自己，当务之急只能给萍萍配了副眼镜。看着女儿漂亮的大眼睛只能藏到眼镜后面，要是一直戴下去眼眶和鼻梁还会变形，宋女士难过极了。

好在女儿只是假性近视，度数不高，宋女士去咨询眼科医生，问可不可以通过内调让女儿摘掉眼镜。医生建议她煮菠菜猪肝汤，经常饮用就有明目的效果。

医生给宋女士的明目偏方，和我们常做的菠菜猪肝汤有些不一样，具体的制作方法如下：

首先，准备好130克菠菜，60克猪肝，1000毫升高汤，适量的食盐和香油。将菠菜和猪肝洗干净。

接着，把这些材料放入锅中一起煎煮20分钟左右，滤渣取汤。这个明目偏方便做好了。

每天喝一次，两个月左右就能达到很好的润燥明目的效果。

宋女士按照医生所说的方法，回家准备齐了材料，每天都抽空做。萍萍也很听话，每天都喝一碗。渐渐地，萍萍觉得看黑板上的字，就算不戴眼镜也不费劲了，写完作业之后，也不会再想揉一揉以往会干涩的眼睛。她高兴地搂着妈妈说："以后我的眼镜可以丢掉啦！"

为什么喝菠菜猪肝汤会有明目润燥的效果呢？这和猪肝、菠菜的成分和药理有关系。猪肝味甘、苦，性温，补肝、养血、益目，猪肝富含蛋白质、维生素A、B族维生素以及钙、磷、铁、锌等矿物质，这些营养物质都是人体所必需的，但是又容易缺乏的，因此，喝猪肝汤有明目补血、护肝养颜和防治夜盲症的食疗保健作用。菠菜味甘、凉，入胃、大肠经，有补血止血、利五脏、通血脉、滋阴平肝的功效。菠菜富含的蛋白质、脂肪、糖类、钙、磷、铁、胡萝卜素、维生素 B_1、维生素 B_2、维生素 C 等营养成分，能够滋阴润燥、养血止血。所以，常喝菠菜猪肝汤能够明亮眼睛，使眼睛湿润不干涩。

眼睛累了，喝点枸杞子陈皮红枣汁

爱美的女性都知道，如果眼睛疲劳、难受，那么即使化了妆，也是不够美的，只有顾盼生辉的眼睛，才能显示出整个人的精神气儿，才能为精致的妆容加分。不仅如此，如果眼睛一直处于劳累的状态，那么眼睛周围的皮肤也容易松弛、长细纹。那么在如今女性成为"半边天"的社会，日常生活中如何保护疲惫不堪的眼睛呢？

苏珊跳槽到另外一家待遇更好的公司工作后，待遇变高了，可工作也多了，经常加班，回到家还要做家务，没几个月，苏珊的身体就有些吃不消了。老公章华不忍心让她再为家务操劳，可自己总是出差，也没有时间做家务，就和苏珊商量着把母亲从农村里接了来，帮忙照顾家里的大小事情。

苏珊那段时间下班之后还要熬夜加班，常常累得直喊眼睛疼。有一天婆婆给苏珊端来一碗甜汤。苏珊问是什么，婆婆笑说："你喝喝看，对身体有好处。"苏珊想："会不会是她急着想抱孙子了，给我喝补药？算了，只要不是毒药就行。"便一仰脖子就都喝下去了。接下来的每天早上，婆婆都会为苏珊准备一碗甜汤，苏珊觉得味道很香甜，也喝得很高兴。一个多月之后，苏珊觉得自己的气色红润了很多，熬夜工作之后，眼睛也不像以前那么昏花干涩了，看东西也清晰了不少。她很好奇，问："是不是那碗汤的原因？"婆婆笑说那汤就是专门补眼睛的，并告诉了苏珊具体的做法：

首先，准备好 10 克枸杞子，3 克陈皮，8 颗红枣和适量的蜂蜜。

接着，把枸杞子、陈皮和红枣放进锅里，加入适量的纯净水，用小火煮沸 20 分钟，取第一道汁，再加进一些纯净水煮成第二道汁，这两道汁便是给眼睛的营养汤，在饮用前加进去适量的蜂蜜。

每天喝 2 次，分别在上午和下午饮用第一道和第二道汁，坚持下去，不仅能养出好气色，眼睛也会轻轻松松的，明亮有神。

补眼睛的？苏珊上网一查，还真有这么回事儿：红枣中富含蛋白质、糖类、多种维生素和钙、磷、铁等营养元素，能够增强肌肉力量，美白肌肤，使脸色红润有光泽。枸杞子能补益肝肾，陈皮有开胃、增强食欲、明目的作用，再加上营养丰富又全面的蜂蜜，因此煮成汤来饮用，对保健眼睛很有帮助。

每天喝一杯菊花茶，让眼睛不再干涩

菊花是中国的十大名花之一，秋季开花，因为不惧霜寒所以一直以来都是高洁品格的象征。菊花原产于我国，久经栽培，目前品种多姿多彩，全国各地几乎随处可见。菊花不仅带有一抹浅淡宜人的馨香，而且功用非凡，既可食用也可药用，是一种药食同源的花卉。菊花茶也广受好评，那么，菊花茶除了好喝之外，还有哪些作用呢？

周小童读的是中文系，热爱古今中外的文学作品，在别人的悲欢离合中丰富着自己的人生。同学们都说她是文艺青年范儿。读书的时候，她就发表过很多作品，大大小小得过不少奖。毕业后找了一份图书编辑的工作，这也是她的理想之一。她负责的是小说类的编辑，需要审稿、校对，稿件的质量参差不齐，出版社的要求非常严格，于是需要花费大量的时间整理。周小童是个工作狂，加上所从事的工作也是兴趣所在，所以她每天除了吃饭睡觉的时间，都是在面对着电脑看稿子。刚开始还没觉得有什么问题，可时间长了，周小童发现自己一天十几个小时对着电脑屏幕后，看东西会模糊不清，甚至看电脑屏幕都是一阵模糊，不仅如此，眼睛还干涩得难受，遇到强光时会不停地流眼泪。有一次周小童临时接到任务，去见一个作家谈项目合作的事情。约在一个餐厅里见面，里面的灯光稍微强了点，她的眼睛就受不住了，哗哗地流眼泪，尴尬得不行。周小童这才意识到，必须要重视眼睛的问题了。

一次在和同事们寒暄时，周小童提起这事儿，询问有没有好的方法。一个年长的女同事告诉她，在出版社里工作的人眼睛大都有这毛病，每天喝杯菊花茶就可以缓解很多。很多人觉得花朵大且白的是最好的，其实恰恰相反，花朵小而且颜色泛黄的菊花才是最好的选择。每天按个人口味，将适量菊花泡水或煮沸来喝就可以。此外，当感到视疲劳时，沏一杯菊花茶，将眼睛伏在杯口上用菊花茶热气腾腾的蒸气熏一熏，两三分钟后眼睛的疲劳感就消失了。

周小童记在心上，以后不管工作再忙，都会每天给自己泡杯馨香的菊花茶，闻着那股沁人肺腑的香味，头脑也清醒了很多。渐渐的，周小童发现即使长时间对着电脑工作，眼睛也不再干涩难忍了。

为什么菊花茶能够解决眼睛干涩的问题呢？其实，菊花是我国常用的传统中药材之一，被称为"延年益寿之花"，主要以头状花序供药用。古籍中有记载：菊花味甘苦，性微寒。从西医的角度说，菊花中含有香精油、菊色素、腺嘌呤、氨基酸和维生素等物质，经常饮用对肝火旺、用眼过度导致的眼睛干涩有很好的治疗效果，具有清热散风和明目清肝等作用。不仅如此，菊花的浓郁香气，能够醒脑提神，一定程度上能够松弛神经和舒缓头痛。

常做眼部按摩操，有效预防假性近视

中医在止痛时，常常按揉"阿是穴"。这个"阿是穴"相传是由古代著名的中医孙思邈发现并命名的。阿是穴之所以特别，是因为这个穴位并没有固定的位置，就是身上被按压时比较敏感，按压后比较舒服的部位。中医在运用穴位疗法治疗疼痛的时候，一般都会在患处周围找一找，看看有没有按了之后感到舒服的地方，如果有，便用按压这个穴位的方法来缓解病人的疼痛。在防治假性近视的时候，也会用到"阿是穴"！

彭女士读中学时，喜欢窝在被子里打着手电筒看琼瑶的小说，常常一动不动地直看到深夜，所以十几岁的时候视力就下降得很厉害了。她当时还不以为意，但是越往后，视力下降得越厉害。不得已，她只能去配了镜片很厚的眼镜戴着。时间长了，偶尔在洗漱时取下眼镜，仔细看看眼部都变样了。彭女士想着自己在工作生活中一生都离不了眼镜了，有时候真恨不得时光倒退，再也不做那些会伤视力的事儿了。

所以当儿子毛毛上小学的时候，彭女士就对他严加管教，写作业时必须挺胸直腰，写半个小时的作业就要走到阳台上看看远处，还要每天定时做眼部按摩操。就这样，毛毛一直到高中、大学，学习成绩一直名列前茅的他，没有因为长时间地刻苦学习而损伤视力，视力一直保持在 1.0 以上，长成了个自信、阳光的大男孩。彭女士很有成就感，单位里的同事们都对她的眼部按摩操有所耳闻，都纷纷向她讨教！

彭女士说，这个按摩操是一个医生朋友告诉她的，对于防治假性近视，

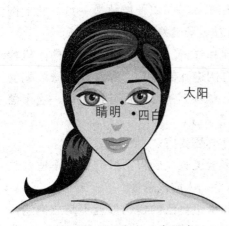

太阳

睛明 · 四白

睛明穴、四白穴、太阳穴

或者预防近视眼度数的加深很有帮助。在做按摩时，可以端坐着或者仰卧着，都可以。将双眼闭上，然后用指尖和指腹依次按摩眼睛周围的穴位，力度要轻缓。先用双手的大拇指轻轻揉按阿是穴，然后用大拇指轻轻地按揉睛明穴，先向下按，然后向上挤，再用示指按揉眼眶下方凹陷处的四白穴，这个环节在小学生眼保健操里就用到了。最后用拇指按压太阳穴，然后用弯曲的示指第 2 节内侧面，轻轻地刮眼眶一圈，按照由内上到外上，再到外下，最后内下的顺序，使眼眶周围的攒竹、鱼腰、司空竹、瞳子髎、球后、承泣等穴位都能得到按摩。

为什么这个眼部按摩操有防治假性近视的效果呢？从传统的中医角度来说，睛明穴位于内侧眼角凹陷处，左右各一，以鼻梁对称。按摩这个重要的穴位能够缓解眼部不适及疾病。经常按压此穴，不仅具有消除眼部疲劳、充血以及增进视力等功能，还能淡化眼周皱纹、消除黑眼圈以及缓解眼干眼涩的作用呢！按揉四白穴这个穴位，对眼部保健极有好处。《甲乙经》中记载："目痛口僻，戾目不明，四白主之。"因此，按摩眼周的穴位和睛明穴，能够促进血液循环、缓解眼部不适、改善视力等。

乌发：常吃蜂蜜桑葚膏，头发越来越乌黑亮丽

桑葚是很多农村孩子心心念念的美味，成熟了的桑葚，攒着紫色的小球，酸酸甜甜的味道让人馋涎欲滴。而且农村里很多桑树是野生的，不需要用钱买，于是有桑树的地方，就是孩子们的乐园。很多女性也爱吃桑葚，却不知道桑葚还能让头发越来越乌黑亮丽。

林果周末开车带着自家的两个孩子去城郊的桑树园摘桑葚。孩子们快乐地边摘边吃，等出园的时候每个人拎着一大袋桑葚。可回到家里，两个孩子可能是贪多吃腻味了，带回来的桑葚都放在那里没人动，大人们又舍不得吃他们的。

林果怕桑葚放坏了，就想能不能加工一下，以便能放久一点。她上网去查，没想到还真被她查出来一个好方法：桑葚蜂蜜膏，做法很简单：

首先，准备好适量新鲜熟透的桑葚和蜂蜜。将桑葚捣烂或用榨汁机榨汁后，用无菌纱布过滤，去渣取汁，再倒进瓦罐里煮，等煮到稍微浓稠的时候加入蜂蜜，接着煮，直到成膏状，熄火。等冷却后装进瓶里，这个黑发偏方便做好了。

每天早晚各服 50 克左右，用温沸水送服为宜。

要注意的是，桑葚性寒，吃得太多会上火，肠胃不好的女性不适合吃桑葚，另外桑葚和蜂蜜含糖量高，糖尿病病人应该忌食。

网上说这个偏方能够养发乌发，林果想自己的妈妈最近不是总抱怨说头发白了很多吗？也许这个能帮到她呢！她依照偏方做好了桑葚蜂蜜膏，回家看望母亲的时候一起带了回去。林果嘱咐母亲怎么个吃法，回去之后还不忘在电话里督促。为了看有没有效果，林果临走给母亲拍了张照片，说为了以后对比用。

等林果再次回家探望的时候，母亲喜气洋洋地说，你看我有什么变化没有？林果惊讶地发现，母亲原本两鬓花白的头发，竟然又黑又亮，林果拿出之前拍的照片，母亲自己也惊讶说没想到差别还真大，还让林果把偏方写给她，说邻居们都想要呢！

桑葚既可入食又可入药。中医认为，桑葚味甘酸，性微寒，入心、肝、肾经，桑葚富含的葡萄糖、蔗糖、果糖、苹果酸、多种维生素和亚油酸，以及少量的硬脂酸、油酸、无机盐等，不仅有滋阴养血、平肝降压的功效，还能够清虚热、润肠燥、护肝养肾、利水消肿、养血乌发。桑葚入胃能促进胃液的分泌，补充胃液；入肠能刺激胃黏膜，促进肠液分泌，增进胃肠蠕动，因而能补益强壮，在传统医学上主要治疗阴血不足、须发早白等症。

早晚都吃首乌芝麻糊，乌发效果很明显

传说，在古代的时候，有姓刘、阮的两个人想要长生不老，到各大名山大川去寻访仙药。山西五台山的仙女们感于他们的诚意，于是请他们吃长寿餐。刘、阮二人喜不自禁地去赴宴，没想到所谓的长寿餐竟然是芝麻饭。回去之后，两人沿用这个"不老之法"，逐渐体力充沛，面色红润，头发乌黑油亮，世人称奇。黑芝麻要怎么吃才能很好地达到乌发的效果呢？

何娜的头发一直都很枯燥，黄黄的没有光泽，朋友常说何娜的整个形象都被那一头枯草给毁了。何娜心想，是到了好好治理它们的时候了。

一次，何娜在网上看到一个帖子说何首乌芝麻糊美发效果特别好，何娜按捺不住心中的激动，赶忙将何首乌芝麻糊的偏方记下来：

准备 100 克何首乌，50 克黑芝麻。先把何首乌洗干净，放在锅里蒸 30 分钟左右，直到何首乌变软再放进锅内煎一个小时，直到何首乌的汁溶于水中。再将黑芝麻炒熟，倒进盛有何首乌的锅里一起煮 10 分钟。放凉后加进 50 毫升蜂蜜，搅拌均匀就可以了。每天吃 50 克的首乌芝麻糊，坚持 2 个月，就可以拥有一头乌黑亮泽的秀发！

何娜按方法服用了一个多月之后，惊喜地发现，自己那如"枯草"般干黄的头发果真变得黑亮黑亮的，不再像以前营养不良似的脆弱易断。不仅如此，何娜发觉自己的气色也红润了很多。

为什么何首乌芝麻糊有乌发效果？李时珍曾经在《本草纲目》中介绍黑芝麻说："服之百日，能除一切痼疾。一年后面光泽不饥；二年白发返黑；三年齿落更生。"从医学药理的角度来看，黑芝麻含有大量的脂肪和蛋白质，还有糖类、维生素 A、维生素 E、卵磷脂、钙、铁、铬等营养成分，能够养颜活血、乌黑头发、养血益精、润肠通便，经常食用有助于减少头发变黄变白。何首乌性微温，味甘苦、涩，归肝、肾经。《本草纲目》对它的评价很高，说："首乌分雌、雄，又叫九真藤，真仙草也。"何首乌养发黑发的功效也是有目共睹的。

麻油羊乳涂发，生发又乌发

有很多女性都有这样的噩梦，每天早上醒来，都会发现枕头上有许多掉落的头发，既心疼又无奈。那么，有什么好方法能治疗脱发呢？

徐老太太快到 60 岁了，她热爱运动，早晚经常锻炼，生活作息很有规律，饮食结构也很合理，身体很健康，很多老年人有的毛病她都没有。但最近邻居们发现，徐老太太爱上戴帽子了，出门的时候都会戴一顶白色的或者灰色的帽子，他们想徐老太太也赶时髦啦，可现在的天气并不是很凉啊。

原来，徐老太太最近头发掉得厉害，枕头上、浴室的地板上，密密麻麻都是她掉落的头发。现在她都不敢梳头了，怕头发越掉越多。可越怕什么就越来什么，以前乌云一样的头发，现在掉得连头皮都隐约可见了。徐老太太不得已，这才戴上帽子遮掩。可对于喜欢清爽利落的徐老太太来说，戴帽子也是种折磨，秋冬还好说，可夏天怎么办呢？家里来了客人呢？总不能一年四季、一天24小时地戴着吧！徐老太太悄悄地向老姐妹们打听有没有治疗脱发的好办法。

在一次聊天中，徐老太太得到了一个据说很不错的偏方，正对她的症状。这个偏方的具体做法是：

准备800克羊乳，800克猪脂，1500克麻油和2000克墨旱莲汁。先将羊乳煮沸，将猪脂和麻油炼熟，再融入煮沸过的羊乳一起煮，沸腾后加入墨旱莲汁，继续再煮2~3分钟，煮沸后关掉火，等冷却后，用瓷罐装起来备用，这个偏方便做好了。每天用做好的药汁偏方涂擦在头发上。1个月之后便会有明显的生发效果。

不过她心有疑虑，因为偏方里有猪脂和麻油，这些油腻腻的东西涂抹在头发上，能行吗？这个偏方是一个可靠的老姐妹说的，不妨一试。用着用着，徐老太太发现枕头上的落发少了很多；以前隐约可见的头皮，现在用手扒拉开头发才能看得见了，头发好像吸足了营养似的，变得有韧性有光泽了！终于有一天，徐老太太摘下了帽子。

羊乳，食性甘、温，可以温补肾肺、养胃润燥，羊乳中富含的蛋白质、脂肪、钙、磷和维生素C等营养成分，具有很高的营养和医疗价值。猪脂，即猪油，性甘、凉，有补虚、润燥、解毒的作用。麻油味甘性微寒，归大肠、肺经，有润燥解毒、消肿止痛的功效。墨旱莲，味甘、酸，性寒，归肝、肾经，含有烟碱、黄酮、芹菜素、木樨草素、葡萄糖苷、原儿茶酸、蛋白质、氨基酸等成分，具有抑菌、保肝，增强非特异性免疫和细胞免疫功能的作用，在传统的医学上主治青少年白发、脂溢性脱发、斑秃等。所以将这4种材料用在一起，自然就能解决王老太太的脱发烦恼了。

常按这些穴位，可给头发充足营养

拥有一头健康亮丽的头发，是很多女性追求的目标。不过，随着年龄的不断增长，白头发不可避免地出现，越来越霸道地占据了显眼的位置，怎么办呢？

赵女士今年才四十多岁，但是已经有了很多白头发。年轻时长几根白头发，她就自己扯掉，或让别人扯掉。可现在，白头发越来越多，要是都扯掉的话她恐怕得成半秃子了，因此只能经常去美发店染发了。可能是染发次数过多的缘故，效果持续得越来越短，有时候1个月不到，白头发就又窜出来了。不但如此，梳头洗头的时候，头发还常常大把地掉，这可能跟她爱操心、睡眠不好有关。赵女士为此很苦恼。不过最让她坐立不安的不是这个，而是她爱人老刘最近晚上吃完晚饭之后，总说单位有事就溜走了。赵女士开始觉得有些不对劲，有一次她悄悄地跟在老刘身后，七弯八拐地居然来到了一家按摩院门前。赵女士实在没勇气再跟进去，六神无主地晃回了家。难受、气恼、伤心之后，决定一切照旧，等着他自己来坦白。

老刘去了"单位"几天后，这晚突然不去了，对赵女士说："你快点吃饭，吃完了还有事情要做。"赵女士收拾完碗筷之后，老刘说："你坐到那边凳子上，放松一点。"赵女士不知道爱人葫芦里卖的什么药，依言照做了。老刘活动了下手指，便按摩起赵女士的脑袋来。他边按边说："舒服吗，这可是我去跟按摩师学的，说可以固发乌发。"赵女士的眼泪一下子就掉下来了，原来爱人去按摩院是"偷师"去了呀！几天来的不安、伤心顷刻间都化为乌有了，只剩下绵绵的感动。

自此，爱人每天早晚都会给赵女士按摩一段时间。两个月之后，赵女士惊奇地发现，每次梳头洗头的时候，头发不再像以前掉得那么厉害了，白头发也没有再蔓延了。

老刘"偷师"学来的按摩方法是一个偏方，是按照这样的步骤来做的：首先，将双手的拇指指腹轻轻按在两边的太阳穴上，按顺时针方向画圈按揉6次，再逆时针画圈按揉6次。接着，将

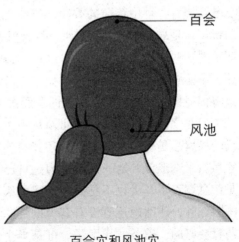

百会穴和风池穴

双手除拇指外的四指并拢，用指腹从眉心中线按压，依次经过额头中线和头顶中线，然后按揉百会穴10下，再揉风池穴10下；最后，还是双手除拇指外的四指并拢，并排放在额头上，用指腹施力从眉心中线开始，轻轻地向额头两侧按压，一直按到太阳穴为止，重复6次之后，用双手四指指腹从后脑的枕骨开始，以螺旋动作逐渐往上按摩头皮，按摩完整个头皮就可。

那么这个按摩方法为什么能够乌发固发呢？这和按摩的穴位是有关系的，中医认为，位于头顶中央的百会穴，归属于督脉，其所在的头部位置是诸阳之会，所有阳经都汇集到这里，所以，百会穴是阳气积聚的核心穴位，有牵一发而动全身的效果。因此，《针灸资生经》中说此穴是"百病皆主"。风池穴位于后颈部，后头骨下，两条大筋外缘陷窝中，相当于耳垂齐平，此穴是风气入脑之要冲。"池"为浅意，比喻为经气通过的表浅之处，为风之所汇，是胆经、三焦经与阳维脉相会之处，有疏风解表、清头开窍的功效。长期按照这个偏方按摩，能够活血通络，使毛发根部更好地得到营养，各穴配合在一起按摩，就能达到固发乌发的效果。

防风、薄荷等煎熬喝下，让双唇水润亮泽

爱美的女性对于薄荷一定都不会陌生，因为它对于皮肤的美容功效早就为人所知，但是很多女性朋友一定都不知道薄荷还有润唇的功效吧？

谢颖的爷爷是一位温润儒雅的老中医，在她的印象中，爷爷的屋子里总是萦绕着各种中草药的香味。爷爷也总是说，中草药吸收了天地自然间的精华，是最能够养人的东西。每天就是闻一闻中药的香气也能百病全无。谢颖对这些虽然不理解，但是也很不以为然。她是一个现代而又时尚的女孩，更愿意吃麦当劳，喝星巴克。爷爷说的那一套中医养生哲学她从来都是将信将疑，在她看来，中医的东西太玄了。

但是之后的一件事情让谢颖对中医发生了改观。有段时间谢颖发现自己的嘴唇总是略带红肿，而且还伴有疼痛的感觉，遇到风大的时候，还很容易口干咽喉疼。她一开始以为是自己最近熬夜学习休息不好的缘故，可是休息调养了几天也不见好转，就去医院看了病开了药。那天爷爷见她的嘴唇红肿，便问她还有没有其他的症状，她说已经去医院看过了，吃几天药就会好的，爷爷就作罢了。可是半个月过去了，她的嘴唇还是时不时地就红肿，药吃下去当时会消肿，可是没过几天就会重新发作。

有一天，爷爷给她煎了一碗药让她喝，她原本不愿意喝，但是也不想拂了爷爷的好意，再者自己的情况也没有好转，心想试试中药也无妨，所以就喝了。之后每天爷爷都会给她熬好了药让她喝，喝了三四天之后，她就自己主动要喝了，因为虽然这个药有些苦，但是她发现自己的嘴唇真的有了好转，而且这几天排便也顺畅了，整个人感觉都神清气爽的。一个疗

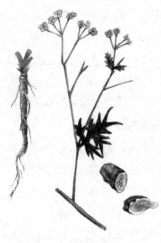

防风

程下去她的嘴唇红肿就治好了，她现在也相信了中药的神奇。

爷爷给谢颖熬的这味药主要的材料有薄荷10克，防风10克，再配以荆芥10克，连翘10克，桔梗10克，白芍10克，甘草10克。先将各种药略微冲洗之后，放入砂锅中浸泡半个小时，然后用文火煎煮，第一次煎半个小时之后把药倒出。然后在锅中加温水继续煎煮40分钟左右，倒出药汁，将两次煎煮的药汁合在一起服用。每天喝一剂，分两次温服，以7~10天为一疗程。

中医认为，人体内的风热相搏会造成嘴唇红肿，常见的症状有唇部色红，肿痒疼痛，舌尖的红苔也会变得薄黄。而人体的风热是由于肺、肝经有热，这多半由于人常吃过于油腻辛辣的食物，温湿之气郁结在肺部、肝部而造成的体内排毒不畅。

那为什么用这剂药治疗会有这么好的效果呢。首先是因为薄荷的作用，在《本草求真》中有记载说："薄荷辛凉，功专入肺与肝。"就是说薄荷有疏肝解郁的功效，能疏散风热，专门解决由于肝肺温湿郁结而造成的风热。同时，防风有祛风解表，胜湿止痛的功效；连翘、白芍、桔梗等都有清热解毒、解散消肿、补血益脾的功效，因而能从病的源头入手，解决风热的问题，从而能起到滋润双唇的功效。

杏仁盐膏揩齿，洁净牙齿防龋齿

很多女性小时候都有过龋齿，也就是俗称的蛀牙。小时候总是不那么注意清洁牙齿，造成蛀牙也无可厚非。但是那时候还有一个换牙的机会，那些蛀牙可以在换牙的时候被换掉。但是如果在成年之后再有龋齿就没有那么容易解决了，所以我们要经常注意防止蛀牙。蛀牙不仅会引起牙疼等问题，而且黑黑的蛀牙也很影响美观，每一个爱美的女性都首先要有一口健康的牙齿。

陈平小时候就因为不注意清洁牙齿而有过蛀牙。那时候她跟着奶奶一起生活在农村，没有养成很好的护牙习惯。而且奶奶总是怕她会饿着，就习惯在床头放一些甜点，陈瑞无论什么时候饿了就拿着吃，甚至是在晚上睡觉之前也会吃，吃了之后也不注意清洁牙齿。这样久而久之，她就有了蛀牙。陈平一开始还不以为然，但是后来蛀牙越来越严重，经常牙疼得厉害，而且还有口臭，所以她非常懊恼。幸运的是蛀牙都在换牙的时候换掉了，但这段经历还是时时提醒她要保护好重新长好的牙齿，所以她尝试过各种洁净牙齿以防止龋齿的方法。经过多年的尝试，她发现用杏仁盐膏效果很好。

身边的同事朋友都很羡慕她有一口洁白健康的牙齿，都会来问她是怎么护牙的，她也很愿意和大家分享自己的方法，有时候还会把自己做好的杏仁盐膏送给她们试用。那些朋友试用了之后都说比市面上卖的牙膏还好用，有些原本有蛀牙的朋友，在用了这个方子之后，蛀牙的情况也有所好转。

杏仁盐膏这个方子原本出自《太平圣惠方》，具体方法是：准备盐 120 克（烧过），杏仁 30 克（用热水浸泡之后去皮尖）。将杏仁研成粉末，并将烧过的盐和杏仁末一起搅拌，制成膏。这其实就是古代牙膏的雏形。每天用杏仁盐膏来擦拭牙齿，不但能使牙齿白净，而且还有防龋的功效。

为什么简单的杏仁和盐放在一起就能有这么好的洁齿健齿效果呢？首先是因为盐有很好的杀菌效果。蛀牙的形成并不是因为牙齿上真的长了蛀虫，而是因为刷牙之后口腔内还是会留下一些未清洁干净的残留物质，这些物质多为碳水化合物，会和口腔内的细菌发生反应，产生酸性的物质。这种酸性的物质就会腐蚀牙齿表面，形成牙齿脱钙的现象，这就是蛀牙。而盐的杀菌作用正好发挥了用处，可以有效地杀灭细菌，从而能防止酸性物质的生成。而另一方面，杏仁有很好的清洁作用，能够清热解毒，清除牙齿上的残留物，这样同样也能够抑制口腔内的化学反应，减少酸性物质的生成。因此，用杏仁盐膏防止龋齿，可谓是双管齐下，药到病除。

牙齿黑黄，快用香白芷药膏擦齿

女性的微笑是最迷人的，但是如果你一微笑，露出的是一口黑黄的牙齿，那么微笑就会大打折扣，不仅没有任何美感可言，甚至会让人望而生畏。

方女士有喝浓茶的习惯，喝的时间长了，牙齿就变黑了。开始，她并不以为然，可是她从事的是推销行业，需要经常和顾客打交道，每次和顾客交谈的时候，一笑就会露出一口黑牙，顾客看见之后自然就没有欲望想要和她继续交流了，所以业绩越来越差。后来，在别人提醒下，她才醒悟，迫不及待地想要使牙齿恢复洁白。一次偶然的机会，她遇见的一位顾客正好是一名中医，方女士就先不介绍产品，而是开始询问起了黑牙的问题，并说大受黑牙之害。医生听了之后善意地笑了笑，告诉了她一个小偏方，并且和她谈得很愉快，就买了她的产品。之后，方女士就用医生给的方子洁牙，一段时间之后，她的黑牙果然慢慢地变白了。这样，她原本灿烂的笑容就更加亮丽了，清除了黑牙，她在推销时也多了一分自信，业绩自然而然就上去了。

医生给她的方子叫香白芷药膏，出自《御药院方》，具体方法是：准备香白芷、青盐、零陵香、升麻各 15 克，细辛 6 克，麝香 1.5 克，砂锅上刮下来的细末、石膏细末各 30 克。先将前 5 味药放在一起研成细末，麝香单独研成末，然后将所有的细末混合在一起精研即可，每天早上用它来擦拭清洁牙齿，然后用温水漱口。这个方子主要功能是洁齿白牙，主要治疗牙齿黑黄，同时还有除口臭的功效。注意，麝香具有活血通经、催生下胎之效，因此孕妇禁用此方法。

长期习惯性地饮用咖啡、浓茶、可乐等深色的饮料就会使牙齿变黑，抽烟、嚼槟榔等不好的习惯也会使深色素沉积在牙齿的表面，使牙齿出现变色的情况。出现黑黄牙极大地影响了女性的美丽和健康，因此一定要及时解决这个问题。

在香白芷药膏这个方子中，白芷是女性常用以美白的一味中药，它同样具有美白牙齿的作用，因为白芷能够有效促进牙龈部分的血液循环，增加细胞的活力，并能有效清除色素在组织中的过分堆积，因此能够洁白牙齿。而升麻、细辛、零陵香等中药都有清热解毒、消炎止痛的作用，对于牙龈和牙齿的健康都有很好的药理作用。青盐则富含矿物质，能够补足牙齿的钙质，和麝香一起使用以护牙洁牙，是在古代就广为流传的用法。因此，有了香白芷药膏，就不愁有黑牙了。

蘸点绿矾刷牙，有效清除牙缝污渍

唐代著名的诗人杜甫曾经有一首有名的七言古诗《哀江南》，里面的名句"明眸皓齿今何在，血污游魂归不得"，深得许多人的赏。"明眸皓齿"一词在这首诗中代指的就是古代四大美女之一的杨贵妃。由此观之，古往今来，亮丽洁白的牙齿都是美丽的象征。现在的爱美女士也总是渴望拥有一口白净的牙齿，可是不少女性常常被牙垢问题困扰。

书娟是一名小学老师，她原本以为小学的孩子相对来说是比较好管理的，至少没有青春叛逆期的中学生那么让人头疼。可是在学校带了一年的班之后，她发现小学生也不像自己想象的那么好管理。现在的孩子都越来越古灵精怪，一年的教学实践中，这些孩子真是给她出了不少难题。

有一次，她给班上的孩子讲健康教育课，正好讲到护齿的那一课，她告诉学生每天早晚要清洁牙齿，保持牙齿的洁白健康，不然在牙齿上留下了污渍就会长蛀牙。说着她就让同学们都把牙齿露出来检查一下。这时候，突然有一个小男孩大声说："老师，你的牙齿上有牙渍！"这句话像是一个晴天霹雳，全班的同学一下子都把目光集中在了她的身上，书娟顿时手足无措起来。很快，她平复了内心的尴尬，装出一副很可怜的样子，说："对呀，老师小时候就是因为不认真刷牙，现在才会有牙渍，而且还长了两颗蛀牙呢，可疼了。"同学们都一脸紧张地看着她，这个时候她又接着说："那同学们跟老师比一比，看谁能把牙齿刷得最白好不好？"同学们都异口同声地说好。

可下了课后，书娟的心里就犯起了嘀咕："牙齿上的牙渍我也认真清洗过，总是清洗不干净，可怎么办呢？"她回家之后把跟学生的约定告诉了丈夫，而且也很为难到时候自己做不到怎么办。丈夫听了之后说他妈妈以前告诉过他一个清洁牙渍的方法，可是他自己没有试过不知道好不好用。书娟说试试看吧，结果3周左右，她牙缝里的牙渍就被除掉了，孩子们都说还是老师刷牙最认真。

丈夫给她的这个方子比较复杂，要准备的材料有：绿矾15克，胆矾15克，五倍子15克、诃子皮15克，香白芷9克，甘松香6克，栗蓬6克，枣核灰9克，螺蟾（螺头较硬部分）6克，香附子12克，麝香1.5克，先取出一半绿矾放入锅内炒至有烟冒出后将其放冷备用，另一半生用，将上述药材除麝香外一起研为细末，然后再加入麝香，再研细并搅拌均匀备用。每日早晨刷牙后，再用牙刷蘸少许药末刷齿缝和牙齿，过片刻之后用温水漱口。这个方法可以有效地去除牙缝中的污渍，使牙齿洁白，而且有助于防止患牙疼。注意，麝香具有活血通经、催生下胎之效，因此孕妇禁用此方法。

牙渍也称作牙垢，它是在酸性口腔环境之下，口腔内部的细菌与唾液、食物残渣等发生反应而在牙齿表面形成的一种色素沉着黏膜。因此要祛除牙渍就要做好口腔内的杀菌工作。上述的药方中，绿矾、胆矾都具有很好的杀菌灭菌作用，而且它们都是碱性的矿物质，能够改善口腔里面的酸性环境，这样就能大大减少口腔内部细菌和食物残渣等发生反应的概率。同时，白芷、五倍子等又具有清热解毒，促进血液循环的作用，能够增加细胞的活力，促进细胞的再生，从而减少黑色素的沉着。

刷牙前用食醋漱口，除烟垢、洁牙齿

抽烟已经不再是男人的专利了。有很多调查研究显示，女性抽烟的比例在逐渐地上升，而且市场上也有很多品牌的女士香烟出售。女性抽烟的原因有很多，主要是因为压力大或者是空虚寂寞，也有因为好奇而抽烟的，再则就是跟风。可是，抽烟不仅会损坏女人的肺部健康，抽烟留下的烟垢也让很多爱美的女人大为苦恼，即便是戒了烟，也很难找到简单有效的方法来除掉牙齿上那些黑黄的污渍。

李慧已经有一年的烟龄了。当初纯粹是因为好奇，要尝尝抽烟，最后她竟然真的有了烟瘾。她也担心过烟垢的问题，可是她以为自己抽得并不多不会有太大的关系，但是一年下来，她发现自己的牙齿上有了黑黄的烟垢，家里人就是这样知道了她抽烟的事情。在家人的逼问之下她只好坦白，并且答应戒烟。尽管她很成功地戒了烟，却没有除掉牙齿上的那些烟垢。

她听说去医院洗牙可以去掉烟垢，但是那个时候她还在找工作，没有稳定的收入，所以就算洗牙的钱并不贵，她也不舍得去医院洗，于是就到处收集去烟垢的小偏方。在尝试了各式各样的方子之后她发现用食醋去烟垢效果很好，她每天都坚持，一段时间之后，她牙上的烟垢果然被洗净了。现在她又重新拥有了一口洁白亮丽的牙齿，不久之后她就成功地找到了一份心仪的工作。

李慧自己找到的这个方子既经济实惠又有效，所用的材料就是我们常见的食醋，早晚刷牙的时候，先在嘴里含半口食醋，让醋在口里蠕动两三分钟后吐出，再用牙刷刷洗，最后用清水漱净。也可以再用牙膏刷牙，反复使用就能够起到去烟垢，洁净牙齿的效果。

为什么食醋会有这么好的效果呢？这要从烟垢的形成说起。抽烟者虽然通过刷牙可以清除表面的污垢和细菌，但是还会有一些残留物沉积在牙齿的表面，这些残留物还会分泌许多黏性物质。在吸烟的时候，口腔里的烟雾与牙齿表面的黏性物质就会相结合，日积月累就会使牙齿变黑或者变黄，形成烟垢。而我们的食用醋是酸性的，具有腐蚀的性质，因此能够腐蚀附在牙齿表面的物质，从而起到防止和去除烟垢生成的作用。同时，醋还有杀菌的效果，能够有效地清除牙齿上的细菌，从而起到保护牙齿的作用。

虽然有了去烟垢的方法，但是爱美的女性朋友们还是要尽量避免吸烟，因为烟对人体的伤害非常大，尤其是女性，还会影响人的皮肤。即使是现在市面上卖的女性香烟也不能多抽，因为它和普通的香烟相比，只是尼古丁和焦油的含量稍微少了一些而已，危害还是照样存在。所以广大的女性朋友一定要珍惜健康，远离烟草。

得了灰指甲，快用花椒蒜醋液涂指甲

手是女人的第二张脸，一双纤纤玉手是很多女士们的追求。所以美甲之风一下子刮遍了大江南北，成为女士们追捧的时尚。可是，很多女性朋友并不知道这绚丽之中暗藏着很大的危机。

程晨从小养成了啃指甲的习惯，一直到她上研究生的时候也没有改掉这个坏毛病，手上的指甲总是被她啃得只剩一点点。程晨的妈妈为了让她不啃指甲，想了很多的办法都不管用。后来想出来一个让她做美甲的办法，这样就能防止她再啃指甲了。做了一两次之后，程晨啃指甲的毛病的确改掉了一点。所以，她妈妈便觉得这是一个很不错的办法，就一直让她做，况且做了美甲之后手上也很美，程晨自己也就接受了。没想到的是，啃指甲的问题解决了，却出现了更加严重的问题。原来在美甲的过程中，过多的化学品伤害了指甲组织，使得指甲原本的防御能力下降，细菌就乘虚而入，让程晨得了灰指甲。更让她烦恼的是，灰指甲是会传染的，把自己其他手上的指甲都传染了不说，同学们见了她也都避之不及。

看着问题越来越严重了，程晨只好去医院治疗，听说灰指甲是可以吃药治疗的。去医院之后，医生果然给她开回来很多药，可是程晨在网上查到说这种药有明显的副作用，吃多了会引起肝功能异常，吓得她也不敢吃。这回程晨的妈妈就更加着急了，原先只是啃指甲，现在发展成灰指甲了可怎么办呀？于是她便四处打听既能治灰指甲又没有副作用的办法，最终在一个老中医那里讨得了一个方子。

这个方子又经济实惠又有效，配料有 100 克大蒜瓣、20 克花椒、500 毫升陈醋。先将大蒜瓣剥皮捣烂，然后和花椒一起放入玻璃瓶中，并且倒入陈醋，浸泡 3~4 天就制成了花椒蒜醋液。每天晚上先将指甲在热水中浸泡10 多分钟，再用剪刀将软化的患甲剪薄，将患病的指甲放入花椒蒜醋液中浸泡 15 分钟，最后用棉花蘸花椒蒜醋液包裹住患病的指甲。第二天晚上再泡手时更换，以 1 个月为一个疗程。

按照这个方子用了 2 个月，程晨的灰指甲去掉了。而且新指甲也慢慢地长了出来。经过这样一番折腾，程晨啃指甲的习惯竟然自然而然地改掉了。

灰指甲是由于真菌的侵入而造成的，在上述的方子中花椒有止痛、杀虫的功效，现代医学研究则发现它有比较强的抗真菌的功效。而大蒜和醋液有抗真菌的作用，尤其是大蒜，它含有一种叫作"大蒜素"的物质，这种有效成分能够抑制和杀灭多种球菌、杆菌、真菌和病毒。因此，将这三种物质放在一起，杀菌的效果自然不在话下。更重要的是，它们之间还会相互合作：大蒜里的大蒜素，在高温或者碱性环境下，抗菌性会明显下降，但是经过醋浸泡之后，大蒜素就会变得稳定，它的抗真菌功效就能一直保持，能够保证其杀菌的效果。

大蒜头+糯米饭，杀虫解毒治疗灰指甲

紫英是学校环境保护协会的会长。有一年植树节的时候，她组织了同学们去社区里面种树。紫英对环境事业的热爱是受了家庭的熏陶，她的爸爸妈妈都是环境保护研究方面的专家，经常号召大众积极参加环保活动，所以紫英觉得自己更应该积极响应父母的号召。可是植树的时候紫英一不小心被锄头磕破了一个手指头，而且伤到了指甲。本来这也算不上是大伤，最多吃点药，打个破伤风的针就好了。可是没想到，紫英手上的伤好了之后，指甲却开始脱落变质，慢慢地变成了灰指甲。

紫英以前也只是在广告中看见过这种病，从来没有想过这种病还会发生在自己的身上。重要的是灰指甲还会传染，她一不注意，整只手上的指甲都被传染了，急得她不知道该怎么办才好！而且传染自己也就罢了，如果传给了别人就麻烦了，所以紫英就很自觉地远离了同学们。她跑了好几家医院都没有治好。后来远在老家的姥姥听说她得了灰指甲，就责怪她不早点说，原来姥姥那里就有治灰指甲的方子——大蒜头+糯米饭。

做法很简单：准备适量的生大蒜头以及糯米饭，将糯米饭和大蒜分别捣烂后搅拌均匀，然后将其敷在患甲上，并用医用棉布包裹好，24小时之后再更换一次。

紫英听了之后连忙去学校的食堂买了糯米饭，又去校外买了大蒜，按照姥姥教的方法敷灰指甲。经过半个多月的治疗，她的灰指甲果真被治好了，而且长出来了嫩嫩的新指甲。

灰指甲是由于真菌入侵而造成的，像紫英这样的情况就是真菌在指甲受到轻微的外伤之后进入到甲板进行生长繁殖，它们一边将甲组织作为自己的营养来源，另一方面又会破坏指甲的正常结构，最后造成了指甲的损伤。

大蒜中含有一种叫作"大蒜素"的成分，它可以有效地杀灭指甲上的真菌，起到保护指甲的作用。而糯米中则含有大量的蛋白质、脂肪、糖类、各种矿物质以及多种维生素，因此可以修护已经坏死的甲组织，蛋白质可以促进新细胞的生成，维生素则能够增加细胞的活力，使已经坏死的指甲重新恢复活力，所以用大蒜和糯米去灰指甲会起到很好的作用，而且还很实惠。

白芷醋汁效果好，灰指甲慢慢会掉光

小艾曾经得过一次灰指甲，她也像很多爱美的女性一样着急地想要把它治好。这其中的原因爱美是一方面，因为这是天性，但是另一方面则是由于内心中深深的母爱。

小艾有一个五岁多的小女儿，长的粉嘟嘟的，特别招人怜爱。小艾每天早上都带着女儿一起出门，先把她送去幼儿园，然后自己再去上班，下班了再接上她一起回家。母女俩经常手牵手地走在阳光里，有说有笑地招来很多路人善意的眼神，这些都是小艾最幸福的时候。虽然自己的丈夫经常在外地出差，可是有这样一个小精灵陪着自己，小艾也并不觉得寂寞，她的一切心思都在女儿身上。

因此，当小艾发现自己得了灰指甲后心急如焚，因为她知道灰指甲会传染，而现在家里只有她一个人，根本不能避免和女儿的接触，所以很有可能会传染给女儿。幸好她的病情也不是很严重，只有两个手指被感染了。小艾一边想着如何在家里避免和女儿的接触，一边着急地找能治好灰指甲的办法。为了能快速有效地治疗灰指甲，她没有去一些小诊所，而是去了市立医院接受专家的治疗。医生说现在治灰指甲比较传统的方法就是吃抗真菌的药，可是这种药服用之后送到患病点——指甲上的浓度已经不高了，所以需要长期服用。小艾听了之后失望了，因为她想要尽快地治好灰指甲，以便降低传染给女儿的概率，所以小艾决定找中医试试。

在同事的介绍下，小艾找了一位老中医就诊，医生给了她一个小偏方，并且让她不用太担心，因为她的情况并不是很严重。而且说她的女儿也可以跟着用用这个小方子，可以有效防止被传染。医生介绍给小艾的这个小偏方的具体用法是：准备白芷90克，陈醋500毫升。将白芷和醋放进砂锅中一起煎熬，取浓汁备用。然后将患甲放在白芷醋汁中浸泡30分钟，浸泡之后可以用小刀片将上面的软化物轻轻去掉，每天坚持使用，两个星期就能见到很好的效果。

小艾如获至宝，回家之后第一件事就是按照中医说的方法先给女儿消毒，然后才给自己治疗。用药2周之后，她就明显地看见灰指甲脱落得很薄了，新的指甲正在慢慢地生长。继续用了一个多月之后她的灰指甲就彻底治好了，而且女儿也没有被传染。

为什么这个简单的方法能起到治疗灰指甲的作用呢？首先我们要了解灰指甲的生成是因为真菌趁隙侵入了甲组织，并且对之进行破坏。而醋是我们熟知的杀菌能手，能够有效地杀灭侵入甲组织的真菌。再者，白芷也有很好的杀菌功效。根据现代医学研究的结果，白芷煎剂中含有一种叫作氧前胡素的物质，能够有效地抑制变形杆菌、痢疾杆菌、绿脓杆菌等11种真菌，所以能有效抑制真菌侵入甲组织，从而起到治疗灰指甲的作用。

醋浸蛋白敷指甲，有效治疗灰指甲

张大姐患有灰指甲已经很多年了，也治了很多年，各种药也试过不少，可灰指甲的问题就是不能根治。最后她的心也像灰指甲一样灰了，不再抱太大的希望。但灰指甲实在是太影响美观了，而且还会传染，弄得身边的人都不敢和她靠得太近，自己在家里也要特别小心以防传染给家人。这让她心理负担很重，渐渐就出现了抑郁症的症状。家人看在眼里，急在心里，都在四处打听治疗灰指甲的方子，可一直没遇到能彻底解决灰指甲的方子。

丈夫看张大姐一直闷闷不乐，就提议全家出游玩几天，经过商讨，最终决定去江苏镇江游玩。镇江可是有着 3000 多年文字记载的文化古城，有着很深厚的文化底蕴。再加上那里山清水秀，充满了江南古镇典型的风韵，张大姐完全被那里的美景吸引了。在游玩过一些有名的旅游景点之后，张大姐决定再走街串巷地去感受一下当地的人文，家里人都觉得她的提议不错，便一起同行。就是这个小小的决定让张大姐有了意外的收获。那天下午，他们逛到一片老城区，发现那里的人们生活得很惬意，完全没有现代人的拥挤和忙碌。老人们在树荫底下聊聊天下下棋，很是悠然自得。张大姐一行人走累了，就在树荫下休息，顺便就跟当地的老人聊起天来，聊着聊着就聊到了张大姐的灰指甲。有个老妇人看了一眼她的手笑笑说："你算是来对地方了，我跟你说个小偏方治这个灰指甲很有用的，我们这边的人都知道。"说着露出了一丝得意的表情。

原来老人说的方法所用的原料就是他们这里盛产的醋。张大姐听了之后就记在了心里，并且万分感谢地离开了。

这个方子是这样的：准备白醋适量，鸡蛋 1~2 个。首先将鸡蛋煮熟后取其蛋白，将蛋白在白醋中浸泡一个星期后取出备用，再将下次要用的蛋白泡入。在治疗的时候先用热水浸泡灰指甲 15 分钟左右，在指甲变软之后用剪刀或者小刀片轻轻地刮去坏指甲。然后将浸泡过醋的蛋白取指甲大小敷在患甲上，再套上不透气的医用指甲套，以隔绝灰指甲与外界真菌的接触，一个星期之后再换一次。这个方法对于治疗灰指甲有很好的效果，一般在一个月左右就能看见新指甲长出，如果是比较顽固的患者，需要的时间会稍微长一些，但是一般在半年之内也就可以根治。

回家之后，张大姐就马上开始按照老人家告诉的方法治疗。由于她患灰指甲的时间已经很长了，所以治疗起来要花的时间会稍微长一点，但是在一个多月之后就看到了较为明显的效果。张大姐的心中又重新燃起了希望，而且这次没有再让她失望。经过半年多的坚持治疗，困扰她很多年的灰指甲终于被治好了。看着重新长出来的健康指甲，张大姐高兴得像个孩子。

白醋是醋的一种，是用蒸馏过的酒酿制而成的。除了 3%~5% 的醋酸和水之外几乎不含其他成分，有很好的杀菌作用，能够有效地杀灭侵入指甲的真菌和抑制真菌的再次侵入。而蛋白富含指甲生长所需的蛋白质、维生素以及钙、镁等矿物质，能够促进指甲的生长。用浸过白醋的鸡蛋来治灰指甲能抑制细菌的再生，促进新指甲的生长，从而能快速有效地治疗灰指甲。

第二章 瘦身秘方

每天喝点荷叶乌龙茶，一边减肥一边降血脂

拒绝肥胖，女人就能远离高脂血。经研究发现，肥胖和高脂血有一定关系。一旦体重超过一定标准，患有高脂血、高血压、糖尿病等疾病的概率就会明显增加。由于肥胖者的机体组织对游离脂肪酸的动员和利用相对减少，游离脂肪酸在血液中积聚，血脂容量就会增高。肥胖者空腹及餐后的血浆胰岛素浓度常常会有所增高，约比正常人高出 1 倍，而胰岛素具有促进脂肪合成、抑制脂肪分解的作用，所以肥胖者容易出现高脂血症。

如果发现自己血脂偏高，但还没有危及健康，建议你从现在开始立即行动，咨询专业医师，找到适合自己的保健方法，从而有效预防更加严重的病症产生。

徐姐刚满 45 岁，在一次陪老母亲做定期体检时，她自己也顺便做了一个身体检查，结果发现自己的血脂有点高，不过还没有超出正常范围。医生劝徐姐还是警惕些为好，早点预防，以免以后身体出现不适。

徐姐的生活习惯比较健康，就是爱吃肉食，尤其是五花肉、扣肉、红烧肉百吃不厌。再加上步入中年之后，徐姐的活动量逐渐减少，身体明显发福，就容易出现高脂血现象。但徐姐认为人到了中年多少都会胖一些，没什么大不了的。尽管身边的许多朋友都因为高血压、高脂血住进医院，但是徐姐认为和她们比起来，自己还没有胖到不健康的程度。所以，就算有许多朋友劝徐姐少吃油腻的肥肉片，多喝茶，预防血脂变高，她都没把这些话放在心上。

这次一看体检结果，血脂还真的偏高，她心里也多少有些慌了，当即就打电话给一位中医师朋友咨询一些可以减肥、降血脂的偏方。这位朋友给徐姐推荐了两种茶：荷叶茶和乌龙茶。

中医认为，痰气交阻，脾不健运导致脂肪堆积，形成肥胖，所以应当健脾消食、升清降浊。荷叶味甘，性平，入肝、脾、胃经，利水湿、升清阳、清热解暑的功效显著。《本草纲目》中记载，荷叶可以"生化元气，裨助脾胃，涩精浊，散瘀血"，因此现代人利用荷叶利水湿、健脾胃的作用，常常选它作为降脂减肥主药。

使用荷叶茶降脂减肥，还需要一些小技巧，首先必须是浓茶；其次，每次一小包荷叶，闷上5~6分钟再用，而且每包只能泡一次，之后再用就几乎没有减肥效果；另外，荷叶茶饭前空腹饮用效果最好，喝过一段时间之后，自然而然就会对油腻食物的兴趣大为减弱。

再来说乌龙茶，现代药理研究证明，乌龙茶含有茶多酚和咖啡因等成分。茶多酚能促进兴奋交感神经的激素（肾上腺素）分泌增加，咖啡因可以抑制肾上腺素的分解。两种元素合力作用，就可以促进体内储存脂肪的消耗。有关专家发现，在众多减肥茶当中，乌龙茶的减肥效果最为理想。研究表明，食物中的脂肪会在小肠中和胆汁结合，之后会变成乳汁状的物质，这时才会被人体吸收。而乌龙茶中的茶多酚会和乳化前的脂肪结合，并将其排出体外，从而达到减肥的效果，另外，它还可以辅助酶分解那些已经被人体吸收和储存的脂肪。

徐姐听从了这位朋友的建议，每天都会泡上一杯荷叶茶。半年后再去医院检查，徐姐的血脂果然恢复到了正常水平，体重也有所减轻，整个人也显得精神了许多。她把这两种降脂茶推荐给一些朋友，她们根据自己的情况和喜好，有的选用乌龙茶，有的常喝荷叶茶，都说效果不错。

干姜、白矾等细末做丸，治疗脾湿型肥胖病

古时宫廷里的女人，为赢得皇帝的喜爱可谓费尽心机，而且她们也拥有得天独厚的资源条件，因此许多减肥妙方都出自于宫廷。元代所藏用的减肥秘方"玉芝徐老丸"因在《御药院方》中收载得以流传，该方特别适用于脾湿型肥胖女人使用。

从中医学角度讲，由于病因病机不同，肥胖也会有不同的症状表现，中医由此将肥胖症分为不同类型，分法多样，有的将其分成脾虚痰湿型、肝郁气滞型、脾肾两虚型，有的划分则更加细密。脾湿型肥胖的主要变现为肥胖水肿、疲惫乏力、肢体困重、慵懒喜卧、腹胀腹满、食欲不佳、尿

少便溏等。中医认为，脾脏主运化，对食物的运输传送和消化吸收起着重要作用，因此脾脏和肥胖的关系最为密切，所以治疗原则重在和中化湿、健脾益气。

张华每天工作很勤奋，相对于身边的姐妹而言，她的辛苦程度有过之而无不及，可是让她不理解的是，好姐妹们无论怎么吃都不会胖，而自己食量一直很小，但就像有人夸张讲得那样：喝口水都能长肉。

如果身体好，单纯胖一些没有关系，但张华觉得自己胖得有些不正常：两条腿就像肿起来一样，整个人没有精神，没有力气，到吃饭的时候胃部还感觉满满的，没有一点食欲。张华找到一位中医，本是想求得一些健胃消食的良方，没想到的是，医生还为她一直苦恼的肥胖问题找到了答案。医生告诉张华，她的肥胖和食欲不振等症状都是因为她体内脾虚痰湿造成的，只要把脾脏调理好，这些症状都能自动消失。医生说他有一个现成的方子可以帮到张华，这还是古时候后宫妃嫔们用过的偏方，医生所指就是《御药院方》所记载的玉芝徐老丸。

这个偏方的具体做法是：准备天南星、干姜各 15 克，姜半夏、白矾、大黄各 30 克，细蛤粉 60 克，牵牛 18 克，黄檗 45 克。先将天南星和生姜片和匀，然后煮透，直到中心无白色星点为止，切片阴干。把牵牛子研碎，将皮去掉。然后将以上八味药一起研成极细的粉末，用水和成绿豆大小的药丸。每次服用 1~2 丸，每天 2 次，饭后用温开水送服。

玉芝徐老丸有化痰消食，顺气调血的功效。中医认为，气血和畅则百病不生，气血运行通畅平和，人才能身体强健、福寿延年。方中南星、半夏、干姜具有化痰的作用；牵牛则可以利水消积；大黄的功效在于导滞消食，清除湿热；黄檗负责清热燥湿。故本方常服，可气血和畅。

最后需要提醒的是，大黄味苦，性寒，属于泻下药，中医叮嘱，凡是有表证未罢，脾胃虚寒，血虚气弱，无实热、积滞、瘀结等情况的女人、孕妇以及刚生产后的女人都不宜使用本方。

常喝冬瓜芦荟汤，减脂瘦腰效果好

现在很多女性发现自己腰部的赘肉越来越多，曼妙的杨柳腰在不知不觉间变成了水桶腰，性感度也迅速下降。而且，腰部的赘肉往往长起来容易，消下去却很困难。许多女人为了恢复昔日的小蛮腰，可谓"机关算尽"：转呼啦圈，做仰卧起坐，喝瘦腰茶……然而，大多数方法见效都很慢，还很容易反弹。

据医学调查研究表明，造成女人腰围增粗的原因有三：过量饮食、精神压力、遗传因素。结合都市女性实际情况，前两个因素相对主要。首先，过量的饮食使得人体吸收了过多的能量，容易导致脂肪的堆积，因此平日的饮食习惯对于腰围的保持有重要影响。其次，现代职场女性生活节奏加快，工作压力加重，长此以往，很容易造成精神压力过大，易紧张、激动、疲倦等。为缓解精神上的压力，很多女人会不自觉地采取代偿性进食，通过生理上的满足感来弥补心理上的乏力，不知不觉间，就会摄入过多的食物，致使体内堆积过多的脂肪。

参加工作刚刚两年的菁菁是个典型的宅女，工作时坐在电脑前一动不动，假期里就泡在网上，一待就是一天，手边更是随时摆满各种垃圾食品，薯片、饼干等零食，常常是一边上网一边大把往嘴里塞。终于，在某一天早上，她穿上裤子后感觉紧绷绷的，后来还勒得有些疼，这是腰部的赘肉向她提出了警告。捏着肚子上的游泳圈，她大为恼火，可又不想运动、节食，于是她开始寻找一个既能吃又能减肥的方法。一次，她在网上偶遇中学好友，对方已是医学研究生，菁菁趁机向好友求助。好友劝她养成良好生活习惯，又推荐了一得力妙方，冬瓜芦荟汤。

制作此汤的方法十分简单：取冬瓜250克，芦荟3片，雪梨一个，红枣4颗，盐适量；将芦荟、冬瓜洗净切段儿，红枣、雪梨洗净切块儿；然后将冬瓜放入锅中，加入适量水煮沸，转小火煮至熟，最后再加入红枣、雪梨、芦荟及盐略微煮一下，即可饮用。

菁菁听取了朋友的建议，有意识地培养良好生活习惯的同时，坚持饮用冬瓜芦荟汤，两个月后，就可以自信地穿起以前只能眼馋的漂亮衣服。现在的她，每天心情舒畅，微笑常挂嘴边，熟人见面时都对她称赞有加。

中医认为，冬瓜性凉味甘，是清热利尿的佳品，《食疗本草》中称冬瓜"热者服之宜，冷者服之瘦人……欲得体瘦轻健，则可常食之"。冬瓜的减肥功效在现代医学研究中也得到了验证：冬瓜不含脂肪，且含糖、钠量也极低，有利尿、排湿的功效，而其所含的丙醇二酸，对防止人体发胖，增进健美，具有重要作用，常吃冬瓜可避免脂肪在腰部囤积，使人快速瘦下来。此外，冬瓜还具有很高的营养价值：每百克冬瓜肉中含蛋白质0.4克，碳水化合物2.4克，钙20毫克，磷12毫克，铁0.3毫克，还有多种维生素，特别是维生素C的含量较高，每百克含有16毫克。因此，在防止发胖的同时，冬瓜也可补充丰富的营养。

芦荟也是消脂瘦身的法宝。《本草纲目》中记载：芦荟性寒、味苦、无毒，有明目镇心的作用。现代医学研究证明，芦荟还具有减肥的功效。肥胖主要是由于不科学饮食，过多摄取高热量食品，如鱼、肉、蛋等，这些都属于酸性食物，易使机体失去酸碱平衡，使人的体质酸性化而导致肥胖病，而芦荟中含有钾、钠、钙、镁等矿物质元素，属于碱性物质，芦荟的多糖体中，六碳糖是主要成分，它本身带有强碱性，能中和体内的酸性，使体液碱性化。研究发现，芦荟不但无毒无害，还能把饮食中的有害物质，特别是不必要的脂肪加以分解、排泄，因此具有减肥功效。

形成"水桶腰"有一部分原因在心理方面：精神压力引起食物代偿导致的饮食过量。赘肉是因吃而起，我们同样也可以用吃的办法消减掉。雪梨，味甘性寒具有生津润燥、清热化痰的功效。红枣虽小，却是补气养血的圣品，《神农本草经》中记载红枣"主心腹邪气，安中养脾，助十二经。平胃气，通九窍，补少气，少津，身中不足，大惊，四肢重，和百药"，上品之称名副其实，可补中益气、养心安神。雪梨和红枣功效显著且物美价廉，是配合冬瓜、芦荟，缓解精神压力，消除腰部赘肉根源的最佳帮手。

山楂丸消食开胃又瘦腰

王宁是个典型的女强人，平日里一心忙于公关工作，雄心勃勃，事业上节节攀升，健康状况却一落千丈，尤其是她的胃。由于频繁地加班、出差，吃饭很不规律，常常饥一顿饱一顿，久而久之，王宁经常感到吃东西没胃口，到了饭点儿还感觉肚子饱饱的，更让她难以理解的是，吃的东西比以前少了，身上的赘肉却有增无减，每次出门前打扮整理，看着镜子里的自己腰部曲线渐渐拉直，心焦不已。加上她的工作对于形象的要求较高，渐渐"丰满"的腰身成了她的烦恼。起初王宁急于求成，大剂量饮用减肥茶，结果虚弱的脾胃禁不起折腾，常常把自己弄得上吐下泻，可为了减肥，她又不得不喝。为此，男朋友很是心疼，抽时间咨询了许多医生，有个医生给他推荐了一个减肥的好方子：坚持服用山楂丸，既能有效地保护到胃，又能帮助减肥。男友随后便开始为王宁准备爱心山楂丸。

具体制作方法是：准备山楂、六曲、槟榔、山药、白扁豆、鸡内金、沙棘、麦芽、砂仁各50克。将上述材料炼蜜为丸，每颗以重9克为宜。制作方法听起来有些专业，不过不用担心，这种山楂丸一般的药店就可以找到，也可找中医从业人员专门制作。它的使用方法也很简单，温水送服即可，每次一颗，每天1~2次。

王宁每天吃着恋人用爱调成的美味山楂丸，甜到了心里。不到一个月时间，她的胃就基本恢复了健康，又坚持吃了一个多月，王宁的腰奇迹般地瘦了下来，因为这个办法一点不费事，王宁不用专门抽出时间来减肥瘦腰。

山楂是一种常见的水果，《日用本草》中记述山楂能"化食积，行结气，健胃宽膈"。大多数人只知道山楂能帮助消化，其实，山楂除了消食之外还有很多功效。经科学研究测定，山楂含有丰富的维生素C，每百克山楂含维生素C89毫克，是苹果的20倍，梨的30倍。常吃山楂可起到养护皮肤的作用。更少为人知的是，山楂还可以用于减肥，中医理论认为，脾主运化，多数肥胖的人都具有脾虚的体质。而山楂味酸性温，入药归脾、胃、肝经，具有消积肉食、排解胆固醇的作用。现代医学研究也证明，山楂含山楂酸等多种有机酸，并含解脂酶，进入胃部后能增强酶的作用，促进脂肪、食积的消化，因此具有开胃、健脾、降脂的功效。

需要注意的是，山楂丸虽很常见，但质量良莠不齐，因此我们一定要去正规药店购买，认真鉴别。

桃花泡茶喝，瘦腰养颜一举两得

人们赞美女人时，习惯把她们比作美丽的花朵，现实生活里，花也确实能帮助女人变得更加美丽，用花瓣泡茶，就是人们利用花来实现养生美容的方式之一。

花茶在我国有着悠久的历史，早在两千多年前，屈原就自比美人"朝饮木兰之坠露兮，夕餐秋菊之落英"，唐代时期，食花之风盛于皇室。如今，已经有越来越多的女性爱上喝花茶，喝花茶既能让女性显得典雅，还可以起到美容的功效。但不同的女性从喝花茶中收到的效果却大相径庭，原因在于花茶种类繁多，泡法不一，每个女性都应结合自身特点和需求有针对性的选取花茶。对于想瘦腰的女性来说，桃花茶是最好的选择。

对于桃花茶，芳芳有不少的体会、心得。由于工作后终日面对电脑，而且芳芳有一个习惯：只要坐下便钉在椅子上，埋头工作。同事们经常劝她时常起身走动走动，她当时也很认真地听取建议，可一坐下就埋头工作，什么都顾不上了，结果她的腰、腿越来越粗。天天对着电脑，还导致皮肤干燥、脸色暗沉，也冒出许多雀斑。芳芳意识到，不能再对自己的形象不管不顾了，便开始想各种办法来瘦身养颜。

芳芳听朋友说，桃花茶瘦身养颜效果不错，便决定一试。凭借时常饮用桃花茶，芳芳面色红润，雀斑消减，不再怕辐射，腰腿也慢慢瘦了下来。想不到小小几朵桃花，简简单单一泡，竟会有这么大的益处！

桃花茶的具体制作方法：在春天桃花盛开时节，拾取或摘取一些桃花，放在干燥通风处阴干，每次取 5 ~ 8 朵花，用少量开水冲泡即可。需要注意的是，中医认为，桃花比较峻利（猛烈），利水、活血、通便作用较强，因此每次服用的剂量不要过大，如果出现腹泻现象，应暂停服用，以免如《本草纲目》中所说的"耗人阴血，损元气"。

桃花泡茶收载于《备急千金要方》："桃花三株，空腹饮用细腰身。"《本草纲目》中称桃花："走泄下降，利大肠甚快，用以治气实人病水饮，肿满，积滞，大小便闭塞者，则有功无害。"可见桃花可以起到很好的减肥、细腰身的作用。

瘦腰的最终目的是让身材更美，而桃花茶还能同时起到美容养颜的功效，让女人的面容随之更美。早在《神农本草经》中就有记载，桃花有"令人好颜色"的功效。现代医学研究证明，桃花的美容作用，主要是源于花中含有山柰酚、豆精、三叶豆苷和维生素 A、B 族维生素、维生素 C 等营养物质。这些物质可起到扩张血管、疏通脉络、润泽肌肤、改善血液循环等多种功效，美容方面，山楂可以促进皮肤营养和氧的供给，让那些能促使人体衰老的脂褐质素更快排出体外，防止黑色素在皮肤内的慢性沉积，从而可以有效地预防雀斑、黑斑、黄褐斑等。此外，山楂中富含植物蛋白和呈游离状态的氨基酸，这些营养物质很容易被皮肤吸收，对防治皮肤干燥、粗糙及皱纹等问题效果理想，还可增强皮肤的抗病能力，从而防治皮肤病、脂溢性皮炎、化脓性皮炎、坏血病等，对皮肤大有裨益。

做一做简单有效的纤腰运动法

小蒙是一家英语培训机构的老师，年轻漂亮，性情温婉，气质很不错，加上学识扎实，深受同学喜爱。自从小蒙生完宝宝，虽然只经过一个多月的时间，她的体重就恢复到怀孕之前的水平，可看起来没有以前那么瘦削高挑了，别的地方都还好，可是腰部的曲线不见了。那些漂亮衣服再也穿不出当年的感觉。马上要回去学校给学生们开课了，小蒙很着急，一闲下来就翻看各种资料，感觉各种运动方法都太麻烦，而她又在哺乳期，为了不影响宝宝的健康，很多瘦腰食物都不敢尝试，最后她想还是向专业人士求助比较好。于是，她去咨询健美老师，老师教给她简单的纤腰运动法。每天，宝宝睡觉时，小蒙就会偷空练两下，不到1个月，她就重现往日魔鬼身材，自信满满地回学校上课了。

具体动作如下：俯身躺下，双手屈臂，手背触及额头，控制身体的核心力量，让上半身和下肢同时离开地面，控制2~3秒然后放松。也可以把手臂向前伸展打开或者在身后侧相握，能明显感到腹部肌肉的拉伸和腰背肌的紧张感。这套简单的动作对竖脊肌的刺激很有效，可以使腰部变得纤细有效。

也许你也有和小蒙相似的困惑，腰部并不粗，但就是没有曲线。其实，腰部除了要细之外，更要有结实的肌肉，线条才会优美。而想要肌肉结实，必须通过运动来锻炼。此外，很多女性以为减掉了小肚腩，窈窕的腰线就出来了。但事实上如果只注重减掉堆积在腰腹部的脂肪，而不注重腰部的肌肉锻炼，还是不能让女性拥有迷人的腰线。

红豆冬瓜汤，可预防及治疗腿部水肿

长时间的站立或维持坐姿，腿部容易感到疲劳，此时血液和淋巴液就会流动不畅，容易形成水肿。如今的白领女性在工作中姿势大多比较单一，就是持续地坐着，很多人一上班就做到座位上，直到下班前都不会动几下。这样不仅容易导致腰腹部肥胖，还很容易造成腿部的水肿。

因此，在发现腿变肿、变粗时，首先检讨一下自己是不是动得太少了。在工作间隙时，常活动身体对保持腿形非常重要。不过有时工作忙起来，坐很长时间也是难免的，因此平时多吃一些能预防和治疗腿部水肿的食物很必要。

青岚是一家银行的热线服务人员，每天都会接到无数的电话。工作时的青岚快速运转大脑，回答对方提出的各种问题。有几次一连接了3个小时的电话，水都没顾上喝一口，由于长时间保持一个坐姿，腰背发僵、腿麻更是常有的事。

青岚的个子比较高，坐在矮凳上，腿本来就很累，刚开始工作时，青岚战战兢兢，几个小时都端端正正做好，从不敢乱动一下，等到下班起身时，腿早已累到不听使唤。工作一年多后，青岚早已适应了这样的工作形式，也不会像刚开始那样容易累了，只是她一直引以为傲的长腿现在已经缺乏美感，尤其是小腿，开始变得有些水肿，穿上稍微瘦一点的裤子，小腿部位就会有紧绷的感觉。

青岚意识到不能让这种情况继续恶化，于是想尽各种办法挽救，在请专业医师按摩过一段时间过后，状况缓解不少。但由于工作的关系，医生也很难保证她的腿以后不再水肿。

青岚有位亲戚是中医，知道很多食疗偏方。青岚于是向其请教预防腿部水肿的办法，亲戚推荐给她一个方子——红豆冬瓜汤。青岚对方子的效果有所怀疑。亲戚却笑着对她说："这对身体是没有坏处的，不光瘦腿还能全身减肥，你试试才能知道效果到底怎么样。"

红豆冬瓜汤的具体做法是：准备好适量的红豆、冬瓜。首先将红豆洗干净，浸泡6小时备用，将冬瓜洗净去皮切块。在锅中加入适量水，水开后倒入红豆，煮熟。最后把冬瓜块放到锅中，之后锅上不用加盖，改用中火煮，待冬瓜变透明时，即可加入盐等作料调味。本方适合于晚餐时食用，配上一些清淡的饮食口感很不错。

青岚虽然对这个偏方没抱多大希望，但还是照做了，吃过一段时间后，腿部的水肿居然真的消失了。

在这款瘦腿汤中，红豆含有维生素 B_1、维生素 B_2、蛋白质以及多种矿物质，可以预防以及治疗腿部水肿，具有减肥瘦身效果。红豆中的石碱成分可增加肠胃蠕动，减少便秘促进排尿，消除心脏或肾病所引起的水肿；冬瓜本身也是很好的利尿食物，有助于消除腿部水肿的症状。两种食材一结合，就使得消除腿部水肿的效果更加显著。

为双腿刮痧，经络通畅腿不胖

想要瘦腿，刮痧也是一种行之有效的方法。刮痧是中医防治疾病的常用方法，是指利用各种光滑的硬物器具，例如牛角，配合某种润滑剂，在人体某一部位的皮肤上进行刮、牵、挤、按等物理性刺激，最终使皮肤发红充血，出现片片青紫斑点，从而实现预防和治疗疾病的传统方法。它简便易行、可用来治疗多种疾病，如今已被广泛应用于美容保健，对消除多余脂肪的效果相当显著。

一直以来，郭丽都不太满意自己的双腿，虽然很长，但是稍微有点粗，尤其是小腿，乍一看上去真像个白萝卜。郭丽看着自己的"萝卜腿"很恼火，因为太多衣服都穿不出美感，还不如不穿。

郭丽是个雷厉风行的女孩子，发现问题就一定要在最短时间内解决，她搜集各方信息，咨询专家达人，终于找到一个简单有效的瘦腿方法——刮痧。

郭丽很快买来刮痧板，向中医师傅学了刮痧的操作方法，接下来的1周里，她每天都为自己刮痧。刚开始，郭丽感觉对自己确实有点"残忍"：每次用力刮下去，又痒又疼很不舒服，最后弄得腿上青一块紫一块的才算有效。可是刮完第二天感觉完全相反，腿上有说不出的舒适感。

刮痧的方法很简单：首先在腿上抹好乳液，用牛角刮痧板沿着从上向下的方向刮腿，不能来回地刮，只能朝这一个方向，刮片与皮肤成45~60度角，连续刮20下。动作要用力、快速，直到刮出红道才算有效，然后再用同样的方法先后为另一条腿刮痧。刮痧的时间最好选在每天晚上睡觉之前，刮一次即可，每次刮20分钟，刮完后注意不要让腿部接触冷水。

一段时间过后，小腿消脂成功。又到了穿裙子的季节，郭丽终于可以自信地穿上裙子，秀出自己的美腿了。

从中医角度讲，刮痧的功效主要是疏通经络、通达气血、开窍醒脑、解表驱邪、清热解毒、运脾和胃等。刮痧可以使皮下组织充血，毛孔扩张，宣泄体内秽浊之气，使全身血脉畅通，汗腺充溢，从而排出长期滞留在体内的毒素，使病变器官、组织及细胞得到滋养，并可使皮脂分泌通畅，减少脂肪，加快代谢，消脂减肥。

现代医学认为，刮痧能保健、瘦身的原理在于：刮痧通过运用一定的器具刮摩人体肌肤，刺激经穴或身体局部，使人体神经末梢或其他感受器官产生效应，并且通过神经体体液向中枢神经系统发出信号，中枢神经系统对其进行分析综合之后，对机体各部分产生协调作用，从而达到新的平衡。

最后，就减肥而言，单纯性肥胖采用刮痧法效果显著，而对于继发性肥胖，首先应及时治疗原发病，刮痧法可作为辅助疗法施行。在刮痧的同时，配合饮食、运动等减肥方法，效果会更理想。

第三章　妇科秘方

丹参黄豆汤有效养护卵巢健康

现在有很多女性为自己的色斑、皱纹、皮肤松弛、身材变形、月经不调等症状而担心。为了解决这些问题，她们买各种高档的化妆品、塑身衣，但所获效果却不尽如人意。医学专家建议，女人与其将钱花在这些产品上，不如将钱花在保养卵巢上，因为卵巢与女性的容貌、情绪、健康等息息相关。

一个周末的早上，欣欣坐在化妆镜前认真端详自己的脸，平时上班忙碌的她，没有时间仔细看。这一看不要紧，她发现自己的眼角有一些小细纹，脸上还冒出了小雀斑，虽然不是很明显，但是它们确实真实地存在着。欣欣才 30 岁，怎么这么早就出现了衰老的迹象呢？如果到了 40 岁、50 岁该怎么办呀？想到这里欣欣坐不住了，穿好衣服就奔着商场的化妆品专柜去了。

商场里的化妆品种类繁多，品牌也是多得数不过来，欣欣一家专柜一家专柜地看，最后挑花了眼。每个品牌专柜的导购都给她介绍了不少产品，什么价位的都有，都说自己的功效不错，用了之后眼纹和色斑都能消失。虽然欣欣很希望是这样，但是她自己心里清楚，一种产品不可能解决所有的皮肤问题。

正在欣欣发愁到底买哪种产品时，她遇到了她的大学同学茜茜。多年不见，茜茜还像大学刚毕业时那么漂亮，脸上一点儿细纹和色斑都没有，欣欣就忍不住和茜茜聊起了养颜的话题。女人一聊起养颜就有说不完的话，两个人找了个小餐馆边吃边聊。

茜茜自己说，她的皮肤之所以保持得这么好，是因为她从 25 岁就开始保养自己，因为从 25 岁起，女性的身体就要走下坡路了，不仅是外在的皮肤开始衰老，内在的脏器更是快速地衰老，而只要内在健康，外在就会自然美丽。女性内在的保养主要须注意卵巢的保养，因为卵巢决定着女性的内分泌，内分泌正常的女人自然就显得年轻漂亮。其实，女性脸上的色斑都是由于内分泌不协调而产生的。说到这里，欣欣就向茜茜打听到底怎样才可以保养卵巢。正巧这时，她们点的果味豆浆上来了，茜茜就从黄豆说起了如何保养卵巢。

黄豆是一种对女性卵巢非常有好处的食物，因为黄豆胚轴中含有植物雌激素——异黄酮类，可以补充女性体内的雌激素，对卵巢有很好的保护作用。除了建议欣欣多喝豆浆、多吃豆腐外，茜茜还给她写了一个关于黄豆的食疗小偏方，让欣欣回去常做来吃。

这个小偏方很简单，只用到了黄豆、丹参和蜂蜜。具体做法是：准备50克黄豆、10克丹参和适量的蜂蜜，先将黄豆洗净用凉水浸泡一个小时，再将丹参洗净放入砂锅中，等到黄豆泡好后，捞出倒入锅内，加适量水煲汤，至黄豆煮烂，拣出丹参，加蜂蜜调味即可食用。

此偏方中共有丹参和黄豆两种原料，丹参有活血调经、祛瘀止痛、凉血消痈，以及清心除烦、养血安神的功效；而黄豆则有益气养血、健脾宽中、润燥消水的功效，两者合用既可以活血补血，又可以健脾益气，可以很好地保养卵巢。

枸杞子红枣鸡蛋汤，给卵巢多一些关爱

现代女性的生活和工作环境跟过去有着天壤之别，电磁辐射、食物污染、无规律的生活节奏，这些都会导致女性身体免疫力下降，卵巢早衰速度加快，以致产生卵巢囊肿。卵巢囊肿是一种高居榜首的妇科疾病，约占70%，堪称女性美丽健康的第一杀手。对于爱美的女性朋友们来说，一旦内分泌失调，脸上色斑涌现，就会很容易进入"黄脸婆时期"。

乔女士是一位都市白领，她每天的生活都很忙碌，有的时候都觉得失去了自己，她感到很苦恼。朋友们都劝她，把心放宽些，因为这就是生活。乔女士不仅精神上非常焦虑，就连她的身体和容颜也在悄悄地发生着变化。

不知道乔女士年龄的人，一定都不会想到其实她只有30多岁，可是她的容颜像40多岁的女人。所以，一般认识她的人不会在乔女士面前谈衰老这样的敏感话题。其实，乔女士非常希望改变一下这样的状况，所以她开始采取措施。首先，她调整了自己的生活节奏，不再为工作忙得团团转。此外，为了改变容颜，乔女士除了订阅美容杂志外，还经常向朋友搜刮美容秘方。

某天的下午茶时间，乔女士又在"研究"美容杂志，看到了一篇小文章，大致讲的是卵巢保养与女性养颜的关系，引起了她的兴趣。

文章中讲道，卵巢是女性重要的内分泌腺体之一，其主要功能是分泌女性激素和产生卵子。女性发育成熟后，分泌雌激素和孕激素，在其影响下会月经来潮。同时雌激素能促进女性生殖器官、第二性征的发育和保持，可以说女性能够焕发青春活力，卵巢功不可没。如果卵巢功能不好则会影响女性雌激素的分泌，进而影响女性的性功能、肤质、肤色和三围体态，比如，女性会出现脸部发黄、体态臃肿、阴道发干等现象，以及提早进入黄脸婆时期，即衰老提前来临。

乔女士越看越觉得是在说自己，觉得找到了自己衰老的真正原因，感到一切都充满了希望。令乔女士感到高兴的是，杂志中推荐了一个保养卵巢的小偏方——枸杞子红枣鸡蛋汤。最重要的是这个偏方很简单，材料都容易买得到。材料有：30克枸杞子、10颗红枣和2个鸡蛋。具体做法是：首先将枸杞子洗净，沥干水分，放入锅中；其次将红枣洗净去核，与枸杞一起放入砂锅中；最后，加入适量清水，等水烧沸后，加入鸡蛋煮熟，调味即可。做一次可分两次食用。

枸杞子具有滋补肝肾、延衰抗老的功效，可以改善女性的体质；而红枣有补气养血的功效，二者结合再配上鸡蛋，对卵巢的保养是很有益处的。

从此以后，乔女士经常做枸杞子红枣鸡蛋汤喝，人也变得越来越年轻，"衰老"再也不是她的敏感话题了。

生姜红糖可治疗宫寒、保养卵巢

生姜和红糖是百姓日常生活中非常常见的食物，生姜红糖水也一定有不少人喝过，比如在受寒感冒或是痛经时，老人们都会给孩子们冲一碗生姜红糖水喝。但生姜和红糖的功效远不止这些，它二者的结合还可以改善宫寒，保养卵巢。

珍珍是一个听话乖巧的女儿，所有人见了珍珍的妈妈都会说她生了一个好女儿。也确实如此，珍珍从来都没有让她妈妈生过气。但是在珍珍妈妈更年期的这段时间里一切都变了。

这年，珍珍读高三，正是紧张的时候，随着学习强度的加大、压力的增加，珍珍的脾气也越来越大，经常与家人发生冲突。虽然，珍珍并不想这样做，但就是管不住自己的脾气。在家人里，珍珍和妈妈的冲突最多。除了珍珍自身的原因外，在妈妈这边也有原因，因为妈妈正处于更年期，也是管不住自己的脾气。这就导致两个"火药桶"经常在家里开战。

奶奶是过来人，看到珍珍和妈妈的这种情况，就想帮她们找办法解决，最终想到了红糖和生姜。这个方法不是将红糖和生姜放在一起冲水喝，而是将切碎的生姜拌入红糖中，再将拌入生姜的红糖放在碗里，包上保鲜膜后，隔水蒸熟，待到放凉后，装入罐中保存。每天食用1匙，食用时用温水吞服。

每天奶奶都会督促妈妈食用生姜红糖，很快就见效了，妈妈的脾气小多了，再也不会因为小事和珍珍发生冲突了。而珍珍这边，奶奶则经常给她泡玫瑰花茶喝，既能提神也可以疏肝理气，珍珍的脾气也小了许多，他们的家庭又恢复了和睦。

那为什么生姜和红糖能够改善妈妈的更年期症状呢？每个女性身体里都有两座花园，一个是"表象花园"即我们的脸，而更重要的是"秘密花园"，即女性的卵巢。很多女性为了挽留青春，在"表象花园"上做足了养护的功夫，却极少关注到自己的"秘密花园"是否进入衰退期。珍珍的妈妈就是对自己的卵巢关注得不够，才导致更年期有这么大的反应。而生姜和红糖恰恰能够对卵巢起到保护作用，可以调节卵巢的内分泌，使妈妈身体恢复平和状态。

其实，女性在35岁后就应该注意保养自己的卵巢了，这样可以减少在更年期脾气暴躁的概率。此外，如果女人不注意保养卵巢还可能造成卵巢早衰，提前进入衰老期。总而言之，卵巢影响着女性的很多方面，所以女性一定要注意自己卵巢的保养。

保养卵巢，常按腿上的三阴交穴

悦悦他们班在大学毕业时，约定每隔十年聚一次会，看看每隔十年大家都有什么变化。现在已经聚过两次了，每个人都有了不少的变化。悦悦是他们班的班花，自然就成为众人关注的焦点，可是令他们班所有人感到惊讶的是：这 20 年来，悦悦的容貌却没有多少变化，还是像大学时那样美丽，此外岁月又在她的身上增加了一些年轻时没有的东西，那就是女人的韵味。

聚会时，班里几个要好的女生就聚在一起闲聊，她们纷纷都向悦悦请教保持美丽的秘诀。那么悦悦保持美丽的秘诀到底是什么呢？悦悦告诉她们：其实就是对卵巢的呵护。

卵巢是女性特有的生殖系统，是女性维持身体健康，保持美丽的天然"良药"。女性一生的排卵日期是有限的，换句话说，排卵多久，青春就美丽多久。要想青春永驻，女性就要细心呵护自己的卵巢。

其实，悦悦也不是因为要保持自己的美丽才想到要呵护卵巢的。在悦悦结婚后不久，双方父母就催着他们生孩子，悦悦自己也害怕做高龄产妇，认为难产概率太大，于是便开始准备怀孕，但准备了大半年都没有成功，去医院仔细检查，发现自己由于卵巢内分泌失调而不能正常排卵。自此，悦悦就开始了保养卵巢，搜集各种保养卵巢的方法，而在所有保养卵巢的方法中，悦悦最喜欢按摩三阴交穴的方法，因为它简单易操作，且效果不错。最终，经过了一年认真的保养工作，她顺利地怀上了宝宝，而且变得越来越有女人味了。

按揉三阴交穴的具体方法是：每天晚上在 17：00～19：00 这段时间里，用力按揉两条腿上的三阴交穴 15 分钟。这个方法能使女性周身气血通畅，还可以滋阴利湿，对子宫和卵巢都具有保养的作用。

这是因为人体的任脉、督脉、冲脉这三条经脉的经气都同起于胞宫（子宫和卵巢）。其中，任脉主管人体全身之血，督脉主管人体全身之气，冲脉是所有经脉的主管。只要女人多按摩三阴交穴，就能促进任脉、督脉、冲脉的畅通，从而使女人气血畅通，气血通畅了女人的面色就会白里透红，皮肤和肌肉也会变得紧致健康，自然就会显得年轻漂亮了。

此外，女性要想更好地保养卵巢，还要每天注意补充天然雌激素，这样可以逐渐延长自己的经期。但是在补充雌激素时，不是补得越多就越好，要适量，因为雌激素过多反而会对女性身体造成伤害。女人在选择雌激素时，不是什么样的雌激素都可以用的，最好选择植物雌激素，像多吃黄豆就可以帮助女性补充天然的雌激素。女人也可以经常食用富含雌激素的水果。像橘子、柚子、橙子这些水果是分公母的，吃的时候要选择"母的"，因为"母的"要比"公的"含有更多的雌激素。只要水果下面的底部按起来很软，那就是"母的"。

中指、示指点揉子宫穴，呵护子宫健康

现在女性受媒体的宣传，都开始关注养生。薇薇最近也加入了养生一族，开始关注起自己子宫的保养来。薇薇关注子宫的保养是明智的行为，一方面是因为子宫对女性非常重要；另一方面是因为女性在进入生育期后，子宫也随之进入"多事之秋"。

那么要想很好地呵护女性的子宫，就要先了解一下子宫。女性的身体里最有弹性的两个器官就是子宫和胃了，子宫的自我修复及塑型能力很强大，只要女性在生育后合理饮食，坚持锻炼，它就会在短时间内恢复如初。子宫是由几组韧带联合悬挂在盆腔内的，所以这些韧带对保持子宫正常的生理状态十分重要。有些女性由于长期蹲坐，导致盆腔的肌肉韧带过于松弛而使子宫下垂，从而影响了子宫的功能。所以，女性要在平时生活的点滴中注意保养自己的子宫。

在平时，女性常常被妇科常见病困扰，像盆腔炎、阴道炎等，这些都是与子宫息息相关的。盆腔炎、阴道炎常表现为尿急、尿频、尿痛，瘙痒，下腹有坠胀感，偶尔还会无故发热。而只要女人做好子宫的保养工作，就能有效地预防这些妇科病。

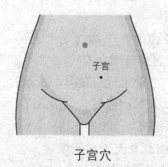

子宫

子宫穴

关于对子宫的保养，薇薇有些心得。首先，要养成良好的生活习惯，薇薇总结为四个"尽量不"：

尽量不穿凉鞋，防止脚凉，在办公室里可以准备一双休闲运动鞋，到办公室就换上；

尽量不穿高跟鞋，高跟鞋会对女性的骨盆造成伤害，伤害骨盆时就会伤害子宫；

尽量不露小蛮腰，可以随身携带迷你热水袋，随时用它温暖下腹部；

尽量不喝冷水，即使在夏天也要喝温白开水。

其次，可以做一些保健运动来呵护子宫，比如说腹式呼吸，它是一项很好的运动，在很多方面都对女性起着塑型的作用。最后，女性还可以通过一些按摩手法来达到保养子宫的目的，薇薇经常用的按摩方法有两个：

第一个叫作点揉子宫血法，这个点揉法不必刻意强调时间和地点，平时在家看电视时就能做了，用双手的示指和中指按压住腹部两旁的子宫穴，记住手法要稍加用力，缓缓点揉，按揉5分钟，若感到腹部酸胀、腹腔内有热感就说明按到位了。点揉子宫穴之所以可以保养子宫，是因为它具有活血化瘀、理气止痛的作用。

第二个叫作画圈法，先将双手搓热，手掌覆在肚脐上，由外向内画圈揉（可隔一层衣服）；画完圈后，再搓热双手，在肚脐上放好，能温暖子宫，待手凉后，轻轻拍打20次，每天做4组即可。需要注意，在月经前4天不要对腹部进行拍打。

薇薇在坚持用这些方法保养子宫后，身体变得健康了许多，原来的一些妇科毛病也都渐渐地好了。

早晚一杯玫瑰花红糖水，改善月经不调

月经不调一直是困扰广大女性的常见妇科病。月经不调的主要症状是：月经量过多或过少，月经期提前或延后，血色偏淡或偏深，血中有血块等。如果月经不调的症状得不到很好的改善，就可能引发许多并发症：月经量过多容易导致崩漏，月经量过少或延迟又容易导致绝经。因此，女人一定要对月经不调的问题给予足够的重视。

王女士是一位中学老师，平时工作很忙，甚至有时候连周六周日都没办法休息。在她看来，作为一名人民教师，就应当把学生的学习成绩放在第一位。学生们课业压力大，她比学生的压力还大。

在这样大的工作压力下，王老师的身体出现了不适。每次来月经前后，她都会感到腹胀、腹痛，就连乳房和两肋处也会出现胀痛的感觉。最初她并没在意，而且她也没有精力在意自己的身体状况，因为她把自己的所有精力都放在了学生们的学习上。直到腹痛难忍，痛到无法下床的时候，她才无奈地给学校打电话请假，并在家人的陪伴下来到医院就诊。

医生对王女士这样不重视自己身体的行为非常不满意，批评她"作为一名老师只有先把自己照顾好才能照顾好自己的学生。月经不调不是小毛病，不可以小视"。经过医生的诊断，发现王老师并无大碍，只是因过度劳累、压力大导致肝气郁结，吃些药调养调养，多注意休息就好了。

医生还给她推荐了玫瑰花红糖水，不但能有效地缓解月经不调的症状，还能够起到预防月经不调的作用。

玫瑰花红糖水是一道流传在民间的方子，有的地方有卖成品的，如果不方便买到也可以自己动手制作。具体做法是：取玫瑰花、红糖各适量。将玫瑰花的花蕊去除，用水煎煮取其汤汁备用，滤去残渣，再进行煎煮，最后加入红糖收膏，装入瓷瓶中密封，等到一个月以后，就可以食用了。食用时，用沸水冲服，早晚各一次。如果要长期服用可放入冰箱，防止变质。

玫瑰花和红糖是我们生活中常见的两种食品。同时玫瑰花也是一种珍贵的药材，它性偏寒，有行气解郁、和血散瘀和止痛的功效。红糖是一种由甘蔗汁加工而成的糖，它除了具有糖的功能之外，还具有温热散瘀、暖宫的功效。红糖中含有微量元素和维生素，例如铁、锌、锰等，对女人的身体非常有好处。单食玫瑰花对于体质偏寒、身体虚弱的女人不适宜，而单食红糖对于体内虚火旺盛的女人不适宜，但将二者同时食用，红糖的热量就能中和玫瑰花的寒性，既可以行气化瘀，又可以温补子宫，对于缓解和预防月经不调症状有着极好的效果。

其实，除了将玫瑰花红糖水制作成膏状服用之外，女人在平时也可以直接在玫瑰花茶中加入红糖，这样就可以把它作为饮料来饮用，方便易行，随时保健。

月经量少有黑块，喝点山楂红花酒

月经不调的具体症状有很多，而且许多时候这些症状都不是单独出现的，多是两种以上症状并行出现。比如，许多月经不调的女人都有过这样一种症状：月经量过少并伴有黑块，除此之外还伴有小腹胀痛的症状，当黑色的血块排出之后，小腹胀痛的症状也会消失。

患这种月经不调的女性，往往是因为容易生气恼怒、情志抑郁，从而导致肝气郁结、经血不畅，经血不畅就会引起腹痛。如果在这种情况下，女人还使自己的身体受寒、过度劳累，或者食用过多辛辣食物，月经不调的症状就会加重。因此，女人需要格外注意自身情绪的调节和饮食的调理。

小洁是来自湖南的一个女孩，和许多年轻人一样，她怀揣着梦想来到了首都北京，希望在这里一展自己的才华。然而，因为南北差异较大，身为南方人的她刚来到北京并不习惯北方的气候，不习惯北方的饭菜。对于小洁来说，辣椒是每顿饭必备的食物，但是在北京似乎并不能很好地满足她吃辣的需求。

有一天，小洁为了解馋，冒着瓢泼大雨去一家她慕名已久的湘菜馆吃饭，点了自己最爱吃的麻辣子鸡，吃得津津有味。吃完后，雨还是没有停的趋势，反而越下越大，性子急的小洁就急匆匆地冒雨赶回了住处。由于淋雨，小洁受了凉，回到住处不久，就出现了发烧、流鼻涕、咳嗽等感冒的症状。

正巧赶上第二天小洁来月经，但这次月经量要比以往少许多，经血中还伴有血块，小腹也胀痛难忍。小洁只好请假在家休息。

小洁不想去医院，于是在附近的药店随便买了点感冒药，然后开始在网上找可以缓解她这种月经不调症状的小方法。在查看了大量的资料后，小洁明白了自己的症状属于血瘀型的月经不调，然后针对这种月经不调的症状搜索了大量的偏方，最终选择了一个备受好评且副作用小的食疗偏方——山楂红花酒。当然，小洁没有鲁莽地直接用这个方子，而是就这个方子向自己在老家做医生的同学请教后，才放心地去买了材料来制作。

山楂红花酒的具体做法如下：准备30克山楂、15克红花和250毫升白酒。先将山楂、红花洗净，然后放入白酒中浸泡，一周后即可饮用。每天分两次服用，每次服用的量为30~45毫升，视酒量大小，以不醉为宜。需要注意的是，在使用此方法时要忌食冰激凌等生冷食物。

后来小洁天天服用山楂红花酒，在月经再次来临时其腹痛症状就得到了缓解，月经量也有所增多。

山楂红花酒中共用到三种原料，分别是红花、山楂和白酒。红花为菊科植物，红花的花，又名红蓝花，有通经活血、散瘀止痛的功效，主要治疗闭经、月经不调，对人的心脏和肝脏也非常有好处。《本草纲目》说它能够"活血，润燥止痛，散肿，通经"。《唐本草》中则说它"治口噤不清血结，产后诸疾"。山楂味酸性微温，可以帮助消化，健脾胃，活血散瘀，驱除涤虫。《日用本草》说它"化食职，行结气，健胃宽膈消血痞气块"。白酒也是具有活血散瘀功效的饮品。三者的结合可以通经活络，行气散瘀，温补身体，去除体内寒气，可以治愈症状为月经量稀少并含血块的月经不调。

当然，山楂红花酒仅限于月经不调症状较轻的女人，如果症状较重，服食药酒后依然无效，那就需要及时去医院诊治了，以免贻误了病情。

黑木耳红枣汤，可治气虚型月经出血过多

气虚可以导致月经不调，中医中所谓的气虚，主要表现为形体消瘦或偏胖、体倦乏力、面色苍白、语声低怯、动则汗出、心悸食少、精神疲惫、

腰膝酸软、小便频多、白带清稀。比如说，当女人发现自己和别人有同样大的活动量时，别人呼吸畅通，而自己却上气不接下气，觉得氧气不够，这往往就是气虚的表现。气虚可能是因为女人身体先天不足，也可能是女人后天调养不当，例如偏食、厌食、过度节食，就会导致营养不良，最终导致气虚；工作压力大、精神紧张，也会使女人身体能量消耗过大，从而导致气虚。

在中医看来，气虚分为肺气虚、肾气虚、脾气虚、心气虚、肝气虚五种。气虚型月经不调则主要是因为女人的脾气损伤导致月经量过多。对于此种情况的月经不调只要改善气虚的体质就可痊愈。

白女士是一位下岗职工，为了家庭为了生活，她决心自己创业。高中毕业的她文凭不算高，也没有一技之长，所以想要创业对于她来说比较困难。盘算来盘算去，她决定开一家小吃铺，于是就开始忙活起她的小事业。万事开头难，生意起步阶段是非常重要的阶段，白女士用心去做每一件事情，选店面、办手续、准备设备。这一忙活起来可就把她给累坏了，可是当她一想起自己的处境，就咬牙坚持把店铺给开了起来。

在白女士的苦心经营下，小吃铺的生意做得红红火火。虽然钱赚到了，可是她的身体也累出了毛病。一开始她总感到浑身乏力，且稍微一动就会出虚汗，后来就出现月经出血量特别多，经期延长的情况。白女士做生意很忙，抽不出时间去医院看病，就想着从网上找找食疗的办法。她查找了大量的资料，了解到自己这种情况属于气虚型月经不调。网上提供了许多治疗气虚型月经不调的食疗方法，可是她自己偏爱黑木耳红枣汤，因为黑木耳和红枣都是比较容易得到的食材，且制作方法简单。

具体的做法是：将准备好的30克黑木耳和20枚红枣，放入适量水中煮汤，可加入适量红糖进行调味，也可根据自己的口味进行调味。每天服用一次，连续服用七天即可。

白女士没有盲目地食用黑木耳红枣汤，她查找了许多关于黑木耳和红枣的资料，发现红枣和黑木耳确实是对女性身体有好处的食物。红枣具有补中益气、养血安神、缓和药性的作用，尤其是对脾胃有好处。黑木耳营养丰富，含有蛋白质、碳水化合物、矿物质、纤维素和少量维生素等营养成分。黑木耳中的多糖有升高白细胞的作用，有益气滋阴、养胃生津的作用，还有活血行瘀，使血脉通畅的作用。黑木耳和红枣的组合既补中益气又养血止血，对气虚型月经不调非常对症。

在服用七天之后，白女士就觉得神清气爽很多，仿佛浑身有用不完的力气，等到下个月月经来的时候，经量也恢复了正常，她又充满激情地投入到工作中去了。

她还将这道黑木耳红枣汤做成了黑木耳红枣粥，作为自己店铺一道特色粥，推荐给每一位来店内吃早餐的女性顾客。

月经不调，试试葱白生姜调经方

月经不调是一个令女性们非常头痛的问题，每个月的那几天真的很难熬，总会出现一些症状，例如，腰腹疼痛、浑身无力、怕冷、月经提前或延后等，这些都严重影响了女性的生活和学习。尤其是月经无定期，会给经常在外工作的女性带来很多不便。那么有没有什么好的方法解决每个月的"小烦恼"呢？

珍珍今年17岁，是一个活泼可爱的姑娘。珍珍周围的人都很喜爱她，这都是因为她那灿烂的笑脸，她的欢笑总能影响到周围的人，是大家的开心果。

在外人看来，"烦恼"这两个字几乎不存在珍珍的字典里。其实，珍珍也有自己的烦恼，她的烦恼只有家人知道，那就是月经不调。珍珍的月经不调主要表现为小腹疼痛，时间无规律。一谈到每个月的那几天，珍珍脸上的笑容就消失了，对于她来说那几天就像是地狱。最令珍珍心生畏惧的就是月经期间的腹痛，每次疼得她都请假在家。心疼女儿的妈妈、爸爸也跟着着急，有时也一同请假，留在家里照顾珍珍。他们曾经带着珍珍看过医生，中医西医都看过，每次吃完药就好，可是停药后又会复发，真是把他们给急坏了。

某月的一天，又是赶到珍珍来月经，照例疼痛难忍请假在家，可这次珍珍的父母工作都很忙请不了假，只好打电话叫珍珍的姥姥过来照顾她。在电话里，珍珍的姥姥一听情况，就想起前几天坐在门口和邻居聊天时听到的一个治疗痛经的小偏方。在珍珍父母上班前，珍珍的姥姥就赶到了，手里还拎着葱和生姜。珍珍的妈妈一看就说"家里都有菜不用买"，珍珍的姥姥就连忙解释，说出了治疗月经不调的方法，"葱和生姜都是用来治病的，不是用来吃的"。

珍珍的姥姥将100克葱白、50克生姜以及适量的盐共同捣烂后一起炒热，用洁净的纱布包好，敷在珍珍的气海穴上。敷完一次之后，珍珍的小腹疼痛就有所缓解，没那么疼了。晚上姥姥又给珍珍敷了一次，小腹就不再疼痛了。但珍珍的妈妈还是担心复发，珍珍的姥姥就嘱咐说一定要坚持治疗，因为病不是一天得的，自然也不可能短时间就好。于是，珍珍就每天坚持用葱白和生姜热敷气海穴，不出几日月经不调就给治好了。这回珍珍再也没有烦恼了。

中医讲人体中有气和血，认为气海为诸气之海，能够补充人体的元气。对于调理下焦，益气补虚，补气升阳非常有好处。气海穴位于人体的下腹部，前正中线上，肚脐下 1.5 寸处，也就是肚脐下二横指处。葱白和生姜都是温性，葱白可以散寒通阳，生姜温能胜寒，因此二者的结合可以很好的治疗月经不调。

鱼腥草减体重，治月经稀少不规律

前面提到过症状为月经量稀少、月经周期不规律的月经不调，引起这种月经不调的病因有很多种，像多囊卵巢综合征就可以引起此类月经不调。

程小姐今年 24 岁，有一段时间她的月经就开始不规律了，经量也越来越少，之前觉得没什么大不了，就没看医生。有一天程小姐和同事聊起来月经不调时，才知道引起月经不调的病因有很多种，其中还有很多是很可怕的病因，应当及时就医。在朋友的劝说下，程小姐才决定把病好好治一治。

程小姐来到中医门诊，医生要求给她把脉，可是程小姐显得有些羞涩，因为程小姐害怕挽起袖子，因为她的胳膊上汗毛很重。医生看出她的羞涩，并询问了原因。之后医生真的没有给她把脉，而是问了她几个问题。程小姐体形比较胖，脸上还长有许多暗疮。医生就问她："从什么时候开始这么胖的？脸上的痤疮是什么时候开始长的？"程小姐如实回答："大概是两三年前，身体一发胖脸上就开始长痘痘。"听完程小姐的这个回答，医生就断定她可能患有多囊卵巢综合征，并让她去做个妇科 B 超。这种病的一个典型特点就是多毛，而这个毛是指除头部之外其他部位的毛，如腿毛、肚皮上的毛、阴毛，等等。

医生之所以断定程小姐患有多囊卵巢综合征，是综合了毛多、肥胖和痤疮三方面的表现。多毛是雄激素多的表现。患多囊卵巢综合征的女性，她们体内的雄激素水平要比正常女性高，所以程小姐身上的汗毛就会比一般正常的女性多。此外，雄激素会刺激皮脂腺分泌，脸上不但会长痤疮，还会干扰月经，造成患者月经稀少、不规律，甚至造成闭经。国际上关于多囊卵巢综合征有公认的诊断标准：第一，排卵功能异常，并常伴有月经异常，如闭经或月经稀少。第二，高雄激素血症和高雄激素临床表现，如多毛等。第三，卵巢多囊样改变，通常在超声检查时可以发现。具备以上任何两项者就可以确诊。

看完程小姐的 B 超检验单后，医生确诊她患有多囊卵巢综合征。这可把程小姐给吓坏了，赶忙向医生询问医治的办法。医生安慰她不用害怕，治疗多囊卵巢综合征有针对性的特效药，只要坚持服药，一段时间后症状就会大大减轻。同时，医生建议程小姐减肥，因为针对她的这种情况，只有把体重减下来，月经稀少、痤疮、多毛这些症状，才有可能一并解决掉。

医生推荐给程小姐一个减体重的食疗偏方——鱼腥草泡水喝，具体操作方法是：将干燥的鱼腥草75克，用开水浸泡五分钟，每天喝8杯，坚持两周瘦身效果非常明显。鱼腥草可以反复冲泡。或是将干燥的鱼腥草75克，15粒红枣切开，7大杯水，再用大火煮滚所有材料，再用小火煮20分钟。煮好后将鱼腥草过滤掉，留下汁水饮用。

鱼腥草被称为"草药之王"，又叫折耳根，臭菜草，狗贴耳等。中医认为，鱼腥草微寒，有清热、解毒、利尿、消肿、软便、调整血压、排除毒素等作用。鱼腥草的利尿作用非常强。另外鱼腥草还有抗辐射的作用，鱼腥草还能镇痛、镇咳、止血。女人在食用鱼腥草减肥时，记得饮食要清淡，不要吃零食。

程小姐按照医生的嘱咐每天用鱼腥草泡水喝，很快体重就瘦了下来，月经不调、痘痘、体毛重的情况也真的得到了很大的改善。

一般来说，女人体形越胖，身体内的雄激素水平可能就会越高。因此，女人可以通过减肥来降低体内的雄激素水平，从而达到治疗多囊卵巢综合征的目的。在国内外都有医生做过试验，让肥胖患者通过节食、运动的方法来减肥，当体重减到一定程度，大部分患者都能够治好多囊卵巢综合征，月经稀少也就随之治好了。

经前服用山楂红糖汁，有效预防痛经

痛经是指妇女在经期及其前后出现的小腹或腰部疼痛，严重者疼痛可及腰骶部。每次都会伴随着月经周期的到来而发作，更严重者还会出现恶心呕吐、冷汗淋漓、手足厥冷等症状，给工作及生活带来严重影响。中医上认为，经前疼痛多属于实证，经后疼痛多属于虚证；经前腹痛多是因为经血不通，经后腹痛多因经期失血过多；用手按压疼痛处感觉舒服者多属于虚寒证，按压觉得更疼者多属实热证。目前西医将痛经分为原发性痛经、继发性痛经、膜样痛经和充血性痛经四种，原发性痛经多发生在青春期少女和未婚女性身上；继发性痛经则多是因为生殖器官有器质性病变所致；膜样痛经多是由于子宫内膜炎和黄体功能活跃，此类痛经可发生在育龄阶段的任何一次月经；而充血性痛经多是由精神因素导致的。所以，得了痛经病就一定要到医院进行检查，查明病因，才可以对症下药，这样才能药到病除。

何女士是一位时装模特，向观众们展示服装就是她的工作。何女士非常热爱这份工作，她认为穿着设计师设计的服装走在T台上是一件非常光彩的事情。可是为了得到这样的光彩，何女士也得了令她痛不欲生的痛经病。

有一次，何女士有一场重要的时装演出，却赶上她来月经。不巧那天演出场地是露天的，天空中还飘着小雪，虽然模特穿的是皮草裙子，但依然挡不住寒冷的空气。演出结束后何女士就病倒了。身为一名模特，何女士平日里为了保持身材，严重营养不良，这使她的抵抗力下降。这一病就是一个星期，病好之后她就落下了痛经的毛病。

为了治好痛经，不耽误时装演出，何女士找了中医进行治疗，并希望中医可以帮她调理身体，提高身体的抵抗力。老中医给何女士开了药方，此外还给她提供了一个食疗的方子，并告诉她这个食疗方子不但可以医好痛经，也可以预防痛经。如果她的痛经医好了，也可以继续食用，这样她就不用担心痛经会复发了。

这个既可以治疗痛经，也可以预防痛经的食疗方子就是山楂红糖汁。山楂红糖汁的具体做法是：准备好25克山楂、15克葵花子和30克红糖；先将山楂和葵花子一同放入锅内炒，等到葵花子炒热并散发出香味后，向锅中加入水，待到熬成浓汁后，放入红糖熬化即可。这个山楂红糖汁要在月经前1~2天服用，连续服用2~3天，就可以有效地缓解痛经。

山楂具有消食化积、行气散瘀的功效，适用于因瘀阻而导致的腹痛、痛经。红糖具有补血、散瘀、驱寒的功效，是女性必备的食品。葵花子含有维生素E和钙、磷、铁等，对安定人的情绪，防止衰老有显著的功效。这道山楂红糖汁将山楂、葵花子和红糖三者结合起来可以温经通脉，化瘀止痛，正适合像何女士这样因受寒而导致的痛经。

按照医生开的药方，何女士每天按时服用，很快痛经就有所缓解，再加上山楂红糖汁的功效，何女士就再也没有担心过痛经的问题。

气滞血瘀引发痛经，可用延胡索活血止痛

很少有女人在她的一生中没有经历过痛经，而且有很多女人是从年轻时就开始经历痛经的。

胡灵和王芳是一对好姐妹，从小就住邻居，从小学到中学都在一所学校一个班。就算是天天在学校里见面，回到家里后两个人还是黏在一起，有时候甚至一起吃饭一起睡觉。有一天放学时下大雨，胡灵和王芳都没有带伞。本来两个人是想等到雨停的时候再回家，可是她们每天都看的一个娱乐节目马上就要开演了，并且这期请的嘉宾是她们非常喜欢的一个明星，两个人就决定冒着雨跑回家。对于身体抵抗力强的人来说，可能淋一场雨回家洗个热水澡就没事了，可是两个小姑娘因为平时爱挑食，所以体质较弱，这一淋雨，身体就出了问题。她们俩虽然没有感冒，可是比感冒更痛苦的痛经却降临了。

自从那次淋雨后，两个小姑娘的月经周期就延长了，由原来正常的 30 天一次变为 40 天一次，有时候还延长到 50 天一次。不仅如此，在来月经前她们还会感到双乳胀痛、小腹坠胀，等到月经期间小腹就不仅仅是坠胀了而是剧烈地疼痛。有时她们还会出现面色苍白、大汗淋漓的现象。看着女儿难受成这样，可急坏了胡灵和王芳的家长。幸好胡灵的爷爷对中医颇有研究。他根据这两个小姑娘的病情，开了一服活血化瘀、驱寒的药。这副中药用到的药材较多，分别是延胡索 10 克、当归 15 克、红花 9 克、香附 6 克。将所有材料用水煎 2 次，将两次煎得的药液合并，早晚各服用一次，每天一剂。

延胡索是罂粟科植物延胡索的干燥块茎，味辛、苦，性温，归心、肝、脾经，既能活血，又能行气，对于由血凝气滞导致的疼痛有很好的止痛效果。当归是伞形科植物当归的干燥根，味甘、辛，性温，归肝、心、脾经，有散寒润肠、补血活血、调经止痛的功效，是补血调经的常用药。红花是菊科植物红花的干燥花，味辛，性温，归心、肝经，能活血而通调经脉，散瘀而消症止痛，常用来治疗因瘀血阻滞、血瘀有寒而导致的痛经、血滞经闭等症。香附，味辛、微苦，性平，可以疏肝理气，调节痛经。这四味药的结合对由气滞血瘀而导致的痛经和月经不调有很好的效果。

胡灵和王芳在服用这个药一段时间后，月经就逐渐恢复了正常，周期恢复到了 30 天一次，痛经的症状也有明显的改善。

吃维生素 E，就可以消灭原发性痛经

16岁的青青有比较严重的痛经病，妈妈带她去医院看病，被诊断为"原发性痛经"。前面提到过原发性痛经多发生在未婚女性身上，所谓的"原发性痛经"就是指从经期前1~2天至经期后1~2天，出现的小腹疼痛、下腹坠胀等情况，严重影响生活，但经医生检查后又无器质性病变，即痛经不是由于子宫内膜异位症、子宫腺肌病、盆腔炎等妇科疾病引起，而是由其他因素引起的月经问题。

原发性痛经主要是由五方面的因素引起的：

第一，遗传因素，患有痛经病的女人，其染色体中有特定的基因，可以遗传给个别女儿。

第二，精神心理因素，情绪不稳定、经常有厌恶情绪的女人容易患此病。

第三，体质因素，营养不良、过度疲劳、贫血可引起痛经。

第四，阻塞性或解剖因素，宫颈内口狭小或子宫极度曲折等，可影响痛经。

第五，内分泌因素，经血中含有过量的前列腺素等，也是产生痛经的一个重要原因。

妇科医生给青青详细讲解了什么是原发性痛经，并告诉她不要害怕，原发性痛经是有办法治好的。只要做一下详细检查，确定到底是哪一种因素引起的原发性痛经，就可以找到相应的治疗方法。经过检查确定青青的原发性痛经是由于内分泌出现问题导致的。医生针对她的情况，提供了一个简单的治疗方法，那就是吃维生素 E。具体做法是：在月经来潮前两天开始吃，一直到月经第三天结束，一共五天的时间，每天都吃 1 粒维生素 E（400IU），若病情严重也可以吃 2 粒（800IU）。

内分泌出现问题导致的原发性痛经，主要是因为痛经患者体内的"不良前列腺素"含量明显较高。人体内有很多种前列腺素，其中大部分前列腺素对人体是有益的。但有两种前列腺素——PGF2α 和 PGE2 却是对人体不利的。这些"不良前列腺素"会刺激女性子宫平滑肌发生强烈收缩，造成剧烈的疼痛。吃维生素 E 就是为了降低并清除"不良前列腺素"，因为"不良前列腺素"在体内合成、产生，需要磷脂酶 A2 和环氧化酶进行加工，而维生素 E 恰恰能够抑制这两种酶的活性，减少不良前列腺素的产生，降低其含量，从而防止痛经发生。

青青听医生解释完这些原理，就放心了。医生还告诫她，在月经前一周左右饮食方面要注意，不要吃奶制品和肉类，最好以素食为主。因为"不良前列腺素"是由"花生四烯酸 AA"这个原料加工而来的，而"花生四烯酸 AA"主要存在于奶制品和肉类中，所以应提前在饮食中避免或减少这类食品。青青按照医生的嘱咐做了之后，当月的痛经症状就明显减轻了。

益母草、艾叶泡脚，可治痛经

女性在经期一般都比较烦躁，有的女性在月经期间可能还会出现腰痛、腹痛的现象，从而影响女性正常的工作、学习和休息。对于这些病症，女性除了可以通过服用药物来治疗外，还可以尝试用中药泡脚的方法来治疗。

小灿是一位商场营业员，今年 34 岁，患有痛经症已经很多年了。每次一到月经期间，她的腰就十分酸痛，小腹还会出现冷痛感。她曾经服用过一些止痛药，刚开始还有一点作用，但止痛药吃得多了，似乎身体就对它产生了免疫力，也就没有什么明显的止痛效果了。对于一位商场营业员来说，痛经是一件无比痛苦的事情，这不仅是因为痛经很痛，还因为商场营业员的工作需要长期站立，这会使月经期变得更加难挨，让小灿苦不堪言。

某天，小灿从一个朋友那儿得知泡脚可以治疗痛经，又经过咨询医生了解到这个方法是可行的，就采用了医生推荐的一个草药泡脚方治疗痛经。

这个用中药泡脚的方法很简单，取艾叶、益母草、延胡索各 20~30 克，将药材洗净，一同放入锅中，加入 1000 毫升清水，等到煎沸 10 分钟后，将药液倒入脚盆内，待温度适宜时就可将双脚浸泡在盆内。泡脚之前也可以先用热气熏蒸一会儿脚部，再用热水浸泡。每天泡脚一次，煎煮过的中药可以反复利用。这个方法有两种用法，一个是在月经前 1 周开始治疗至月经停止；另一个是每天一剂，头煎内服，第 2、3 煎用来泡脚。

在泡脚时有四点需要注意：

第一，盆中药液量应该浸没踝关节，如果药液不足量，可适量加温水。

第二，泡洗的过程中最好是能泡至全身微微渗汗。

第三，脚应在药中不停地活动，让足底接受药渣轻微的物理刺激，最好同时用手擦揉脚趾，刺激脚趾上的穴位，尤其要注意擦揉大脚趾。

第四，每次泡脚要坚持 30 分钟以上。

采用中药液泡脚的方法治疗痛经，是因为热水可以加速腰腹部血液循环，从而改善痛经的症状，再加上药物的作用就可以更好地治疗痛经。艾

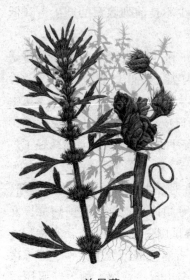

益母草

叶是菊科植物艾的干燥叶，味苦、辛，性温，归肝、脾、肾经，能够温经脉、理气血从而达到止痛的目的，对经寒痛经尤其有疗效，对经寒月经不调、带下、宫冷不孕及脘腹冷痛等症也有很好的疗效。益母草是唇形科植物益母草的干燥地上部分，味辛、苦，性微寒，归心、肝、膀胱经，善于活血化瘀调经，是治疗妇科经产病的重要草药，所以叫作"益母"。它还能够利尿消肿、清热解毒，虽然是治疗水肿及热毒疮肿的常用药，对于血瘀互阻型水肿最为适用。热水通过加速血液循环可以更好地使药物作用于患者，从而达到疗效。

用过这个中药泡脚方之后，小灿的痛经就不那么痛了，月经期间她也就不再那么怕上班了。需要提醒的是，不同体质的女性适合不同的药方，所以女性在使用中药之前一定要咨询医生。

痛经难忍，赶快用电吹风吹走

吴女士是一位家庭主妇，生有两个女儿，她的小女儿最近几个月一直有痛经的毛病。原来痛得不太厉害，忍一忍也就过去了，可是，有一次来月经的时候和以往不同，早上一起床肚子就痛得厉害，连床也下不了，吴女士只好帮女儿向学校请假。家中常备药中虽然有止痛药，但是吴女士一直对西药的副作用比较畏惧，能不吃就不吃，她更相信中医。吴女士喜欢中医，自然就结交了不少中医朋友，女儿的痛经让她想起了前几天在网上认识的一位擅长医治妇科疾病的中医，连忙上网，正好那位朋友在线，就向他详细讲述了女儿的情况和自己的担忧。

她的中医朋友教给她一个十分简单的方法，不用吃任何东西就可以把痛经治好。这个方法需要用到电吹风。具体做法是把电吹风打开，调到热风最大挡，对着肚脐以及肚脐以下的小腹吹，尤其是要对着疼痛的区域吹，吹到小腹有热乎乎的感觉时，疼痛就会缓解甚至会消失。如果过一阵疼痛又出现，可以继续打开电吹风吹，什么时候痛就什么时候吹。这个方法没有什么副作用，但要注意风口与皮肤的距离，防止皮肤烫伤。

吴女士得到这一方法之后非常高兴，立刻就给女儿用上了。用完之后，女儿疼的就没有那么厉害了，只是感觉到小腹内有寒气。在女儿来月经这几天，吴女士一直用这个方法给女儿治痛经，女儿的经期变得好过多了。

中医认为，原发性痛经主要是寒湿凝滞、气滞血瘀、经行不畅导致的，不通则痛。很多女性大都会有这样的经历，夏天天气热免不了吃几根冰棍，有时候还是在月经前几天或月经期间，结果月经那几天小腹就变得非常疼痛。除此之外，严重者还会出现四肢发冷、面色苍白等症状。这些都是受寒的表现，如果利用艾灸治疗因寒湿凝滞、气滞血瘀而导致的痛经是非常有效的。

用电吹风治疗痛经和用艾灸治疗痛经的道理是一样的，但电吹风要比艾灸用起来更方便，因为它干净、无污染，不像艾灸那样会产生烟雾，而且永远不用担心更换艾条的问题。其实，电吹风可以配合生姜一起使用。生姜具有温热助阳的功效，这样一来能够更好地缓解痛经。

具体做法是：将新鲜生姜切成厚约0.3厘米的薄片，再用针在姜片上扎几个小孔，然后将生姜片放在肚脐眼上，用电吹风对着姜片吹5~10分钟。吹完后肚子如果不痛了，可以将姜片用胶布固定在肚脐眼上，保持3个小时以上，有巩固疗效的作用。

上面提到的方法就是效仿中医针灸学灸法中的"隔姜灸"。肚脐眼是中医学中"神阙穴"之所在，在神阙穴上进行隔姜灸，在温热和生姜药物的作用下，能消除体内的寒气，使气血调和，达到疏通脏腑经络、温经暖宫、化瘀止痛的作用。用电吹风治痛经，并不限于痛经发作时使用。在来月经前3~4天，每天吹5~10分钟。这样一来，痛经也会明显减轻。每个月都坚持使用的话，原发性痛经就会慢慢痊愈了。

血滞经闭，不妨喝点黑豆红花汁

闭经病不是一日得的，造成闭经的原因也不是单一的。造成闭经的原因大致可分为两类，一类是不能通过药物治疗的，例如先天性无子宫、无卵巢这类情况；一类是通过药物可以治疗的，这类往往是内分泌失调导致的。另外，像盆腔结核、垂体肿瘤、生殖器畸形、卵巢功能衰退等脏器疾病也可导致闭经，所以，出现闭经情况一定要到医院进行检查，查明病因，以免耽误治疗。

中医认为闭经分为实证和虚证两类，实证多是由于身体内的气血不畅通导致的，分为气滞血瘀型和痰湿阻滞型；虚证多是由于身体内的精血不足导致的，分为肾气亏虚型、气血虚弱型、阴虚血燥型。

读大学二年级的小敏有个小烦恼：以前每个月都按时报到的"大姨妈"已经有两个月没来了。除此之外她还经常感到腰酸、腿软，非常容易疲劳，经常犯困，严重影响了她的学习。更令她烦恼的就是白带增多，只能一直用卫生护垫，有时候甚至用卫生护垫也不能解决问题。而对于这种情况她自己又羞于去校医院看病，只好打电话找妈妈倾诉。这可把她妈妈给急坏了，因为闭经的情况可大可小，连忙让小敏请假回家看病。

经过中医的诊断，小敏属于气滞血瘀型闭经。气滞血瘀型闭经，或者是由于心情不好导致肝气郁结，气滞则血瘀；或者是由于在生产的时候，身体受寒，血液因受寒而瘀；或者由于热邪伤阴造成血瘀。听过医生关于气滞血瘀闭经的解释，小敏明白了自己应该是由于前段时间准备英语考试压力太大，心情总是不好导致了气滞血瘀。

医生根据小敏的情况给她开了一个简便实用的药方，叫作黑豆红花汁。每一剂需要准备30克黑豆、6克红花和适量的红糖。在熬制之前先将黑豆用清水泡透，因为黑豆不容易煮熟。再将泡好的黑豆和红花一同放入锅中，加水熬制，待到黑豆和红花煮烂取汤汁调入红糖食用。每日服用一剂，每剂分两次服用。这个小偏方的好处在于材料简单，便于操作而且没有药味，即使是讨厌药味的女性也可以服用。

红花是一味活血化瘀的中药，它具有活血通经、祛瘀止痛的功效。关于黑豆，在李时珍的《本草纲目》中记载"逐水胀，除胃中热，伤中露淋，下瘀血，散五脏结积内寒"，"去心胸烦热，热风恍惚，明目镇心，温补。久服，好颜色，变白不老"，"治肾病，利水下气，治诸风热，活血，解诸毒"。也就是说，黑豆有活血、温补、利水、祛风、解毒等功效。红花和黑豆的搭配可以解气滞化血瘀，使经血通畅，同时还可以去火，使身体阴阳达到平衡。另外，红糖有补血、滋养身体的功效，在通经活血的同时使女性的身体得到滋补。

回到家后，小敏在妈妈的细心照料下服用黑豆红花汁，腰酸、腿软的毛病很快就好了，而且人也变得精神多了，不那么容易疲劳了，白带也恢复正常了。一个月后，小敏的"大姨妈"就准时报到了。

治疗肝肾亏虚型闭经，吃点栗子核桃仁

　　赵女士28岁，已经闭经3个月了。她的闭经症状有些奇怪，因为她已经很久不哺乳了，可是双乳却溢出了乳汁。而且，每次溢乳量并不算少，经常把她的内衣弄湿，每天她都要换几次内衣。在三个月前，赵女士的家里发生令她痛不欲生的事情，她年仅3岁的儿子，在路边玩的时候被一辆汽车撞死了。从此以后赵女士就陷入了悲伤之中，但更多的是自责，责备自己为什么没有看好孩子。在极度压抑的情绪中，赵女士的身体也开始出现了异样。她的精神状态一直不好，总是显得疲乏无力，经常需要家人陪伴，没有几天整个人就消瘦了不少。赵女士根本就无心在意自己的身体，还是在家人的劝说下勉强来到医院看病。

　　在医生的细心开导下，赵女士意识到如果就此让自己的身体垮掉，她就再也无法拥有自己的孩子了，心里就开始有些着急了。医生告诉赵女士她得的叫作闭经溢乳综合征，在中医中属于"月经不调""乳泣""闭经"的范畴，是一种内分泌失调的病症。中医认为这种闭经溢乳综合征是由肝肾亏虚导致的。肾为月经的根本，肾中有精气，精气可运化血液；月经的调节取决于肝，肝中藏血，主疏泄。肝气顺畅，那么肝的疏泄功能就好，肝的疏泄功能好则肾气就会充盈，气血就会调和，血脉就会通畅，月经才能恢复正常。

　　赵女士由于伤心过度，导致肝气郁结，致使肝肾精亏，气血不调和。经血与乳汁同源，乳房属胃，乳头属肝，肝气不调达，那么气血就会逆乱，血反逆上乳房，迫乳外溢。所以，针对赵女士的情况只要调理她的情绪，解开肝气郁结，改变肝肾亏虚的状况就可以了。

　　医生给赵女士开完药方之后，又给她推荐了一个既可以补肝又可以补肾的小偏方，即多买点栗子和核桃，每天准备出50克的核桃仁和60克的栗子，将栗子放入锅中炒熟，剥去皮壳，再与核桃仁一同捣碎研末，加入白糖，用温开水冲服即可。每天只吃一次就可以了。

　　栗子是女人平时生活中经常吃的一种干果，其实它还具有药用价值。栗子具有养胃健脾、补肾强筋、活血止血的功效。核桃有长寿果的美誉，具有补肾固精、温肺定喘、润肠通便的功效，是一种深受喜爱的滋补佳品。总体来说，这个小偏方重在补肾、补肝。除此之外，栗子和核桃中含有的磷脂、亚油酸、赖氨酸、钙、铁等营养成分，对心脑血管系统也有好处。

女人也可以用核桃和栗子做一些美食来享用，例如栗子炒香菇、栗子炖鸡、栗子烧牛肉等。这里推荐一道用核桃做的美食，叫作核桃粥，具有补肾健脾的功效。具体做法非常简单，就是将100克核桃捣碎，同100克粳米一同放入锅中煮粥，口味偏甜的女人还可根据自己的口味加入一些红糖。

肝肾不足引发闭经，不妨喝点鳖肉汤

小王是一名会计，平日里总喜欢和同事说说笑笑，在朋友眼里她是个开朗的女孩儿。可是有一段时间她的精神却极度抑郁，总是一个人闷闷地坐在办公桌前发呆。原来小王前些天和相恋三年的男朋友分手了，面对这场失败的爱情，小王有些生气，有些悲伤，有些委屈，总是不能从过去的阴影中走出来。就这样，她开始失眠，即便睡着了也会做噩梦。这样一天天的，小王的身体也出现了问题。在月经期的前一周，她的小腹开始出现胀痛，甚至腰也出现了酸痛。她本以为是月经要来的原因，结果月经却连续两个月都没有来。

在一次和闺密的谈心过程中，小王就将自己闭经的情况讲了出来，小王的闺密懂些中医理论，就分析了一下她的情况，然后给她推荐了一个简单的食疗方子——鳖肉汤。

这道鳖肉汤的材料只需1只鳖和100克猪瘦肉。先将鳖宰杀，去除头和内脏，洗净后放入沸水中烫透，去掉黑膜。最后将切好的鳖肉和猪肉一同放入砂锅中煮汤，调味后就可以食用了。每天服用一次即可，每个月最好连续服用几天。

鳖，又叫作甲鱼、元鱼、脚鱼、团鱼、神守，是一种营养丰富，对人体有滋补作用的食物。鳖属于鳖科动物，多生于湖泊、小河和池塘的泥沙里，全国大部分地区有产。鳖肉是一道食用起来味道鲜美、滑嫩的佳肴，因为它可以滋阴补虚，所以对阴虚火旺的女人十分适用。我国传统医学很早就懂得应用鳖的营养和药用价值，鳖的肉、甲和血均可药用。《名医别录》中说它"主伤中益气，补不足"，《随息居饮食谱》说它"滋肝肾之阴，清虚劳之热"。中医认为鳖肉味甘，性平，入肝经；而鳖甲味咸，性平，入肝、脾经。鳖肉具有滋阴凉血的功效，因此可以治疗骨蒸劳热、久疟、久痢、崩漏带下、瘰疬等症。鳖甲具有养阴清热、平肝熄风、软坚散结的功效，可以治疗劳热骨蒸、阴虚风动、经闭经漏、小儿惊痫等症。

猪肉是女人喜爱食用的肉类之一，它肉质细嫩，味道纯正，新鲜猪肉应无任何异味。《本草备要》中写道："猪肉其味隽永，食之润肠胃，生津液，丰肌体，泽皮肤。"猪除了用来食用之外，它还可以入药。猪肉味甘、咸，性平，入脾、胃、肾经，具有滋阴、润燥的功效，能够治疗热病伤阴、消渴羸瘦、燥咳、便秘等症。猪肉煮汤可急补由于津液不足引起的烦躁、干咳、便秘和难产。需要注意的是，湿热痰多的女人应尽量少食用猪肉。

鳖肉和猪肉一起食用的最好方法就是熬汤喝，既可以使两种肉的味道更鲜美，也可以充分发挥它们的药效，对于肝肾不足所导致的闭经有不错的疗效。小王在食用鳖肉汤后身体就逐渐恢复了，不仅闭经被治好了，连情绪也好了很多。

治闭经，可艾灸三阴交、合谷、气海穴

闭经也可以通过针灸、按摩等方法医治，其原理就是通过对人身体表面的刺激达到对体内脏腑进行刺激，调节脏腑的功能。

小白自从做了一次人工流产后，身体就出现了不适。她的月经稀稀拉拉地来了一个月，这可愁坏了她，她赶紧去看医生，但是吃了几副中药后病情并未好转。可碰巧这段时间他们公司的业务繁忙需要小白出差，小白只好带着病去了外地。出门在外的日子并不好过，又碰巧赶上外地下暴雨。旅途的劳累加上淋雨受寒，使小白的病情加重了。自从从外地出差回来后，小白的月经就停止了，并且常常感到小腹胀痛。

小白为了治好病，到处打听擅长治疗妇科病的医生，最终找到了一个擅长治闭经的老中医。医生为她诊断，决定用中医针灸方法给她治疗。

医生给小白分析了她的病症，并告诉她只要用艾条灸三阴交、合谷和气海这三个穴位，她的病就能治好。小白有些不太相信，吃汤药都治不好的病，为什么用艾条灸一灸就能痊愈呢？

三阴交位于内踝骨上三寸处，胫骨的后缘，取穴时只要将三根手指放于内踝骨的上方就能找到穴位。女性朋友应当充分注意这个穴位，经常按揉这个穴位可以治疗月经不调、痛经等妇科常见病。此外通过这个穴位还可以治疗脚底肿胀、过胖、过瘦、不孕等疾病。

合谷穴也是治病经常用到的一个穴位，它位于第一、二掌骨之间，将一手的拇指指尖关节横纹，放在另一只手拇指和示指之间的缘上，然后屈指，拇指指尖下便是合谷穴。合谷穴关系到很多疾病的治疗，例如头痛、发热、咳嗽气喘、热病无汗、多汗、腹痛、便闭、经闭、滞产、疗疮、隐疹、疟疾、小儿惊风、牙关紧闭、半身不遂等。所以女性平时可以长按合谷穴。

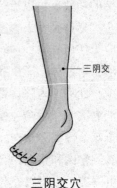

三阴交穴

气海穴是治疗妇科疾病的重要穴位，它非常好找，位于肚脐下1.5寸的地方。气海穴顾名思义，是诸气之海的意思。刺激气海穴可以调理女性身体气滞的状况，从而使全身血脉畅通。

医生用艾条分别在这三个穴位上灸了10分钟，给小白做了个示范，并告诉小白这个治疗方法可以自己在家做，不过要坚持，否则就无效了。小白买了艾条，回家后坚持灸，后来月经果然来了，尽管刚开始月经量比较少。之后小白又继续坚持艾灸了几个月，慢慢地月经就恢复了正常。

喝点莲子薏苡仁蚌肉汤，巧治外阴瘙痒

外阴瘙痒是一种常见的妇科疾病，它成病的原因有很多种，大致可分为五个方面，分别是：虫菌感染、药物感染或化学物品的刺激、外阴的营养不良、全身疾病和心理因素。总之，导致外阴瘙痒的原因很复杂，但是治疗外阴瘙痒的方法并不复杂，传统中医中有很多小偏方可以很好地治愈外阴瘙痒。

婷婷最近很烦恼，因为她的外阴瘙痒又复发了。每天她都坐卧不宁，在家里还好些，可是一到单位上班，她就需要整天坐着，瘙痒症状就会加剧。她曾经用过药店里卖的清洗药液，可是只能缓解症状却不能根除，过一段时间后反而会更加严重。她也曾去医院找大夫医治，用了大夫开的药确实管用，但是药用完了，外阴瘙痒就又复发了。婷婷想：难道自己这辈子就要靠药物过活吗？

正巧这时她的好朋友打来电话找她闲聊，她就把自己的苦水全部倒了出来。朋友一听，感同身受，因为她也曾为外阴瘙痒的问题而苦恼过，但朋友现在已没有这种烦恼，因为她使用了一种偏方——莲子薏苡仁蚌肉汤。

这个偏方的具体做法就是：将120克蚌肉、60克莲子、60克薏苡仁一

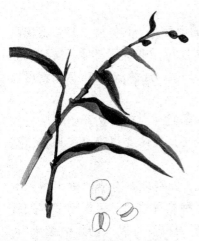

薏苡仁

同烹制，先将莲子去皮，再将蚌肉切薄，然后将所有材料一同放入锅中，加入 750 毫升的水，用小火煮一个小时就可以食用了。

听了朋友的讲解，婷婷迫不及待地要喝这道汤，当天中午就做了。她一连喝了十天，阴痒果真没那么严重了。她怕停止后阴痒会复发，就又继续喝莲子薏苡仁蚌肉汤，结果阴痒慢慢地消失了。见此状，她就尝试着停止喝汤，结果外阴瘙痒的病也没有再复发。

这个小偏方主要利用了蚌肉滋阴清热的功效，莲子补脾利肾的功效，薏苡仁健脾益胃、补肺清热的功效，从体内脏器入手治疗外阴瘙痒。需要注意的是，在喝莲子薏苡仁蚌肉汤的同时尽量避免食用葱、姜、蒜、辣椒等刺激性食物，因为食用这些食物可能导致外阴瘙痒复发。本来像葱、姜、蒜、辣椒等刺激性食物就有可能是引发外阴瘙痒的原因，所以得了外阴瘙痒病的女人也应尽量避免食用这些食物。

外阴瘙痒，试试扁豆花椿白皮止痒方

外阴瘙痒是一种女性很常见的症状，就是这种很常见的症状让女性非常痛苦。它的症状时轻时重，痒起来很难忍，更难过的是"无处下手"。有外阴瘙痒症状的女性大多坐卧不安，这严重影响了她们的生活和工作。

刘女士就是一位外阴瘙痒症的受害者，对于她来说不只是痒得让她难受，她的白带也很多，还经常会感到尿频、尿急。她也用过很多方法治疗，什么洗的、吃的、注射的药物，虽然也都有一些效果，可就是不能根除。

经过多方打听，刘女士找到了一位名老中医。经老中医诊断，刘女士的外阴瘙痒属于湿热下注型外阴瘙痒。从中医角度来讲，湿热下注型外阴瘙痒主要是由于肝经湿热下注，郁久生风化燥，湿毒互结而导致的。所以，针对此病最重要的是要清除肝热。老中医针对刘女士的病情给她开了一服中药，让她按时服用，又给她推荐了一个小偏方，在吃完药之后可以起到巩固疗效的作用。很多女性都反映这个小偏方很管用，甚至觉得病情较轻者只用这个偏方即可。

这个偏方需要准备 12 克椿白皮和 9 克的扁豆花，具体做法是：将椿白皮和扁豆洗净，用纱布包好，放入锅内，同时加入 200 毫升的水，等到水煮到只剩下 150 毫升时就可以服用了。每天吃一次，连续服用 5~7 天就可以看到效果了。

为了治病，刘女士忍着药苦，按时将中药吃完，接着又开始服用扁豆椿白皮汤，过了六七天之后，她的病果真好了，身体变得清爽了许多，精神也随着变得更好了。

椿白皮，也叫椿根白皮、香椿皮、椿皮，药材取自香椿树皮去掉栓皮的部分。在北方农村，很多人家的院子里都种有香椿树，每年到了春天就会采摘香椿树叶食用，却很少有人知道香椿的树皮可以入药。中医认为，椿白皮有清热燥湿、收涩止带、止泻、止血的功效，可以用来治疗赤白带下、崩漏等疾病。需要注意的是，脾胃虚寒的女人不适合食用椿白皮。

扁豆是我们日常生活中常食用的蔬菜之一，它具有丰富的营养，例如蛋白质、脂肪、糖类、碳水化合物、粗纤维、灰分、钙、磷、铁、锌、维生素 B_1、维生素 B_2、烟酸，还有胡萝卜素、氨基酸等。中医认为，扁豆性温，味甘，无毒，是甘淡温和的健脾化湿药，能健脾和中、消暑清热、解毒消肿，适用于脾胃虚弱、体倦乏力、白带异常等病症。

在此方中，椿白皮和扁豆主要起到一个清热化湿的作用。

在日常生活中，女人多吃些扁豆和香椿是有好处的。扁豆中高钾低钠，经常食用可以保护人体心脑血管，调节血压。香椿适宜肠胃功能不好的女人，例如患有肠炎、痢疾、蛔虫病等。

生姜艾叶水熏洗阴部，有效止痒消炎

有不少女性都有过坐立不安的感受，原因就在于外阴瘙痒。前面提到过外阴瘙痒的五方面原因，其中由全身疾病引起的外阴瘙痒是不可以忽视的。这种引起外阴瘙痒的全身疾病包括：甲状腺疾病、血糖的变化以及卵巢功能的失调。所以，如果女人存在外阴瘙痒症状的同时，还出现了脖子变粗、血糖升高或者脾气变坏等症状，一定要去医院做详细的检查，以免耽误疾病的治疗。

最近，陈女士就被外阴瘙痒折磨得几乎崩溃。她用过很多方法医治，可就是没有明显地好转，在医生的建议下她查了一下血糖，结果她的血糖有些偏高。医生告诉她，血糖升高可以导致外阴瘙痒，因为外阴瘙痒是高血糖的并发症。同样，外阴瘙痒也可引起高血糖，当外阴瘙痒严重到引起患者饮食、生活、起居变化的时候，血糖也会随之升高。

医生建议陈女士从降血糖和治疗外阴瘙痒两个方面入手来治疗。医生给陈女士开了一些降血糖的药，又给她推荐了一个治疗外阴瘙痒的小偏方，就是用生姜艾叶水熏洗阴部。

具体方法是：一次多买些生姜和艾叶备用，每次用时取出 120 克生姜和 90 克艾叶；先将生姜洗干净带皮打碎，再同艾叶一同放入锅中，加入 1500 毫升的水煮沸，煮沸后 20 分钟，去掉残渣，将药液倒入一个干净的盆内；先坐在盆上让热蒸气熏阴部，等到水温适宜时，再开始用汤汁清洗阴部，清洗 10~15 分钟就差不多了；每天至少清洗一次，如果情况较为严重，可清洗两次，连续洗三天，阴痒一般就能消失。

生姜性温，能够解除风邪寒热，能够解各种菌毒；艾叶性温，有散寒调经的作用，它含有挥发油、黄酮类、桉叶烷类等成分，有抗菌的作用。生姜和艾叶结合能够杀菌消炎，从而治疗外阴瘙痒症。但需要注意的是，在治疗期间和愈后半个月内，女人不要食用辛辣、油炸、煎炒等刺激性食物，严禁喝酒及禁房事，否则阴痒就会复发，再想治好就会更难一些。

那为什么在治疗外阴瘙痒的同时要忌吃刺激性食物呢？因为像辣椒、酒、油炸性食品、葱、姜、蒜、茶、咖啡等，它们会刺激到人体的内分泌系统，会导致人体内的不平衡。应该有不少女人有过这样的经历，那就是每次外阴瘙痒发作时，如果食用刺激性食物就会导致瘙痒加重，难以忍受。这就是因为刺激性食物使体内的内分泌系统发生了变化。对于易得外阴瘙痒疾病的女人，就应当学会忌口，否则外阴瘙痒治好后也容易复发。女人可以多吃些蔬菜和水果，可以增加抵抗力，同时也可以帮助补充维生素 A、B 族维生素，能够有效防止外阴瘙痒的复发。

外阴溃疡，可用青黛止痒消炎方

外阴瘙痒这种疾病有时候带来的不仅仅是瘙痒，如果在患这种病期间受到某些刺激，就会出现病情恶化的情况，这种刺激有可能是饮食方面的，也可能是心理方面的，还有可能是受到衣物纤维的刺激。轻者会使瘙痒加重，重者会出现溃疡和红肿等症状。所以女性平时一定要注意保护自己，避免受到刺激。

西医上认为，外阴溃疡是妇女外阴部皮肤黏膜在细菌、病毒的刺激下，或者是因梅毒、性病淋巴肉芽肿及癌症而引起皮肤破溃。外阴溃疡能够出现在外阴的各个部位，以小阴唇和大阴唇内侧居多，其次就是前庭黏膜及阴道口周围。由于外阴与尿道、肛门邻近，行动时又受两腿摩擦，所以尿道和肛门的炎症均可波及外阴。按外阴溃疡的病程可分为急性外阴溃疡与慢性外阴溃疡两种。除了外阴瘙痒可以引起外阴溃疡之外，其他疾病也可引起外阴溃疡，如非特异性外阴炎、单纯疱疹病毒感染、贝赫切特综合征、外阴结核、梅毒性淋巴肉芽肿、外阴癌等。

风铃是一位在资料公司工作的文员，她就曾患有外阴瘙痒症。风铃说她在患有外阴瘙痒时非常痛苦，白天工作时，由于是在众人面前要顾及形象，不敢挠，晚上回到家后就用高锰酸钾或洁尔阴洗液清洗，但是无济于事。面对这种情况，风铃没有到医院及时治疗，最终转变成了外阴溃疡。当发现自己患上外阴溃疡时，风铃感到后悔莫及。幸运的是，风铃遇到了一位好医生，这位医生给风铃推荐了一个小偏方，叫作青黛止痒消炎方，对治疗外阴溃疡很有效。

这个小偏方的具体做法是：准备 10 克黄檗、6 克儿茶、0.03 克冰片，珍珠、青黛、雄黄各准备 3 克，将这些药材研成细末后混合，外擦于患处，坚持每天一次。

这个小偏方风铃只用了一个星期，病情就有了明显好转，接着她又用了一个星期，外阴溃疡就全部好了。

青黛是一种味咸，性寒的药，具有清热解毒、凉血止血、清肝泻火的功效。它的化学成分主要有靛玉红、靛蓝和异靛蓝等。药理研究表明它具有抗肿瘤、抗细菌、真菌和保护肝脏等作用。现代临床用它来治疗急性咽喉炎、口腔溃疡、黄疸型肝炎、银屑病、流行性腮腺炎、风疹、麻疹、水痘等病。儿茶是豆科植物儿茶树的去皮枝、干的干燥煎

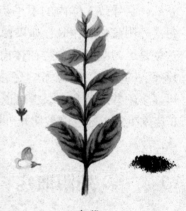

青黛

膏。味苦、涩，性凉，具有收湿敛疮、生肌止血的功效。临床上主要用它来治疗湿疮流水、溃疡不敛、牙疳口疮以及外伤出血等症。这个小偏方中

的药材大都是具有清热消炎功效的，因此将它们合起来用就具有止痒、消炎的作用，适用于外阴瘙痒较严重，白带色黄且多，而且有溃疡的患者。

外阴红肿严重，可用黄柏赤芍洗液

外阴瘙痒是一种让遭受其痛苦的女人们坐立难安的疾病。而外阴红肿是一种伴随外阴瘙痒产生的病症，也是外阴瘙痒越来越严重的一种表现。所以面对妇科炎症，女性朋友一定不要难以启齿，要力求科学地解决问题，避免病情恶化，达到难以治疗的地步。

李女士今年 28 岁，她患有外阴瘙痒已经有 1 年的时间了，在这一年的时间里她的病情反复发作。李女士曾用醋酸去炎松尿素软膏、四环素软膏等药品治疗，但都以无效告终。经过妇科检查，发现李女士的大小阴唇充血水肿，阴道内的分泌物颜色发黄，量多且有气味，情况比较严重。

后来李女士从朋友那里得到了一个治疗外阴瘙痒的小偏方。李女士的这位朋友和她是同病相怜，她的朋友也得过外阴瘙痒而且情况比李女士还严重，就是用这个小偏方治好的。这个小偏方叫作黄柏赤芍洗液，它需要的药材比较多，分别是蛇床子 18 克，知母、黄柏、当归、制首乌、泽泻、地骨皮各 12 克，生地、白藓皮各 15 克。将这些药材共同用水煎煮，取汁清外阴，每天 2 次。

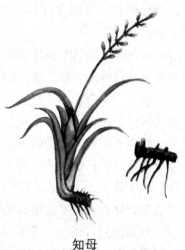

知母

李女士朋友推荐的这个小偏方确实管用，用过没多久李女士的外阴瘙痒就好了，不过李女士的朋友提醒她不可以大意，要继续使用，巩固一段时间才可以。于是李女士又使用了一段时间，之后她的外阴瘙痒就再也没有复发。

这个小偏方适用于外阴瘙痒并伴有干涩、灼热和红肿等症状，也适用于白带发黄、经量稀少的患者。黄檗和赤芍是这个小偏方中起主要作用的材料。黄檗是芸香科植物黄檗、黄皮柯的树皮，具有解热、清火、解毒、清湿热等功效，可适用于伤寒、痢疾、黄疸、耳内流脓等病的治疗；又可适用于小便淋漓不爽利等症。赤芍是毛茛料植物芍药或川芍药的干燥根，味苦，性微寒，归肝经，是清泄行散的佳品，既善清肝火除血热而凉血，又善活血化瘀而止痛。因此，它对血滞经闭、痛经、产后瘀阻、症瘕、跌打肿痛等病有很好的疗效。那么这些药结合起来，主要起到清火、除湿的功效，从而改善外阴红肿和外阴瘙痒的状况。

外阴瘙痒+白带腥臭，快用苍术白藓皮洗液

张女士今年37岁，是一名普通工人。由于工作辛苦、压力大，她患上了外阴瘙痒症。经中西医多次治疗，疗效都不是很显著，最终医生建议她从减压入手来治疗外阴瘙痒。可是对于减压，张女士一点办法都没有，结果病情就一点一点地加重：瘙痒越来越严重，白带发出了腥臭味。

在一个偶然的机会里，张女士从一位有经验的老中医那里获得了一个小偏方，叫作苍术白藓皮洗液。据老中医自己讲他这个偏方非常管用，专门治疗伴有白带腥臭症状的外阴瘙痒，很多女人用了这个方子后都治好了病。

这个偏方用到的药材比较多，共有13味药。它们分别是苦参15克，防风6克，白藓皮、滑石各18克，红藤、薄荷、蒲公英、苍术、萆薢、薏苡仁、黄檗、赤芍、蝉蜕各12克。将这些药材用水煎煮，取汁清洗外阴部位，每天清洗2次。

张女士抱着试一试的态度用了这个苍术白藓皮洗液。起初这个方子并没有什么效果，她就开始有所怀疑，但又坚持用了一段时间，病情慢慢好转，她才放心。为了不让病情复发，张女士继续使用了一段时间，症状再也没有复发，这才让她真正安了心。

从偏方的名字——苍术白藓皮洗液，就可以知道在这个偏方中苍术和白藓皮是起主要功效的。

苍术是菊科植物茅苍术或北苍术的干燥根茎，味辛、苦，性温，归脾、胃经。苍术辛苦温燥，因此，内能燥湿而健脾，外能散风寒而除痹发表，具有燥湿健脾、祛风湿、发汗、明目的功效。所以，它经常被用来治疗湿阻中焦症、风寒湿痹症、湿热下注症、夜盲症等。但是，在使用苍术时需要注意，苍术辛苦温燥，所以阴虚内热、气虚多汗的女人忌服。

白藓皮是芸香料植物白鲜的干燥根皮，味苦，性寒，具有清热解毒、祛风燥湿、止痒的功效，常用来治疗湿热疮毒、湿疹、疥癣瘙痒、湿热黄

疽、风湿热痹等症。不过，脾胃虚寒的女人最好不要服用白薜皮。

这个偏方主要适用于外阴瘙痒较为严重，且白带异常伴有腥臭的患者，除了这些症状外，这类患者还会出现心烦易躁、口苦咽干等症状，这个偏方可以很好的改善这些状况。

喝点米酒蚌肉汤，让白带不再多

白带过多真的是一件令女性非常头疼的事情，不仅仅是白带过多给女人带来的潮湿感，有时候伴随白带过多还会有其他症状出现，比如说腰酸腿软、头晕耳鸣等等。

张女士今年34岁，整日工作繁忙，对自己的身体疏于照顾。她的体形偏胖，这与长期伏案工作，缺乏锻炼有关。她患有带下病，时间已经有两年多了，一直都没有花时间好好地看一下，结果病情越来越严重。后来，张女士的白带不仅量多、带有腥臭味，还出现了外阴瘙痒的症状，让她坐卧不安。除此之外，她还经常感到腰酸腿软、头晕耳鸣、心烦意乱、夜不能寐，以至于工作都不能很好地完成。为了不耽误工作，张女士决定把自己的病好好治一治。

经过打听，她找到了一位老中医，老中医给她把完脉后，就大致明白了。张女士是由于长期工作累出的毛病，虽然身体偏胖，但是她体质虚弱，尤其是肾不好，她这种状况在中医里叫作肾阴虚。李女士一直都觉得自己的身体很结实，不知道什么时候就虚了。于是，她就想让老中医除了给她开些药吃，再给她推荐些调理身体的方法。老中医就给她推荐了一个米酒蚌肉汤，这个小偏方既可以当做治病的汤药，平时也可作为一道调养身体的美食来享用。

具体做法如下：取150克蚌肉，再准备少许米酒和生姜。将蚌肉洗净，生姜榨汁（也可直接买些现成的姜汁），备用。先在锅中放入适量的花生油，再将蚌肉放入锅中翻炒，等到炒出香味后，向锅中加入2~3匙米酒和1匙姜汁，再加入适量清水，最后用少许盐调味即可食用。

张女士按照医生的方法既进行药物治疗的同时辅以食疗，很快她的白带就恢复正常了，身体也变得健康了许多，像腰酸腿软、头晕耳鸣的症状也都消失了。

蚌肉可以滋阴清热、明目解毒、滋养肝肾、补益虚损、凉血清热，非常适用于阴虚内热、久病虚损的女性食用。因此，蚌肉经常被用于治疗虚热心烦、消渴、血崩、带下、痔血等症。

其实，关于蚌肉的食疗方子很多，蚌肉对很多病症都有疗效。蚌肉是一种适于煮食和炒食的肉，蚌肉金针菜汤对咳嗽、火眼、胃热呕吐有很好的疗效，蚌肉与葱花、香菇一同煮食，可以用来治疗痔漏和带下。需要注意的是，有脾胃虚寒、肠滑便泻症状的女人不适宜食用蚌肉。

芹菜子、榆钱汤都是止带高手

芹菜子和榆钱对于那些久居城市的人已经显得很陌生了，可是对于居住在农村的人还是比较熟悉的。别看芹菜子和榆钱都不起眼，可是它们能解决女性朋友们的大问题——白带过多。

马小会结婚后不久就出现了白带异常的现象，起初她觉得白带异常不是什么大问题，过一段时间就好了，可是过了一段时间后情况没有好转，反而越来越严重。马女士害怕自己得了什么严重的妇科病，怀着忐忑不安的心情到妇科医院进行检查，结果并没有什么器质性病变，是由于身体内过于湿热，她才会出现白带过多的情况。

马小会在吃药调理的同时，又听村里一些老人无意中提到，芹菜子和榆钱能够治疗白带过多，她就把两个小偏方都记了下来，看哪个偏方的材料好找就用哪个。

偏方一：芹菜子治疗白带过多

材料：芹菜子30克，黄酒适量。

制作方法：每服15克，就用黄酒引用；或者用水煎服；或者直接将芹菜子在酒中泡5天后饮用芹菜子酒。

功效：这个偏方具有固肾止血、健脾暖胃的功效，对妇女的带下病，及产后脘腹疼痛等症有很好的疗效。

偏方二：榆钱汤治疗妇女带下

材料：榆钱20克。

制作方法：在放有榆钱的锅中加水250毫升，煎到水剩下150毫升即可，将榆钱汁分1~2次服。

功效：这个偏方适用于神经衰弱、失眠、食欲不振、妇女白带等病症。

马小会家房后就长了一棵榆钱树，于是她就选用榆钱汤的偏方治疗。

喝了几天榆钱汤后，她的白带就明显减少了，再喝了几天白带就正常了。

榆钱确实是一种非常不错的食物，它含有蛋白质、脂肪、碳水化合物、粗纤维、钙、磷、铁及硫胺素、核黄素、烟酸等营养物质，是一种粗纤维、高蛋白、低脂肪的野生蔬菜。中医认为，榆钱味甘，性平，无毒，有清心降火、补肺止咳、利水消肿、祛湿热、助消化及杀虫的功效。榆钱树除了榆钱外，榆叶，即榆树的嫩叶；榆皮，即树干内层的白色韧皮，也可食用和药用。一般在春天会有很多人采摘鲜嫩的榆钱，洗净生食即可，味道清甜爽口。除了生吃之外，榆钱还可做成各种糕、饼、菜、汤，深受北方女性的喜爱。

白带黄浊，不妨吃点马齿苋

白带能在第一时间提示女性朋友身体的一些变化，是妇科诊病中一项重要的参考信息。

白带的多少是与脏腑经络的功能息息相关的，尤其是与脾肾的功能相关，因为脾肾在人体内主要是管运化的，如果脾肾失调，那么体内的运化就会失调，导致身体白带增多。

其实，健康的女性也是有白带的，不是说没有白带就健康，有白带就不健康，只要白带是无色、无黏、无异味的就是健康的。有时候女性也会因为生理原因而白带增多，例如在月经前期、排卵期、怀孕期等，不过不用担心，这是阴液旺盛的表现。所以，并不是所有的白带增多都是疾病引起的。

但是，如果白带的色、质、气都随着白带的量而发生了变化，就一定要引起重视了，因为这样的白带可能预示着身体内出现了阴阳不平衡，会进一步引起身体的其他疾病，也可能预示着身体内的某些部位已经发生了病变。

何丽白带黏稠发黄还有异味，到医院诊断后，何丽的病根在于脏腑气血失调、湿热蕴毒、淤积于下，治疗上要以清热解毒、除湿止带为主。医生给她开了药方，还让她多吃一些马齿苋，因为马齿苋非常有利于清热解毒、除湿止带。回去之后何丽就从网上找了两个用马齿苋治疗白带过多的小偏方，一个是马齿苋木槿花汤，一个是马齿苋加蛋清。

马齿苋木槿花汤的具体做法是：用50克鲜马齿苋和30克鲜白木槿花，洗净，用水煎两次，每次加入300毫升水，时间为半个小时。将两次煎得的汁混合，分两次服用。

马齿苋加蛋清的具体做法是：将100克鲜马齿苋洗净，捣烂，取汁，将汁倒入碗中，再加入两个鸡蛋清，最后食用时加入温水。每天服用1~2次。

鸡蛋清性寒也具有清热解毒的功效，另外，鸡蛋清中含有溶菌酶有很强的抑菌作用。白木槿花性微寒，能够除湿热。这二者分别搭配马齿苋能够很好地治疗像何丽这样的白带异常。

白带质清如水，吃点胡椒鸡蛋就好

白带异常可分为两类，一类是非生殖器炎症所致，称为非炎性带下病，一类是由生殖器炎症引起的带下病，称为炎性带下病。炎性带下病很容易理解，主要是由于生殖系统出现炎症而导致的白带增多。那么非炎性带下病是由什么引起的呢？

从中医角度来讲，非炎性带下病主要是由湿邪过盛，伤及任带二脉所致。与此病相关的脏腑主要是脾、肾、肝。在治疗的时候应当注意调理脾、肾、肝三者之间的关系。

很多女人都有过得了带下病却怎么治都治不好的烦恼。张洁白带异常已经有半年的时间了，症状主要是白带量过多、质比较清、外阴瘙痒，市妇幼医院、省妇幼医院都看过了，吃的药，抹的药，洗的药，都用过了，可就是没治好，病情总是反复。经医院诊治为霉菌性阴道炎。她为了治病，将内衣单独清洗，并且放在阳光下晾晒，非常注意卫生，可还是没有去掉病根。

医生询问了张洁的饮食、睡眠情况，以及大小便、怕冷怕热、口中是否有味等情况。又把了一下脉和看了一下舌苔，最后断定她属于体寒而导致的白带过多。没有给她开药方，而是让她回家煮胡椒鸡蛋吃。

具体做法是：先将七粒胡椒炒焦，研成末。再将一个生鸡蛋捅一个小孔，把研好的胡椒末放入鸡蛋内，用厚纸将孔封住，置于火上煨熟。食用前去掉鸡蛋壳。每日吃两次，服用一段时间病就会好了。

中医认为，胡椒具有温中散寒、下气、消炎的功效。现代药理表明，胡椒含有胡椒碱、胡椒酰胺、次胡椒酰胺、胡椒亭碱、胡椒油碱A、胡椒油碱B、胡椒油碱C和挥发油等多种营养物质，具有健脾胃、抗炎、镇静和镇痛等作用，在体内外还有杀菌消炎的作用。而鸡蛋本身就含有丰富的营养，对身体有温补的功效。这两者结合在一起，就有了温中散寒、化湿止带的功效。

乌梅肉红糖水，主治虚热型崩漏

崩漏是一种病状很可怕的病，经历过的女性都知道，一般崩漏都会出现在非月经期，所以让人防不胜防，而且有时会大量出血，让出门在外的女性很难堪。有时崩漏可能出血量并不多，但是出血持续、淋漓不断，也会给女人带来不便，长期出血会造成女人失血过多，体质虚弱。在中医中，那种来势急、出血量多的症状被称为"崩"；那种来势缓，但淋漓不尽持续时间长症状被称为"漏"。另外，西医中无排卵型功能失调性子宫出血也属于崩漏的范畴。

在中医中导致崩漏的原因有很多种，大致可以分为四类，分别是：脾虚型崩漏、肾虚型崩漏、血热型崩漏和血瘀型崩漏。每一种类型都有不同的症状，所以在医治时也要根据不同的情况选择相应的方法。

崩漏是一种容易反复发作的病，因此中医中对于急症就选择先缓解症状，而对于慢症则选择长时间调理。中医中有很多小偏方，可以对崩漏进行长期调理，防止反复发作。

林女士，结婚已经7年多了，有一个活泼可爱的儿子。林女士在结婚前就有痛经的毛病，但是在生完孩子之后她的痛经病就好了，她觉得这一切非常幸运。林女士一直以来就有个毛病，那就是，她的脾气不是很好，性情非常急躁，经常会因为一些小事与丈夫发生争吵。一次在与丈夫吵完架后，林女士就一直堵着这口气，心里怎么也过不去。几天后，林女士就发现内裤上出现了好多血，她本以为月经期提前了，可是这次月经过了好久都没结束，有时候量很多，有时候量又很少，经血中还常出现小血块。与这些一同出现的还有林女士身体上发生的变化，她经常口干舌燥，喝多少水也缓解不了，只是增加上厕所的次数。她还经常感到心烦胸闷，所以她在家尽量少跟丈夫说话，怕一说话自己又跟丈夫吵起来。

因为身体状况越来越不好，林女士只好去看医生。医生建议她去做个B超，检查一下子宫和附件是否出现异常。幸运的是，林女士的子宫和附件并没有出现问题，那就只需要药物治疗和调理就可以了。

医生在给林女士开药的同时，让她用乌梅红糖水进行辅助调理。乌梅红糖水好喝，且容易做，也可以作为平时的饮品。具体做法是：每次准备15克乌梅，将它放入500毫升的水中煎，煎到水剩下300毫升的时候，就可以了。在煎乌梅的同时要在水中放红糖，至于放多少，可以根据自己的口味来定，喜欢酸一点的可以少放些，喜欢甜一点的可以多放一些。煎一次的量要分两次服用。经过调理，林女士的问题得到缓解。

乌梅又叫作酸梅，商店里有很多用乌梅加工成的小零食。乌梅也可以入药，它具有敛肺止咳、涩肠止泻、安蛔止痛、生津止渴的功效。在《本草纲目》中记载："乌梅主治下气，除热烦满，安心，止肢体痛，偏黏不仁，去青黑痣，蚀恶肉。去痹，利筋脉，止下痢，好睡口干。水渍汁饮，治伤寒烦热。止渴调中，去炎治疟瘴，止吐逆霍乱，除冷热痢。治虚劳骨蒸，消酒毒，令人得睡。"现代医学认为，乌梅含有丰富的营养成分，例如：糖类、柠檬酸、苹果酸、琥珀酸、谷甾醇、维生素 C 等，具有有效的抗菌作用。因此，乌梅红糖水具有很好的收敛止血功效，从而能够治疗崩漏出血的疾病。

其实，乌梅红糖水不仅对崩漏非常有疗效，它对伤风感冒也非常有效。平时在家里可以多准备些乌梅，将乌梅红糖水做成饮品，随时享用。注意，在选择乌梅的时候，要注意选择个大核小、肉质厚实、不破裂露核、味酸的。

豆腐与醋同时煎服，主治血热型崩漏

血热型崩漏是崩漏中的一种，顾名思义，这种类型的崩漏是由血热导致的。患有血热型崩漏的女性大多有一个毛病，那就是脾气不好，经常性地生气。情绪是与人的身体健康息息相关的，往往乐观开朗的女人就不容易得这种病。但是，你要是劝爱生气的女人少生点气，也是很难的，因为有时候并不是她们自己想生气，而是肝火旺盛，脾肾失调，控制不了自己的脾气，所以有时候需要用药物来调节，同时加以自身的情绪调节，两方面入手病就更容易好了。

周女士是一名工人，在工厂里是有名的"炮筒"，一点就着，工厂里面没有人敢惹她。突然有一日，一名刚分来的技术工人不了解情况，没轻没重地跟周女士开了几句玩笑，就把她给惹怒了。这本是件小事，可是周女士心眼小，总认为一个刚分来的技术工人就敢跟她这个老员工开玩笑，也太不把她放在眼里了，为此闷闷不乐了好几天。

这一闷闷不乐可就把周女士给闷出了病，她的月经提前来了，而且量很大。一开始周女士并没在意，以为自己到了更年期，月经有些不准时也是正常的。可让她没有想到的是，这次月经来了就没有停，持续了半个多月。由于失血过多，弄得她头昏脑涨、口干舌燥。不仅如此，原本正常的大便也好久才解一次，而且大便干硬。

按照周女士的年龄，她都快要绝经了，可是她的月经没停反而变得流血量更多了，这样下去肯定会把身体弄垮的。周女士为了看病，向工厂请了假，经多方打听找到了一个老中医，想让老中医给她调理调理。老中医给她把了把脉，发现肝火旺盛是她各种病症的主要根源。火热内盛，热伤冲任，破血妄行而为病。也就是说，肝火旺盛导致周女士体内的血液运行过盛，不受统管，对于这种症状应当从清热凉血、固冲止血方面入手。

老中医给周女士开了服凉血的中药吃，又让她注意调理自己的情绪，这样从吃药和调理情绪两方面入手就能很快见效。

周女士经常看养生节目，也多多少少明白自己这种暴躁脾气很容易招来疾病，可是许多时候她也控制不了自己发火。她就跟医生讲了自己的苦恼，希望医生可以给想想办法。老中医经验丰富，就给她推荐了一个小偏方，可以治疗崩漏，也可以有效地改善周女士脾气暴躁的毛病。

这个小偏方的主要材料是豆腐和醋，具体做法是：准备 250 克豆腐和 120 毫升醋，将豆腐与醋共同煎煮，等到豆腐煮熟即可食用。这个偏方可连服数剂，直到经血停止就可以停服了。

豆腐中含有丰富的蛋白质、钙和维生素，含有人体必需的 8 种氨基酸和动物性食物缺乏的不饱和脂肪酸、卵磷脂等。女人经常食用豆腐可以保护肝脏，促进机体的新陈代谢，增加人体的免疫力。豆腐还有解毒的功效，以及益气补虚的作用。醋的主要成分是醋酸，中医认为醋可以开胃养肝、散瘀止痛、解毒杀虫。醋配合豆腐食用就可以达到保肝养肝、清热固血的功效，从而从根本上治疗崩漏。

空腹饮用豆浆韭菜汁，有效缓解血崩

陈女士是一位中学老师，48 岁了，一直都有月经不调的毛病，这么多年也没有治愈。以前都是月经提前，血量多，且淋漓不尽，可是有几个月她的月经又发生了变化，这回来月经的时间没有了规律，有时候来得早，有时候来得迟。有一次，她的月经将近十天才结束，可是月经结束十天后，因为她给学生们多上了几节课，月经就又来了。

陈老师请假到医院看病，根据医生的提问，她详细地说出了自己月经的具体情况：血色基本上是淡红色，没有血块，血量大。她还经常感到头晕，所以上课时只能坐在椅子上讲。腰酸背痛对于她来说也是常事，她还经常感到疲乏，常常上着课就累得心慌，课也就只能暂停。医生给她把了脉，发现她的脉细缓，看了一下舌苔，发现她的舌苔很薄。

通过这些症状，医生基本判断陈老师是属于肾虚型崩漏，并建议她做个B超，检查一下生殖器是否出现异常，以防万一。

导致肾虚型崩漏的原因有很多，有的女人是因为先天的肾气不足；有的女人是因为年老肾衰，导致的肾气不足；有的女人是因为房事过度，伤及肾脏，耗伤精血，肾阴虚损，虚热内生，迫血妄行，经血失约；有的女人是因为长期生病，导致肾阳虚损，冲任不固，不能制约经血。

肾虚型崩漏又可分为肾气虚、肾阴虚、肾阳虚。

肾气虚主要出现在青春期少女或绝经前的女性，主要症状为经乱无期，出血量多且势急，或者淋漓不尽，或由崩而漏，由漏而崩反复发作，血色淡或淡暗，血质偏稀；同时面色比较晦暗，眼眶发暗，腰背酸软，小腹有坠感；舌头的颜色淡暗，舌苔白润，脉沉弱。

肾阴虚的主要表现为月经紊乱没有规律，有时出血量少淋漓数月不尽，有时又在停止数月后暴下不止；经血色鲜红，血质稍微发稠；同时会出现头晕耳鸣、腰膝酸软、五心烦热、失眠多梦等情况；舌头发红且舌苔少，脉细数。

肾阳虚证的症状主要为月经紊乱无定期；出血量多或者淋漓不尽，或停止数月后又暴下不止，血色淡红或淡暗，血质偏稀；身体怕冷，腰膝酸软；小便清长，而大便溏；舌头颜色淡暗，苔白润，脉沉细无力。

针对各种肾虚，中医都有一些不错的中成药可以调理，例如金匮肾气丸可以调理肾气虚，知柏地黄丸可以调理肾阴虚，右归丸可以调理肾阴虚。这里推荐一个豆浆韭菜汁适于调理肾虚型崩漏。

具体做法是：准备一碗豆浆和适量的韭菜，将韭菜洗净，晾干，绞碎，取汁。韭菜汁最好准备半碗。将韭菜汁兑入豆浆中煮熟，空腹饮用。

韭菜具有补肾壮阳的功效，能够起到补气温经的作用，可以很好地调理肝肾，再加上豆浆对女性的滋养作用，所以这个偏方对肾虚型崩漏会产生很好的缓解作用。

党参水煎服治脾虚之崩漏

　　脾虚型崩漏是多种崩漏中的一种。很多女性都会因为一些事情而忧思过度，或者因为在饮食上不注意，损伤了脾脏，导致身体虚弱，营养不良，体内的血气就会随之失调，从而导致崩漏。

　　脾虚型崩漏的症状主要表现为：经期无规律，血量多，有时淋漓不止，血色偏淡且血质偏稀。而得了脾虚型崩漏的女人就会经常无精打采，身体容易疲倦，稍微活动一下就会上气不接下气地喘个不停。她们平时很少说话，连饭也吃得很少，手脚经常是凉的，有时还会出现面部和四肢水肿的情况，还会有面色发黄的情况。治疗此种类型的崩漏，女人应该从健脾益气、固冲止血方面入手。

　　38 岁的郭女士已经是两个孩子的妈妈了。可是她又发现自己怀孕了，无奈之下，她就服用了米非司酮，进行药物流产，可是药物流产并没有流干净，就只好又做清宫手术。一次药物流产，一次清宫手术，每一次都是对身体的伤害。做完清宫手术后，郭女士的身体就出现了异样。她的阴道出血不止，虽然量很小，但是也使身体变得越来越虚。她曾经看过医生，医生说并没有太大的毛病，就给她开了一些止血药吃，可是并没有效果。

　　郭女士害怕去医院要求再次清宫，就决定去看中医。中医大夫询问了一些关于郭女士月经的问题，例如月经量多少、经血的颜色如何、血中是否有血块、最近情绪如何、睡眠情况如何等郭女士一一做了回答。郭女士的月经一直是淋漓不尽的状况，血色偏淡且质稀，血中没有血块。郭女士的情绪有些不稳定，而且经常感到疲乏，几乎什么活都不能干，这种容易疲乏的状况已经严重影响到了她的生活。再加上食欲不振，她的身体就更加虚弱了。医生给她把了一下脉，又看了一下舌苔，确定她属于脾气虚弱型崩漏。就给她开了对症的中药，并嘱咐她要一个月复诊一次。

　　医生在给郭女士开完中药之后就又给她推荐了一个小偏方，这个小偏方既可以治疗脾虚型崩漏，又可以对她的身体进行调养。这个小偏方就是用党参煎水服用。

　　具体做法是：取 30~60 克党参，用水煎服，当茶饮。在月经期或者行经的第一天开始，连续服用五天，即可。

　　党参是参类的一种，产自我国山西，价格要比人参便宜。在中医中认为党参味甘，性平，归脾、肺二经，有益气、生津、养血的功效，对治疗脾虚型崩漏有很好的效果。此外，女人经常用党参泡水代茶饮用，还可以增强身体的抵抗力。

芡实炒熟冲饮，治肾虚型崩漏

华女士43岁，两年前她做过一次人工流产，在那之后她的阴道就出现了出血不止的现象。为了治病，她中西医都看过，最后用西药给治好了。虽然说是治好了，但是又出现了新的问题，以后每次来月经的时候，都会持续很长时间，且月经量很少。虽然也看过很多医生，但是这次怎么也治不好。伴随着月经淋漓漏下，还出现小腹疼痛、腰膝酸软、头晕耳鸣等症状，严重影响了华女士的生活和工作。不得已，她办了长期休假，每天她只能在家休息，连家务活也做不成。

经过多方打听，她找到了一名老中医，老中医听完她对自己病情的描述后，就大概判断出她的病因了，接着又给她把了把脉，看了看舌苔，就确定她是因为久漏不止而导致的肝肾虚，肝肾虚后又使崩漏的病情更加严重。所以针对华女士的这种状况，应当以调理肝肾为主。老中医就先给她开了一些疏肝理气的药，使经络通畅祛除瘀症，接着就给她开了一些补肾的药，肾脏恢复了可使机体复原。

对于时间长、情况严重的病，并不是吃几服药就能调理好的，正如俗话说的"病来如山倒，病去如抽丝"，所以华女士的病需要长期治疗，也需要平时的保养。老中医除了给华女士开了治病的中药，还建议华女士多喝芡实饮，对她这种肾虚型崩漏非常有好处。

芡实饮是一种适合女性长期食用的保健饮品。具体做法是：准备30克芡实，用文火炒熟，再将它捣碎，最后放入杯中用沸水冲泡即可饮用。每天服用一剂。

芡实又称"鸡头米"，是睡莲科植物芡的成熟子仁。深秋时芡实成熟，是秋季滋补的佳品。之所以说芡实是"滋补佳品"，是因为它含有丰富的碳水化合物、蛋白质、脂肪、钙、磷、铁、B族维生素和维生素C，它还含有多种可提供热能的淀粉，营养成分比较全面。

中医认为，芡实味甘、涩，能够补脾固肾，且能利湿，对大便溏泻、小便不禁、带下等病症有很好的效果。之所以选用芡实治疗脾虚型崩漏就是因为它有补脾固肾的功效，可以调理脾胃功能，脾胃功能正常之后就可以更好地吸收营养，改善身体状况。此外，芡实本身营养丰富，多食用能有效增强人体机能。

芡实虽好，但真正了解的它的人并不多。芡实有南北之分，南芡实外形呈圆球形，一端呈白色，表面光滑有花纹，剖开后断面不平，颜色洁白，有粉性，以颗粒饱满、均匀、粉性足、无碎屑及皮壳者为上品；北芡实外形呈半圆两片，表皮紫红色，剖面白色，富粉性，质硬而脆，以身干、不蛀、颗粒饱满均匀、少碎屑、粉性足、无杂质者为上品。储存芡实时，要注意放在阴凉干燥处。

芡实除了可以用来泡水喝之外，也可用来煮粥。例如芡实糯米粥，就可以补肾、健脾、止泻。芡实薏米粥可以补脾益气。女人平时多吃一些芡实粥也可以预防肾虚型崩漏。

治疗老年阴道炎，就选淮山药

阴道炎是一种让女性非常头疼的病，它可以发生在任何年龄阶段的女性身上，即便是老年妇女也容易患上阴道炎，所以这是一个需要所有女性注意预防的疾病。

一般女性在绝经后很容易患上老年阴道炎，所以女性在绝经后一定要关注自己阴道的健康，及时发现问题，及时解决。阴道炎往往会出现阴道分泌物增多、分泌物呈水状或者脓状、偶尔会带血等现象。女性还会感到外阴瘙痒难耐，有时还会伴有灼热感、尿频、尿痛症状。一旦出现上述状况，女性就要及时就医。

69岁的黄大妈是一名退休工人。最近一年，她经常感觉阴道不舒服，外阴瘙痒难耐，总想去抓挠，这让她很不自在，弄得她都不太敢出门了，深怕自己走在路上忍不住就去抓挠痒处。除了外阴瘙痒的症状外，黄大妈的白带也不正常，呈黄色，还伴有异味。

她担心自己是不是得了什么妇科病，想去医院看妇科，可一想到自己这么大年纪了还来看妇科，就觉得很不好意思，就一直将病拖了下去，结果造成病情越来越严重。后来，她发现自己外阴皮肤出现了溃破，小腹也有坠胀，头也有些晕，耳朵里总有嗡嗡的声音，就连老花眼都有严重的趋势。

黄大妈知道自己不能再拖下去了，就去了医院看病。医生判断，黄大妈患的是老年阴道炎。给黄大妈看病的医生看出了她心中的顾虑，就给她详细讲解了老年阴道炎的病因，并告诉她这种病是老年妇女的常见病，不用觉得难为情，这才使黄大妈释怀。

老年妇女之所以容易患上阴道炎，是因为女性在绝经后卵巢功能衰退，雌激素水平就会降低，随之阴道壁萎缩，阴道上皮变薄，致使阴道的局部抵抗能力下降，从而使阴道遭受细菌感染，引起炎症。老年妇女身体虚弱，抵抗能力下降，也是容易患阴道炎的一个原因。

医生见黄大妈的病时间比较久，就建议她做一个妇科检查，看看生殖系统是否出现病变。黄大妈就去做了几项检查，结果发现在左阴唇下有一小块溃疡面，并有少量渗出物，阴道畅通，阴道黏膜充血明显，宫颈光滑，有萎缩。检查阴道分泌物未发现滴虫及霉菌。见并无太严重的情况，大夫就给黄大妈开了一些口服药乙烯雌酚和外用清洗、涂抹之类的药物。

除了阴道的不适，黄大妈还出现了小腹痛、头晕、耳鸣、视力下降等情况，这些在中医看来都是肝肾虚的表现。老年阴道炎在中医看来或者是因为年老肾中精气亏虚，气血不足，血气亏虚则化燥生风，所以出现阴痒等症；或者是因为脾虚生湿，湿浊下注阴部；或者是因肝经湿热循经下注所致。因此治疗这种病，就应当滋阴养血，祛风止痒；益气健脾，除湿止带；清肝泄热，解毒祛湿。

医生还给黄大妈推荐了一道关于山药的药膳。这道药膳的具体做法是：先准备30克淮山药、250克猪瘦肉、15克鱼鳔；将淮山药、猪瘦肉洗净切块；鱼鳔用水浸发，洗净，切丝；将全部用料一起放入锅中，加入适量的清水，用大火煮沸后，改用小火煲两个小时，调味后即可食用。

淮山药是一种人们喜爱的食物，除了味道可口之外，还因为它可以滋阴补肾。这个小偏方将淮山药、瘦猪肉和鱼鳔一同煮食，可以起到涩精止带的作用，对治疗老年人阴道炎有非常好的效果，对于腰酸脚软、头晕耳鸣、带下不止等症状也有很好的缓解作用，同时也适用于产后眩晕。

空腹服用马齿苋、白果，巧治阴道炎

阴道炎是一种多发性的妇科病，许多女性朋友都深受其害。阴道炎主要是指阴道黏膜及黏膜下结缔组织的炎症。正常健康的女性由于自身的生理特点，阴道对病原体的侵入是有自然防御功能的，但当阴道的自然防御功能遭到破坏时，病原体就很容易侵入，导致阴道炎症。年龄较小的女孩以及绝经后的中老年妇女由于雌激素缺乏，阴道上皮就会相对较薄，细胞内糖原含量少，阴道抵抗力低，就容易受到感染。所以，年龄较小和较大的女性要更加注意阴道炎的发生。

6 岁的青青是个活泼可爱的小女孩，马上就要上小学了。从青青上幼儿园起，青青的妈妈就非常注意培养青青拥有良好的生活习惯，例如叠衣服、归纳玩具、洗小手帕等。有一天，青青的妈妈发现青青会时不时地将手伸进自己的裤子中去挠自己的屁股。细心的妈妈就问青青为什么要这么做，青青就说："屁股很痒。"青青的妈妈就帮青青检查屁股，结果发现青青的阴部有些发红，还会有深颜色的小斑。青青的妈妈大惊：这是阴道炎的症状啊，可是这么小的孩子怎么会感染病菌呢？

第二天，青青的妈妈就带着青青去了妇幼保健医院就诊，医生一看，青青确实是患上了阴道炎。在医生的讲解下，青青的妈妈明白了，由于青青的年龄小，雌激素水平低，阴道的抵抗力也就低，因此容易得阴道炎。青青妈妈的疑惑倒是解开了，可她又想到：青青这么小，又该如何治疗呢？若是使用外用药或者口服药会不会对青青产生不好的影响呢？医生得知了青青妈妈的顾虑，就建议她带青青去看一下中医，最好是寻一个中医偏方治疗。

离开医院后，青青妈妈又带着青青去了中医院就诊，老中医看青青年纪太小，就觉得给她用药恐怕这么小的孩子不愿意吃，就推荐了一个食疗偏方。这个食用偏方的主要原料是马齿苋和白果，具体做法是：先准备 3 个鸡蛋，将蛋黄和蛋清分开，只用蛋清；马齿苋要新鲜的，60 克就足够；将 60 克马齿苋和 7 个白果仁混合捣烂，再用鸡蛋清调匀；用煮开的沸水冲好后就可以服用了。需要注意的是服用此方时一定要空腹，每天服用一剂，连续服用 4~5 天就可见效。

医生提醒青青妈妈，在服用这个小偏方时一定要注意，白果不可以食用过多，因为白果有小毒，还让她多注意青青的个人卫生，要避免长期待在潮湿的环境里。回到家后，妈妈更加注意青青的生活，在妈妈细心的照顾下，青青的病很快就痊愈了。

马齿苋是一种生于田野、菜地及路旁的野菜，我国大部分地区都有分布，每年到了夏天或者秋天就有很多人采摘食用。它可用于治疗各种热毒病症。药理实验发现，它对志贺氏菌、伤寒杆菌、大肠杆菌及金黄色葡萄球菌、痢疾杆菌均有抑制作用；马齿苋中还含有丰富的维生素 A 样物质，能促进上皮细胞的生理功能，并促进溃疡的愈合。同时，它对血管也有显著的收缩作用。中医认为马齿苋味酸，性寒；归大肠、肝、脾经，可以清热解毒，散血消肿。白果仁是银杏科落叶乔木银杏树的种子。中医认为其味甘、苦涩，性平，具有收敛除湿的功效，常用于带下赤白，小便白浊等症。马齿苋配合白果食用可以清热利湿，杀虫止痒，适用于湿虫滋生型的念珠菌性阴道病。

萝卜醋适用于滴虫性阴道炎

阴道炎的种类很多，主要包括滴虫性阴道炎、霉菌性阴道炎、老年性和幼年性阴道炎等几种。滴虫性阴道炎是由感染阴道毛滴虫所致，症状主要有带下量多、黄稠臭秽、带有泡沫；外阴往往会感到瘙痒、灼痛、性交痛等；若是去医院检查阴道黏膜，会发现有红色斑点，在分泌物中可找到滴虫。而霉菌性阴道炎则是由感染白色念珠菌所致，症状主要是带下呈豆腐渣样，外阴也会出现瘙痒、灼痛、性交痛等；若检查阴道黏膜，会发现有白色膜状物，去除后露出红肿黏膜面，在分泌物中可找到霉菌。老年性阴道炎及幼女性阴道炎则是由于阴道抵抗力下降所致。

陆华是一名在外打工的农民工。由于居住的环境卫生条件较差，她不小心感染上了阴道炎。她的阴道炎病史已经很长了，曾经检查过为滴虫性阴道炎。以前都是用甲硝唑治疗，用药期间症状明显改善。可是就在一次月经干净后，她的阴部又出现了瘙痒和灼痛的感觉，白带量也明显增多，且发黄呈水状。不仅如此，她还出现了尿频的现象，每次稍微干点儿活就会感到浑身乏力。陆华又一次来到妇科医院，检查发现，她的白带中含有滴虫，很明显是滴虫性阴道炎复发了。

陆华很疑惑，为什么明明已经治好的阴道炎又复发了？她开始怀疑西医的方法，想要从中医寻一个方法来治疗，就来到中医医院找大夫。候诊的时候，闲着没事，她就与一位老婆婆聊了起来。陆华就讲了自己的烦恼，老婆婆也得过这种病，总结过不少方法，有一个小偏方既省钱又好用。这个偏方主要用到醋和白萝卜，先用醋冲洗阴道，再用白萝卜汁擦洗填塞阴道。这个方法10次为一个疗程。陆华听了这个办法非常高兴。

这个方法虽然看起来不错，但是真的会有效吗？陆华在看病之余，就向中医大夫询问了一下，经大夫讲解后，陆华才恍然大悟。陆华在中医的建议下开了几服中药，又用白萝卜汁和醋清洗，很快她的滴虫性阴道炎就好了，而且再也没有复发。

中国人使用醋的历史非常悠久，早在公元前 8 世纪就有了关于醋的文字记载。虽然醋经常被用作调味料，但是醋的药用价值也是不可忽视的。中医中认为，食醋性温，味酸、苦，具有杀虫、开胃、养肝、散瘀、止血、止痛、解毒等功效。中医中经常用食醋来治病，历代医药学家积累了很多用醋治病养生的方法。醋经常被用做中医外敷药的配料。现代医学则认为，醋能够消除疲劳，调节血液中的酸碱平衡，还能促进消化、扩张血管，增强肝和肾脏的功能。之所以用醋来治疗阴道炎是因为醋具有很强的杀菌功效。白萝卜也是一种很好的保健食品，它具有清热解毒、生津止渴的功效。而在这个小偏方中则是利用白萝卜的杀菌功效。总之，这个小偏方可以起到清热解毒、杀虫的作用。

得了阴道炎，用冰片巧妙治好

程女士最近身体非常不舒服，因为她的"老毛病"——阴道炎又犯了。她感到自己的外阴和阴道像火烧一样，又热又痒，总是忍不住要用手去抓。以前她都是去药店买一瓶阴道外洗液，冲洗几天就好了，可是这次连着冲洗完了两瓶阴道外洗液，一点儿效果都没有，于是就到医院去看病。

经医生讲解，程女士才明白，原来那种外洗液用的次数太多了，她产生了耐药性，必须换其他的药来治疗。医生给她推荐了一个小偏方，价钱非常便宜，用起来也简单。医生让她去药店买些冰片，每次取 3~5 克，用无菌薄纱块包裹，放入阴道，时间要 6 小时以上，每天一次，7 天为一个疗程。

程女士听了很疑惑，不明白这冰片怎么就能治好她的阴道炎。医生就解释说，冰片是一种中药，又名片脑，是从龙脑香的树脂和挥发油中提取的结晶。冰片的颜色为类白色至淡灰棕色，气味清凉，呈梅花瓣块状和片状，半透明，故又称"梅片"。冰片这味药在古医书中被认为是"开窍辟邪之药"，"芳香之气能辟一切邪恶，辛烈之性能散一切风热"，可见冰片有强大的辟邪抗毒能力。

程女士听明白了冰片是一味治病的中药。可是她还是有些不相信，平时治病都是用好多味中药熬汤喝，都不见得能把病治好，怎么只一味冰片就能把她多年的阴道炎给治好了。医生就又给她解释，中医中认为冰片辛苦、微寒、性凉，古医书中记载它有清热解毒的功效。现代研究也发现，冰片可以抑制金黄色葡萄球菌、绿色链球菌、肺炎双球菌等细菌的生长。在电子显微镜下观察，可以发现在冰片的作用下，真菌的细胞会发生扭曲变形，最终死亡溶解。同样观察可发现，冰片对于病毒的增殖也有抑制作用，可以抗病毒。此外，研究还发现冰片具有消肿、消炎、镇痛的功效。大多数阴道炎都是由细菌、真菌、病毒感染所致，所以，从中西医两方面来看，冰片都可以杀灭病菌，治愈阴道炎。

医生给程女士讲了很多，大部分她都没有听明白，但是关键的听懂了，那就是冰片可以杀菌消炎，所以可以治愈阴道炎。这下程女士可以放心使用小偏方了，没过几天她的阴道炎就好了，不再那么瘙痒了。

甘草薄荷汁熏洗外阴部，消炎止痒效果好

李女士不知道什么原因感染上了阴道炎。和广大患有阴道炎的女人一样，她的外阴也是奇痒难耐，甚至影响了她的劳动及睡眠。发病没多久，李女士就去了医院检查。

经过详细的妇科检查，医生发现李女士的小阴唇内侧及阴道存积了大量凝乳状白带，整个阴道壁被一层白膜所覆盖，分泌物涂片镜检查发现含有真菌，确定为真菌性阴道炎，也叫作霉菌性阴道炎。

李女士不明白：自己每天都清洗阴部，怎么就会得了真菌性阴道炎呢？

医生解释说，霉菌性阴道炎的发作多是因为受到白色念珠菌的感染。念珠菌是一种经常存在于人体皮肤、口腔、肠道及阴道内的真菌。它的存在一般并无症状，只有当阴道上皮细胞糖原浓度增多，或者阴道酸性增强时，或者在机体抵抗力降低的情况下，它才会迅速繁殖引起炎症。因此，霉菌性阴道炎多见于孕妇、糖尿病患者以及接受大量雌激素治疗的患者。此外，长期应用广谱抗生素，会使机体内菌群、菌种失调，也会使念珠菌大量存在；长期应用免疫抑制剂，则会使机体抗感染能力降低，产生大量念珠菌；还有像患有消耗性疾病及缺乏复合 B 族维生素的人，也可能使念珠菌大量繁殖而导致霉菌性阴道炎。

经过医生的讲解，李女士明白了，自己一直在食用抗生素类药物，应该是吃药致使机体内菌群、菌种失调导致的阴道炎。

找到病因就有办法医治了，只要停止服用抗生素类药物，使机体内菌

群、菌种恢复正常就可以了。但在机体内菌群、菌种恢复正常之前，还是要缓解一下症状。于是，医生建议李女士用含 0.25% 的碳酸氢钠洗液来清洗阴道，可是李女士说自己在住院之前就买过这种洗液来清洗，一开始挺见效，可是后来就不管用了。

医生就给李女士推荐了一个小偏方，这个小偏方很简单，主要用到甘草和薄荷，取甘草 30 克，薄荷 15 克，将甘草和薄荷用水煮大概 20 分钟，滤去残渣留下药汁。当药汁还烫的时候用热的蒸气熏阴部，等到药汁温度适宜时就可以清洗外阴了。

李女士用过之后感觉非常清爽，阴部的瘙痒症状也不见了，她又可以正常地工作和休息了。

甘草中含有多种抗炎成分，能够消除阴道炎症；薄荷则具有清热解毒的功效。

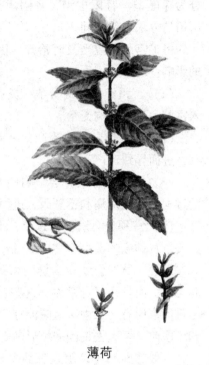

薄荷

二者合在一起既可以清热解毒，又可以消炎止痒，因此，能够有效缓解阴道炎带来的不适感。

患了脾虚型宫颈炎，空腹吃点雄乌骨鸡

宫颈炎是一种经常发生在育龄妇女身上的常见妇科病，分为急性和慢性两种。急性宫颈炎常与急性子宫内膜炎或者急性阴道炎同时存在，主要症状表现为白带呈脓性，伴有下腹及腰骶部坠痛，或有尿频、尿急、尿痛等膀胱刺激征。在这两种宫颈炎中，慢性宫颈炎的发病率要高一些。它的症状主要表现为白带增多，呈黏稠的黏液或脓性黏液，有时可伴有血丝或夹有血丝。一般导致慢性宫颈炎的原因多是宫颈受到行经或性生活的刺激所致。这两种宫颈炎是可以转化的，若是急性宫颈炎没有得到很好的治疗就会转化成慢性宫颈炎。

中医一般认为宫颈炎是由内在脏器的不调和导致的。从病因角度来看，

急性宫颈炎可分为湿热蕴结型、肝热脾湿型、热毒内蕴型；慢性宫颈炎可分为脾虚型、肾阳虚型、肾阴虚型、湿毒内侵型。病因不同则病症不同，医治的方法也就不同。

得了宫颈炎应当及时治疗，因为宫颈炎会给女性的生活带来许多不利的影响：

（1）宫颈炎会影响受孕，炎症会使白带呈黏稠或脓状，会妨碍精子进入宫腔，从而影响受孕。

（2）宫颈炎会导致流产，因为宫颈炎会使组织弹性下降，使产程不顺利，进而导致流产。

（3）严重的宫颈炎会影响性生活的质量，因为宫颈炎会让女性在性生活过程中感到疼痛和不舒服，进而排斥性生活。

（4）宫颈炎会诱发宫颈癌，据统计，有宫颈炎的女性比没有宫颈炎的妇女，宫颈癌的发病率高出 10 倍。

最近，黄女士就在为她的宫颈炎发愁，因为她经常感到精神疲倦，四肢无力，而且还浑身发冷，这些都严重影响了她的生活。偶然一次，黄女士听同事说有一家中医医院治疗宫颈炎很见效，就抱着试一试的态度去了。到了医院，经大夫询问病情后断定她为慢性宫颈炎，主要是脾虚导致的。

一般脾虚型慢性阴道炎的主要症状有：白带色白或淡黄，质黏稠，无臭味，成绵绵不断状；患者一般会出现面色发白或者萎黄，四肢不温，精神疲倦，大便糖稀，两足水肿；舌淡，舌苔发白或者发腻，脉缓弱。

医生在给黄女士开中药之余还交给了她一个食疗小偏方，对辅助性治疗脾虚型宫颈炎非常有好处。这个偏方的具体做法是：准备雄乌骨鸡 1 只，胡椒 30 克，莲肉、白果、粳米各 15 克。然后将乌骨鸡洗净，再将以上材料研成细末放入鸡腹内，然后将鸡放入砂锅内煮，待到鸡肉烂熟后空腹食用。

脾虚型宫颈炎多是因为脾阳不足，不能温运水湿，水湿内生，流注下焦，损伤任带而致。治疗这种病症，应当温中健脾，化湿止带。

乌骨鸡又名竹丝鸡，具有滋补强壮的作用，对于久病体虚、四肢疲倦、泄泻带下等均有治疗作用。中医中认为，白果仁味甘、苦涩，性平，具有收敛除湿的功效，常用于带下赤白、小便白浊以及小便频数、遗尿等症。莲子肉味甘，性平，莲子的表皮味涩，涩能止带、止泻，甘能补脾。糯米入脾、胃经，具有补中益气、缓中和胃的功效。《本草纲目》认为它能"暖脾胃"。胡椒味辛辣而性热，能够散阴寒之气，既能暖脾、除湿、止带，又能起到调味的作用。根据抗菌试验可知，胡椒对大肠杆菌、痢疾杆菌以及皮肤真菌有抑制作用。总体来说这个小偏方能够温中健脾，从而达到除湿止带、治疗宫颈炎的目的。

宫颈炎引起赤白带下，就用赤石脂止血生肌

宫颈炎一直是困扰女人的一大妇科病，要想治疗和预防宫颈炎，就需要了解为什么女性会得宫颈炎？

宫颈是子宫的一扇大门，平时它紧紧地关闭着，保护着子宫免受细菌和病毒的侵犯。但是当女人经历分娩、流产或手术时，宫颈就会打开。如果在这些过程中它受到了损伤，那么从阴道里进来的病原体如葡萄球菌、链球菌、大肠杆菌、厌氧菌、淋病双球菌、结核杆菌、滴虫等就会从破损的地方进入到宫颈深层，就可能造成宫颈糜烂、宫颈肥大、宫颈息肉、宫颈腺体囊肿和宫颈内膜炎等疾病，这些症状就是我们平时所说的宫颈炎。此外，如果性生活不注意卫生清洁，月经过频，长期接触化学物质和放射线也会引起宫颈炎。

可见，女人平时就应当注意保护宫颈，保持卫生清洁，尤其是在分娩、流产或手术时就更要注意保护宫颈，防止它受到伤害。

郑女士是一位年轻的妈妈，深受宫颈炎的折磨，患有宫颈炎后她一直腰痛，痛到什么活都干不了，也不能照顾她的孩子。要说起郑女士的宫颈炎，就要提到她的分娩，因为她的宫颈炎是在她分娩后才得上的。她查过宫颈炎的相关资料，了解到分娩时宫颈是打开的，容易使宫颈受到损害，就会引起宫颈炎，猜测自己可能是在分娩时没有注意卫生才导致了宫颈炎。可是看病不能光靠猜测，必须要到专门的医院接受检查，才能够确定病因，找到正确的治疗方法。

郑女士害怕西医会用一些手术之类的治疗方法，于是找到了一家不错的中医医院，想要通过中医的方法来调理。经过医生诊断，确定郑女士为慢性宫颈炎，可能已经波及盆腔，需要赶紧治疗。

关于自己的病，郑女士一直有一个疑惑，因为她的白带中夹有血丝，她曾以为是自己月经不调或者是崩漏，可是经血量又没有那么大。就问医生为什么她的白带会夹有血丝？医生解释说，慢性宫颈炎有时会出现白带中带血的情况，这种宫颈炎在中医中被认为是由脾阴虚造成的。除了白带中带血，郑女士还感到阴部灼热、头昏目眩、五心烦热，她还经常失眠多

梦，便秘，尿黄。

针对郑女士脾阴虚的症状，医生给她推荐了一个小偏方让她配合药物治疗，这个偏方可以治疗赤白带下的症状，解决郑女士的烦恼。这个小偏方主要用到赤石脂和海螵蛸，各准备18克，将两味药研成细末，混合。每次服3克，每日服3次。

此偏方主要解决因宫颈炎导致的赤白带下问题。赤石脂具有止血、生肌、敛疮的功效，适用于崩漏带下、久泻久痢、大便出血等症状。海螵蛸是一种气微腥，味微咸的药物。它具有涩精止带、收效止血、制酸、敛疮的功效，可用于治疗赤白带下、胃病吞酸、吐血、崩漏便血、溃疡病。

天花粉栀子可治宫颈炎湿热证

秦女士因一次意外怀孕，做了人工流产，那次人工流产很不顺利，由于操作不当造成了她的子宫出血，还好抢救及时，否则她可能就丢掉了性命。虽然是捡回了一条命，可是从此以后秦女士的身体变得很虚弱，几乎成了一个"病秧子"。宫颈炎就是一个伴随了秦女士很久的病。

秦女士为了治疗宫颈炎去过不少医院，经过多次治疗，秦女士有些害怕这些西医的治疗方法，于是想从中医上寻找治疗方法。她找到一位中医大夫，经过诊治认为她属于湿热下注型宫颈炎，需要清热利湿。

中医认为湿热下注可导致宫颈炎，被称为湿热下注型宫颈炎。这种宫颈炎往往会出现白带量多，颜色发黄或白，多为脓性，有时会带血丝。女性在性交时会感到疼痛，或者性交后阴道出血。除此之外，腰腹会出现酸胀感，有时小便频繁，且有疼痛。阴道还会出现瘙痒的症状，口中有苦味，咽喉干痒，舌红苔黄腻。医生一般会建议服用妇炎平胶囊、抗宫炎片、四妙丸、子宫丸等。

为了更好地治疗秦女士的病，医生除了开药方外还给她推荐了一个小偏方。这个小偏方简便易行，具体操作方法如下：天花粉和栀子各15克，芦根和绿豆各30克。将所有药材用水煎，口服，每天一剂，每日服用2次。

《本经》中记载，天花粉"主消渴，身热，烦闷火热，补虚，安中，续绝伤"。也就是说天花粉具有清热解毒、消肿排脓、利湿的功效。栀子性味苦寒，具有清热利尿、泻火除烦、凉血解毒消痈等作用，可用于尿赤、血淋涩痛、带下发黄、腹痛等泌尿生殖系统感染性疾病。据药理研究，栀子有抗菌作用，它对金黄色葡萄球菌、脑膜炎双球菌、卡他球菌等有抑制作用。因此，此偏方对治疗宫颈炎湿热证有很好的效果。

鸡冠花清热、利湿、止带，对治急性宫颈炎

最近孙大婶觉得身体不舒服，阴道内又痒又痛，腰也很酸，就到村里的小门诊去看病。经大夫初步诊断，她患上了急性宫颈炎，建议她到市里的大医院做个详细的妇科检查。孙大婶不肯去市里，因为她怕花钱。

门诊大夫就耐心给孙大婶讲解了急性宫颈炎的危害。急性宫颈炎是一种由淋球菌和沙眼衣原体感染引起的疾病。由于病原体累积到宫颈黏膜腺体，沿黏膜表面扩散就导致炎症的发生。急性宫颈炎可继发于急性子宫内膜炎以及感染性流产，病原体沿着子宫内膜蔓延至宫颈管黏膜上皮。还有一种比较常见的病因是阴道内存在异物，比如棉球、纱布等，这些异物可使细菌大量繁殖，引起急性化脓性阴道炎和宫颈炎。

大夫讲得比较专业，孙大婶听不太懂，但可以听出来这是一种很严重的病。

大夫又说到一般宫颈炎的产生多与经行、产后、流产后、妇产科手术、不洁性生活等有关。急性宫颈炎的症状主要表现为阴道分泌物明显增多，常呈脓性或血性。阴道内灼热、痒痛不适，下腹坠胀不适，腰酸，并常有尿频、尿急等尿路刺激症状。有些患者有性交痛，性交后出血，并可伴有体温升高、白细胞增多等全身症状。

听完这些症状后，孙大婶和自己的情况对照了一下，自己确实出现了不少，相信了大夫的诊断。可是孙女士还是不想去市里的大医院进行检查，希望大夫可以给她个简便的治疗方法。大夫也是农村里长大的，明白农民看病的难处，就给孙大婶推荐了一个小偏方，叫作鸡冠花汤。在农村有很多人家都种有鸡冠花，所以这个偏方是很实用的。这不仅是个治病的良方，还是道美食，具体做法是：准备20克鸡冠花、100克猪瘦肉、10颗红枣。将鸡冠花、红枣、猪瘦肉洗净，红枣去壳。然后，把全部用料一起放入砂锅中，加入适量清水，大火煮沸后改用小火煮30分钟，调味后即可饮汤食肉。

孙大婶使用这个偏方一段时间后，发现自己阴道内瘙痒的症状有了明显的减轻。

鸡冠花汤具有清热利湿止带的功效，适用于湿热型子宫颈炎。鸡冠花除了是一种观赏花外，还可以入药。鸡冠花有白色和红色两种，白色的具有渗湿清热的功效，可以止白带；红色的具有除热利湿的功效，可以治疗赤白带，在使用时可根据不同的症候选用。因此，鸡冠花汤可去除患者体内湿热，从而治愈急性子宫颈炎。

注意，偏方虽好但不能完全代替正规的药物治疗，若是使用后不见好或者治好后又复发就一定要去医院检查。

孩儿茶冲洗宫颈，有效治疗宫颈炎

41岁的彭女士最近很头疼，因为她发现自己出现了月经紊乱的情况，具体情况是：血量多且色暗黑成块，有时月经淋漓不断，白带清稀且量多。起初，彭女士以为自己得了崩漏病，可是去医院一检查，才知道自己得了宫颈炎。

医生说宫颈炎是妇科常见的疾病之一，只要接受正确的治疗就能完全康复。据调查发现，宫颈炎在已婚或有性生活的妇女中发病率高达50%以上，是宫颈癌发病的高危因素之一，所以医生提醒彭女士一定不能忽视宫颈炎。

医生在给彭女士使用药物治疗一段时间后，彭女士的症状有了明显的好转，这时，医生就推荐给彭女士一个偏方，作为宫颈炎的辅助治疗。这个偏方是孩儿茶，具体做法是：准备适量的孩儿茶，将其研成细末。用温水将3克盐化开后，冲洗宫颈，然后再将药末均匀地涂撒在患处，每天一次，5天为一个疗程。

使用孩儿茶的偏方一段时间后，彭女士的宫颈炎有了更明显的好转：阴道分泌物正常并减少，宫颈糜烂面明显缩小。又继续使用该偏方一段时间，彭女士自觉症状消失，阴道分泌物正常，宫颈光滑，到医院一检查，她的宫颈炎痊愈了。

孩儿茶，又叫儿茶膏、儿茶、黑儿茶，为豆科合欢属植物儿茶树的去皮枝、干的干燥煎膏。每年冬季，采收儿茶树的枝、干，除去外皮，砍成大块，加水煎煮，浓缩，干燥即成。成品孩儿茶呈类方形块状或不规则块状，大小不一，表面棕褐色或黑褐色，稍具光泽，平滑或有龟裂纹；质脆，易破碎，断面不整齐，具光泽，有细孔；无臭，味涩、苦后略甜；以黑色略带棕色，不焦不碎，味微苦而涩者为佳。

中医认为，孩儿茶性味苦、涩，微寒，归肺经，具有消炎杀菌、收敛生肌等作用，因此不仅适用于单纯的宫颈炎，而且也适用于混合型宫颈炎，尤其对合并感染的阴道炎效果显著。由于本药为外用药，直接敷于宫颈糜烂面，故作用迅速。此外，本药为纯中药制剂而成，制作方便，价格低廉，安全可靠，无毒副作用，故广大患者易于接受。

女人与其想办法治疗宫颈炎，不如想办法预防宫颈炎。预防宫颈炎要注意以下几点：首先，要讲究性生活卫生，适当控制性生活，杜绝婚外性行为和避免经期性交；其次，要及时有效地采取避孕措施，降低人工流产、引产的发生率，以减少人为的创伤和细菌感染的机会；再次，如果月经周期过短或者月经期较长，应积极治疗；最后，定期做妇科检查，以便及时发现宫颈炎症，及时治疗。

得了慢性宫颈炎，涂抹五倍子、枯矾糊

慢性宫颈炎是一种妇科多发病，其病因较为复杂，大多数认为与机械性损伤、急性宫颈炎未彻底治愈、病毒或衣原体感染、特殊病原体感染有关。从西医角度来说，慢性宫颈炎是宫颈鳞状上皮因炎症剥脱，由颈管柱状上皮替代所产生的。该病病程较长，病变程度不一，炎症可活动也可静止，并且经常伴有其他良性病变发生。因此，肉眼和镜下呈现多种多样的形态。根据临床所见和病理组织学形态，可将慢性宫颈炎分为宫颈糜烂、宫颈息肉、宫颈腺潴留囊肿、宫颈肥大、宫颈管内膜炎五种。

慢性宫颈炎和急性宫颈炎一样，它的发病都与经行、产后、流产后、妇产科手术、不洁性生活有关，与急性宫颈炎不同的是，慢性宫颈炎可以由急性宫颈炎引起。

慢性宫颈炎的症状很复杂，可分为三方面来讲：第一，白带增多，由于不同病原体引起的炎症不同，白带的性质、量、颜色及气味也就不同，可呈白色黏液性、豆腐渣样、脓性，有时还会带有恶臭。如果伴有息肉形成，白带中可带有血或有性交后出血。第二，下腹坠胀，宫颈炎病变加重，向盆腔结缔组织扩散，就可引起腰骶部酸胀感、性交痛以及下腹部坠痛。第三，不孕，黏稠性白带的存在不利于精子穿过，炎性细胞有吞噬精子的作用，因此可导致不孕。

梁女士就曾患有慢性宫颈炎，现在她已经痊愈了。为了治疗宫颈炎，梁女士可花了不少心思，什么西医中医的方法她都尝试过。俗话说"久病成医"，对于慢性宫颈炎的治疗，梁女士总结了不少小方法。但梁女士最推荐的还是一个小偏方。

这个偏方主要用到五倍子和枯矾，具体做法是：准备等份的五倍子和枯矾，将它们研成细末，加甘油调成糊状，用医用棉签蘸药粉糊涂抹在宫颈管口内外，每日一次，15次为一个疗程。若病情较重，可连用一个疗程。需要提醒的是，在月经来潮时，要停用此药。

五倍子，又名倍子、文蛤、虫瘿、百虫仓、百药煎等，它是一味十分常见的中药。五倍子的主要成分为五倍子轻酸、没食子酸、水分、倍酸、焦倍酸等化学物质，另外还含有少量脂肪、树脂、淀粉、蜡质、蛋白质、植物纤维和无机始等。中医中认为五倍子性平，味酸咸，入肺、肾、大肠三经，具有敛肺降火、敛汗止血、止汗固精的功效，适用于久咳、久泻、久痢、便血、脱肛、崩漏、水肿、自汗、盗汗、五痔、疥癣、疔疮等病症的治疗。五倍子外用可治创伤出血、溃疡不敛等多种病症。

枯矾入肺、脾、胃、大肠经，具有消痰、燥湿、止泻、止血、解毒、杀虫的功效。可以用来治疗肝炎，黄疸，黄肿，胃、十二指肠溃疡，子宫脱垂，白带，泻痢，衄血，口舌生疮，疮痔疥癣，水、火、虫伤等。

因此，由五倍子和枯矾组成的此偏方，可以起到消炎、止血、治愈伤口的功效，从而治愈慢性宫颈炎。五倍子和枯矾除了可以治疗慢性宫颈炎，还可以治疗子宫脱垂，药名叫作五倍子枯矾丸，也是外用。

猪苦胆石榴皮也能治疗宫颈糜烂

宫颈糜烂因其临床表现主要为白带增多，故本病在中医里属带下病范畴。传统中医学认为本病的主要病因为湿、热、毒邪内侵，致使任脉损伤，带脉失约而发病，因此在治疗时以清热除湿，解毒杀虫为首要目的。中医中有很多治疗宫颈糜烂的药，例如宫糜散，就具有清热除湿、解毒杀虫的功效，效果显著；还有很多能辅助治疗宫颈糜烂的偏方，比如猪苦胆石榴皮。

马女士是一家大型网络公司的广告部主管。因为工作繁忙，她常常忽视自己的身体健康。在一次月经过后，马女士发现自己的白带量逐渐增多，色白且黏稠。随着白带量的增多，马女士的精神也开始倦怠，食欲不振，且大便溏泻，小腹偶尔也会出现疼痛。这些症状严重影响了马女士的工作和生活。本来马女士以为是月经不调之类的病，可是她的月经周期是准的，经量也适中，经期一般是5~7天。到医院一检查才知道，自己得了宫颈糜烂，而且较为严重。医生建议马女士最好进行物理治疗，防止宫颈糜烂恶化。马女士经过打听才知道，物理治疗就是将已经发生糜烂的组织烫死或者冷冻死，防止糜烂继续扩散。马女士内心非常抵触这种治疗，因为她觉得这种治疗很受罪，于是想从中医上寻求一些口服或者外用的药方。

经中医专家诊治，发现马女士舌淡、苔白腻，脉沉细，属于脾虚湿浊下注导致的带下病。中医建议她的治疗从健脾益气、除湿止带入手，选用完带汤加味给她治疗。并建议她在内服中药的同时采用宫糜散局部外用常规治疗。中医还给马女士推荐了一个小偏方，具有辅助治疗的效果。这个偏方简便易行，患者在家也可以用来缓解症状。这个偏方主要用到猪苦胆、石榴皮，具体做法是：准备5~10个晒干的猪苦胆、60克石榴皮和适量的花生油；将猪苦胆和石榴皮研成粉末，混合，用花生油调成糊状，装瓶备用；在使用之前先清洗宫颈，再将有线的棉球蘸药塞入宫颈糜烂处。每天用一次，连续使用多次，可缓解宫颈糜烂的症状。

马女士在用药1周后就见效了，四周后症状就明显得到了改善，经过几个月的持续治疗，宫颈局部糜烂和其他临床症状就基本消失了，半年后又进行复诊，病情也没有再复发。

在此方中，石榴皮味涩、酸，性温，有小毒，具有消炎、杀虫的作用；猪苦胆皮在药方中多起到药引子的作用。猪苦胆和石榴皮合起来用则起到了消炎杀菌的作用，可以很好的缓解宫颈糜烂的症状。

需要提醒的是，如果患有宫颈糜烂一定要及时治疗，否则宫颈糜烂极易转变成为宫颈癌，等到那时就更难医治了。患有宫颈糜烂的女性要定期做防癌检查。宫颈糜烂的治疗以局部治疗为主，在治疗前最好做宫颈刮片，以排除早期宫颈癌的可能。

治疗慢性盆腔炎，可用金荞麦来清热解毒

西医认为，盆腔炎是指女性盆腔生殖器官发生炎症以及周围结缔组织和盆腔腹膜发生炎症的统称，这些炎症包括子宫体炎、输卵管和卵巢炎、盆腔结缔组织炎及盆腔腹膜炎等，是妇科常见病之一。盆腔炎的发病原因很多，但常见的发病原因主要是分娩及流产后的感染，像不卫生的生活习惯、性生活不洁、经期性交等均可导致病原体侵入盆腔而引起炎症。一般

将盆腔炎分为急性盆腔炎和慢性盆腔炎，若是急性盆腔炎没有得到彻底地治疗，就会转变成慢性盆腔炎。

张女士曾经因为人工流产对生殖器造成了伤害，从而引发了急性盆腔炎，又由于治疗不当，而转变成了慢性盆腔炎，这可让她受了不少罪。张女士偶然间听一位老中医说金荞麦对盆腔炎、阴道炎等妇科炎症有很好的疗效，就经多方打听求得了一个用金荞麦治疗慢性盆腔炎的小偏方，用过之后果真对她的治疗有帮助。

这个小偏方需要的药材很简单，有金荞麦、土茯苓和败酱草。做法也非常的简单：准备45克金荞麦、30克土茯苓、25克败酱草，将所有药材用水煎煮，去除药渣，服用汤汁。虽然方法简单，但是要想治好病并不简单，需要持之以恒，坚持服用。保持每天一剂，每日2次。

在这个小偏方中起主要作用的当属金荞麦。这种植物遍布祖国的大江南北，是一种运用非常广泛的中药。中医认为金荞麦性凉，味涩、微辛，对肺和肝脏非常有好处，具有清热解毒、排脓散瘀、祛风除湿的功效。在中医中，金荞麦经常被用来治疗肺脓肿、肺炎、咽喉肿痛、肝炎、菌痢、消化不良、痛经、闭经、产后瘀滞腹痛、风湿痹痛等症。除此之外，它还可以治疗外伤，煎水喝可以治疗瘀肿、跌打伤，若是被蛇、蚁咬伤，可用新鲜的金荞麦捣烂敷在患处。

经药理学研究，金荞麦有六大功效：

第一，抗菌作用：金荞麦的根对金黄色葡萄球菌、肺炎球菌、大肠杆菌、伤寒杆菌、绿脓杆菌等有一定抑制作用。

第二，解热作用：金荞麦对伤寒菌引起的发热，有解热作用。

第三，镇咳祛痰作用：通过医学上的药物试验证明，金荞麦具有镇咳化痰的功效。

第四，抑制血小板聚集的作用：实验证明，金荞麦中的黄烷醇能明显抑制 ADP 和金黄色葡萄球菌诱导的血小板聚集，随剂量增加而强度增强。

第五，抗炎、抗过敏的作用：通过医学实验证明，黄烷醇可明显抑制由巴豆引起的小鼠耳郭肿胀，说明其具有抗炎作用。

第六，抗癌作用：实验证明金荞麦中的水煎剂能够抑制癌细胞的生长。

由此可见金荞麦能够治愈盆腔炎等妇科炎症也是理所当然的。

蒲公英配药饮用，有效缓解慢性盆腔炎

处在生育期的女人很容易患上盆腔炎，所以需要多加注意。吴女士就是一位慢性盆腔炎患者，她曾经因为阑尾炎没有及时治疗，而引发了慢性盆腔炎。就因为这个慢性盆腔炎，吴女士差点就不能做妈妈了，还好有惊无险，在吴女士的积极治疗下，她的慢性盆腔炎痊愈了，她也顺利怀上了宝宝。在治疗慢性盆腔炎的过程中，吴女士用到了一个小偏方非常有效。

这个小偏方用到的药材比较多，它们分别是：蒲公英、当归、丹参、赤药、紫花地丁、莪术、香附、小茴香、鸭跖草，其中蒲公英、当归、丹参、赤药、紫花地丁各15克，莪术、香附、小茴香、鸭跖草各10克。虽然用到的药材较多，但是制作方法很简单，就是将所有药材用水煎2次，最后将煎的药液合并，分2次服用，坚持每日一剂。

在这个小偏方中要以蒲公英的作用最突出，在这里蒲公英起到消肿解毒的作用。蒲公英，又名黄花苗、婆婆丁、奶汁草、黄花地丁等，为菊科多年生草本野生植物。蒲公英主要分布在北半球温带和亚寒带地区，在我国除华南地区外，几乎各地都有分布。蒲公英是一种常见的杂草，多生于路边、田野和树林下。它的全株含白色乳汁，具有苦味。蒲公英的嫩苗或嫩叶可以被食用，是大家喜爱的野菜之一，将它洗净后可以用来生食、炒食、做汤、凉拌。虽然蒲公英属于杂草，但是它可以入药，被称为"中药中八大金刚"之一。

蒲公英含有丰富的蒲公英醇、胆碱、有机酸、菊糖、葡萄糖、维生素C、维生素D、胡萝卜素等多种营养成分，此外蒲公英还含有很多种微量元素，其中最重要的是含有大量的铁、钙等人体所需要的矿物质。

中国传统医学认为，蒲公英具有清热解毒、利尿散结的功效，可以预防和治疗盆腔炎、乳腺增生等疾病。西方医学认为，蒲公英具有抗病毒、抗感染、抗肿瘤的功效，适用于淋巴结炎、瘟病、疔疮肿毒、急性结膜炎、急性扁桃体炎、胃炎、肝炎、胆囊炎、尿路感染等病症。

由此可见，虽然蒲公英不起眼，但它却具有大功效，在这个小偏方中，蒲公英配合其他的中药主要起到了一个清热、解毒、利湿的作用，对慢性盆腔炎有很好的疗效。

治慢性盆腔炎，可用土茯苓芡实解热祛湿

慢性盆腔炎是相对于急性盆腔炎来说的，慢性盆腔炎一般有以下几种表现形式：

第一，慢性输卵管炎与输卵管积水。这种炎症一般为双侧性的。输卵

管的管腔因为粘连而受到阻塞，于是管壁增厚变硬，就常与周围组织粘连在一起。如果伞端及峡部粘连闭塞，那么渗出液或脓肿被吸收后，浆液性液体就会积聚于管腔内，从而形成输卵管积水。

第二，输卵管卵巢炎与输卵管卵巢囊肿。输卵管炎经常会累及卵巢，卵巢就会发生粘连形成炎性肿块，如果输卵管积液穿通卵巢，就会形成输卵管卵巢囊肿。

第三，慢性盆腔结缔组织炎。如果炎症蔓延到宫骶韧带处，就会使纤维组织增生、变硬，从而使子宫固定，宫颈旁组织也会随之增厚变硬，并向外呈扇形扩散，直达骨盆壁，形成所谓的冰冻骨盆。

从以上慢性盆腔炎的表现看，可以知道慢性盆腔炎是一步步加重的，又由于慢性盆腔炎治疗起来比较麻烦，所以对于慢性盆腔炎一定要早发现早治疗。

西医中治疗慢性盆腔炎一般采用封闭疗法，也会使用短波、超短波、激光、音频、离子透入、蜡疗等物理疗法，严重者还可进行手术治疗。但是这些治疗方法对于患者来说会有一定的痛苦，而中医中的治疗方法痛苦就要小得多。在中医中，慢性盆腔炎分为很多种类型，湿热型的主要表现为小腹疼痛拒按、腰骶疼痛、带下量多、色黄质稠或伴有低热，可以服用妇科千金片；寒湿瘀阻的主要表现为小腹冷痛、喜温喜按、腰骶酸痛、带下量多、色白质稀，可以服用少腹逐瘀丸；气滞血瘀的主要表现为小腹胀痛拒按、经前乳胀、行经腹痛加重、月经有血块、血块排出则疼痛减轻，可服用妇科回生丹。中医除了可以用上述中成药治疗慢性盆腔炎之外，还可以用小偏方治疗慢性盆腔，效果也很好。

陈医生是一位有着几十年经验的老中医，经他治好的慢性盆腔炎患者不计其数。陈中医治病讲究对症对人，还很会为患者着想，往往为患者选用那些能少花钱且少受罪的方法。因此，陈医生十分喜欢收集小偏方，因为小偏方用对了，可以花小钱治大病。陈医生治疗过一位慢性盆腔炎患者，这位患者家里经济条件十分窘迫，陈中医就在中药治疗的基础上给她推荐了一个小偏方，给她省了不少治病的费用。

这个小偏方是一道药膳，主要原料有瘦猪肉和土茯苓、芡实、金樱子、石菖蒲这些中药。具体做法是：准备50克土茯苓、30克芡实、15克金樱子、12克石菖蒲，猪瘦肉100克；然后将上述全部材料放入砂锅中，再加入适量清水，用小火慢炖，最后出锅时加入盐调味即可。服用时只要喝汤吃肉就可以了。

此偏方中，土茯苓和芡实起主要作用。土茯苓味甘、淡，性平，归肝、胃经，具有解毒、除湿、通利关节的功效。芡实味甘、涩，性平，归脾、肾经。芡实具有益肾固精、健脾止泻、除湿止带的功效。这个偏方将土茯苓、芡实、金樱子、石菖蒲等中药结合起来可以起到健脾补肾、解毒祛湿的作用，对寒湿瘀阻型的慢性盆腔炎有很好的疗效。

另外，女人在平时一定要要注意增加营养，加强身体锻炼，做到劳逸结合，提高抵抗力，这样才能够尽快治好慢性盆腔炎。

体质虚弱伴有子宫脱垂，多喝黄鳝汤

很多女性都很畏惧子宫脱垂这种病，但是很少有女人了解子宫脱垂的病因。子宫脱垂这种病是指子宫从正常位置沿阴道下降，到达子宫颈外口坐骨棘水平以下，严重者子宫可全部脱出到阴道口外，子宫一旦脱垂阴道前、后壁就会膨出。

孙女士前几个月因为生产时没有注意调养，而患上了子宫脱垂。她在站立或劳动时会阴部会有下坠感，当走路或感到劳累时腰部酸痛就会加重。最开始，孙女士是由于腹部压力增加而使子宫脱出，但当她休息或者卧床后，子宫就自动回缩了。孙女士以为情况不严重，就没有太在意，结果病情就渐渐恶化，脱出的肿物越来越大。这时孙女士有些着急了，但是这也不能避免病情继续恶化。最后，脱出的肿物出现了充血、水肿、肥大，用手都无法使脱出的子宫复位，无法复位的子宫长期暴露在阴道口外，局部上皮开始增厚，又因长期与内裤摩擦而发生糜烂、溃疡、感染等。这时孙女士心里真是害怕极了，赶紧去了医院检查，确诊为Ⅲ度子宫脱垂。

在医学上，根据脱垂的程度，常把子宫脱垂分为三度。Ⅰ度轻：子宫颈距处女膜缘小于4厘米，但未达处女膜缘；Ⅰ度重：子宫颈已达处女膜缘，在阴道口就可见到。Ⅱ度轻：子宫颈脱出阴道外，但宫体尚在阴道内；Ⅱ度重：子宫颈及部分宫体已脱出阴道口外。Ⅲ度：子宫颈及子宫体全部脱出阴道口外。

很明显孙女士是由Ⅰ度转化为Ⅲ度，情况逐渐加重。医生告诉孙女士可以采用非手术法或者手术疗法。可先采取非手术治疗，非手术是指应用子宫托、支持疗法、注意休息、避免增加腹压及重体力劳动、中药内服等方法进行综合治疗。如果用这种保守治疗无效，就要考虑进行手术治疗了。

孙女士害怕进行手术治疗，所以积极配合保守治疗，再也不敢对自己的病大意了。为了治病孙女士找寻了各种治疗子宫脱垂的小偏方，有一个是她最喜欢的叫作黄鳝汤，这道汤对她免于手术治疗起到了很大的帮助。

黄鳝汤的制作方法非常简单：准备一条黄鳝，适量的酱油、盐和味精。除去黄鳝的内脏，切成段，等到开锅后将黄鳝同调料一起下锅，待肉熟后放入味精调味即可。每日需服用一次。

孙女士一边配合医生的治疗，一边服用黄鳝汤，子宫脱垂的症状有了明显的好转，连医生都觉得惊讶。得知她在食用黄鳝汤来辅助治疗，才明白是黄鳝起了作用。医生还告诉她，不仅可以喝黄鳝汤，还可以吃黄鳝粥，具体做法是：将 1 条黄鳝去除内脏，洗净切成小段，加入小米 50~100 克，加水煮成粥，粥熟后放入少量细盐，空腹食用。

黄鳝又叫作鳝鱼，是大众喜爱的美食之一。中医认为，黄鳝味甘，性温，具有补脾益肾、祛风通络的功效。鳝鱼熟食能够补虚损、益气血、强筋骨。一般长期生病的人会气血不足，脏腑受到损耗，经常表现为倦怠食少、腹中冷气、肠鸣泄泻、产后恶血淋漓不绝或腰腿酸软。这种情况就可以用黄鳝来补益食疗。将黄鳝煮汤饮，有祛风湿、宣痹通络的功效，可治疗风寒湿痹即关节炎所导致的骨节疼痛等病。黄鳝汤有补气养血、温补脾胃的功效，对治疗产后体质虚弱型子宫脱垂或脱肛有很好的疗效。黄鳝粥可益气补虚，对气虚所致的子宫脱垂有很好的疗效。

荔枝酒治子宫脱垂，效果看得见

子宫脱垂是一种较为复杂的妇科病，一般表现为妇女子宫脱垂至阴道口外，中医认为这种病主要是因为气虚下陷与胃虚不固而导致胞络损伤，不能提摄子宫。

30 岁的曾萍从小长在农村，很早就辍学在家从事农活劳动，长时间的辛苦劳动导致她的身体很虚弱，结婚后一直没有怀上孩子，夫妻俩都很着急，为此曾萍没少受婆婆的气。后来，曾萍终于怀上了孩子，并顺利生下了一个男孩，丈夫十分高兴，可是这次生产却给曾萍带来了病患。原来，由于产后调养得不好，再加上产后过早从事农田劳动，使曾萍患上了子宫脱垂。患上子宫脱垂后，曾萍就逐渐丧失了劳动能力，并出现了面色萎黄、形体消瘦、精神倦怠、头晕头痛、小腹坠胀、腰酸、带下清稀、闭经、便结等症状。到医院检查后已经为子宫脱垂Ⅱ度，中医诊断是由脾、肾两虚，冲任不固，气虚下陷导致的。中医建议曾萍要从调理升降，益气固脱入手，除了给她开了一些对症的中药，还给她推荐了一个药酒偏方，可以健脾补肝，益气固脱，能够辅助治疗子宫脱垂。

这个小偏方需要准备鲜荔枝和陈米酒各 1000 克。做法很简单：首先将荔枝去壳，连同荔枝核一同泡在酒内，一周后就可饮用。坚持每天早晚各喝一次，根据个人的酒量选择一次喝多少，以不醉为宜。曾萍服用药物和荔枝酒三个月后，子宫脱垂症状有了明显的改善，由Ⅱ度减到了Ⅰ度，曾萍在医生的建议下继续服用了荔枝酒半年，子宫脱垂的症状才基本消失。

荔枝是一种产自南方的水果，又名丹荔，有"果中佳品"之称，它不仅味道鲜美，还具有很高的营养价值。荔枝含有丰富的果糖、蛋白质、脂肪、维生素和枸橼酸等多种人体所需的营养成分，总含糖量在 70% 以上，位居多种水果之首，因此它具有补充能量、增强营养的作用。中医认为，荔枝味甘、酸，性温，入脾、胃、肝经。具有补脾益肝、生津止渴、解毒止泻等功效，因此荔枝适用于身体虚弱、病后津液不足、淋巴结核、脾虚泄泻等症。现代医学研究发现，荔枝有改善血液循环，加速毒素排出，促进细胞生成的功能。因此，荔枝可以用于治疗子宫脱垂等症。

荔枝的种子——荔枝核，呈卵圆形或长圆形，表面呈紫棕色或棕红色，平滑且有光泽，略有凹陷及细波纹。一端有类圆形黄棕色的种脐。荔枝核味甘、微苦，性温，具有行气散结、苦寒止痛的功效，也可用于寒损腹痛、子宫脱垂等症。

需要提醒的是，荔枝虽好，但是一次不可过多或连续多食。过多食用荔枝，会导致上火，还可能引起体内糖代谢紊乱，造成"荔枝病"，即低血糖病。情况较轻的会出现恶心、出汗、口渴、无力等情况，情况严重的会出现头昏、昏迷等症状，尤其是儿童不能一次吃得过多。

金樱子治疗子宫脱垂的四个偏方

在中医中称子宫脱垂为"阴挺""阴脱""产肠不收"。一般得此病的人体质较虚弱，脾气升举固脱无力，再加上生产过多或难产、产后过度劳累等因素，使脾气损伤更加厉害，清阳之气不升最终使子宫脱出。中医认为肾为先天之本，主生长发育与生殖，与子宫关系密切，脾虚及肾，则肾气不固。除了脾虚之外，子宫脱垂还常伴有小便频数、腰酸无力等症状。如果子宫长期脱垂，外感邪热，又可见带下量多色黄稠等湿热证。因此中医治疗就侧重补中益气、升阳举陷。

刘女士患子宫脱垂已经有一段时间了，试过很多种治疗方法但疗效不大，最后中医推荐她食用金樱子，金樱子对子宫脱垂有一定的疗效。刘女士找了四个关于金樱子治疗子宫脱垂的偏方，用过之后果真见效。

下面是四个运用金樱子治疗子宫脱垂的小偏方：

偏方一

材料：金樱子 50 克，冰糖适量。

制作方法：先将金樱子剖开，刮除干净，再用水洗净；向锅中加入 600 毫升的水，待水烧开后，加入冰糖，用小火炖一个小时，去渣取汁。

用法：将熬好的汤汁分 2~3 次服用。

功效：适用于子宫脱垂。

偏方二

材料：金樱子肉、黄芪片各 500 克。

制作方法：将金樱子肉和黄芪片煎 3 次，每次用水 800 毫升，煎半个小时，去除渣子，将三次的汤汁用小火浓缩成膏。

用法：每天服用 3 次，每次服用 30~50 克。服用时用温开水送服。

功效：补中益气，固肾提升。适用于子宫脱垂。

偏方三

材料：金樱子根，生根 120 克，干根用 60 克。

制作方法：将金樱子的根用 3 大碗水煎成半碗水，冲入 120 克的糯米酒。

用法：将汤汁一次服用，每日一次，情况严重者可连续服用三或四次。

功效：补肾益气，升提。适用于治疗子宫脱垂。

偏方四

材料：金樱子 12 克，白米 100 克。

制作方法：将金樱子洗净放入锅中，再加入 200 毫升水，等水熬到只剩 100 毫升时，滤去残渣留取药汁，再加入白米及 600 毫升水，煮成稀粥。

用法：将粥分早、晚两次温热腹用，1 周为一个疗程。

功效：补肾固脱。对子宫脱垂、小腹下坠、白带量多且清稀、小便频数或遗尿等均有食疗作用。

金樱子又叫野石榴、金樱子肉、刺榆子。中医认为金樱子味酸、涩，性平，入肾、膀胱、大肠经。金樱子的药用部位为蔷薇科植物金樱子的成熟假果或除去瘦果的成熟花朵，即金樱子肉，它含有柠檬酸、苹果酸、枸橼酸、鞣质、糖类、树脂、维生素 C 及皂苷等成分，可以收敛虚脱之气、固精涩肠、缩尿止泻，因此对治疗脾虚滑泄不禁等症很有效果，对不太严重的子宫脱垂也有很好的疗效。如果是年龄较大女性的严重子宫脱垂症则具有辅助疗效。另外还可以治疗女人白带、带浊以及久虚泄泻下、脱肛等症。

需要注意的是对于有实火和邪热的人最好不要服用金樱子。女人在选购金樱子时，要以个大、色红黄、去净毛刺者为佳。在保存金樱子时应密封保存，并放置在阴凉通风干燥的地方。

热醋熏阴部，有效改善子宫脱垂

车女士快 30 岁了，她有着严重的便秘，在她的记忆中，她从来没有过一天解一次大便的情况，能三天解一次已经是情况最好的时候了，严重时她一个周才会解一次大便。多年的便秘，使她皮肤粗糙暗黄，经常感到肚子胀。车女士也想过办法医治，可是都没有见效，在无奈之下，她也只好放任不管了。

就在前不久，车女士做了妈妈，可是由于便秘使她生产后受尽了罪。由于患有便秘的人在解大便时会非常费力，所以就会非常用力，如果长期如此就会造成脱肛，而对于产妇产后便秘，则有可能造成子宫脱垂。车女士就是因为在平时就患有便秘，所以产后便秘就变得更加严重，以至于她在解大便时用力过大，再加上产妇身体虚弱，子宫并未完全恢复，所以车女士就患上了子宫脱垂。

子宫脱垂对于女性来说是一个很严重的病，不过只要及时发现，及早治疗，就能够轻松治好。

车女士是那种比较传统的女人，非常热爱中国传统文化，所以与西医相比她更相信中医，便去了中医院诊治。老中医了解了一些车女士的情况，考虑到她正处在产褥期，就想选择一个较温和的方法给她治疗，想来想去想到了醋，就推荐车女士用热醋熏法治疗子宫脱垂。

老中医推荐的这个热醋熏法的具体做法是：准备一个新痰盂，将250毫升的醋倒入痰盂内，找出一个小铁块或小铁器，将它烧红放入痰盂内，随即醋就会沸腾，这时患者坐在痰盂上熏 15 分钟，每日一次。不过在治疗期间要注意营养和休息，忌房事。

由于车女士子宫脱垂的情况不是很严重，所以在熏过几次之后她的子宫就回升了，再加上她产后调养得好，所以身体很快就恢复了，子宫脱垂再也没有复发过。

我国制醋已经有很悠久的历史了，早在公元前 8 世纪就已经有了关于醋的文字记载。醋在人们的日常生活中有着很好的保健作用，例如它可以促进消化，消耗体内多余脂肪，以及预防癌症。中医认为，食用醋性温，味酸苦，具有开胃、养肝、散瘀、止血、止痛、解毒、杀虫等功效。用醋治病是中医学的重要组成部分，这个偏方中主要利用醋散瘀、止血、止痛、解毒的功效，可以收敛破瘕，消除女性生殖器的炎症，达到提升的目的。

桂枝茯苓活血化瘀，可治子宫肌瘤

子宫肌瘤又称子宫平滑肌瘤，是女性生殖器最常见的一种良性肿瘤。这种病可能与体内雌激素水平过高，长期受雌激素刺激有关。一般患有子宫肌瘤的女性无明显症状，少数人会出现阴道出血，腹部触及肿物以及压迫症状等。如果发生结缔扭转或其他情况就可能会引起疼痛，而这种疼痛以多发性子宫肌瘤常见。现在医学上并未查明此病的确切病因，现代西医学多采取性激素或手术治疗，除此之外还没有找到其他理想的治疗方法。

中医上根据病因将子宫肌瘤分为很多种，其中一种叫作血瘀型子宫肌瘤。这种子宫肌瘤多是因为经期或产后，胞脉空虚，余血未尽之际，房事不节；或外邪侵袭，凝滞气血；或暴怒伤肝，气逆血留；或忧思伤脾，气虚而血滞，使瘀血留滞，瘀血内停，渐积成瘕。

在西医临床上子宫肌瘤主要表现为小腹有包块，积块坚硬，固定不移，疼痛拒按，肌肤少泽，口干不欲饮，月经延后或淋漓不断，面色晦暗，舌紫暗，苔厚而干等。针对这种症状的子宫肌瘤，治疗时主要采用活血破瘀、散结消瘕的方法。

王女士 43 岁，是一名程序设计师。长期加班工作使她的身体出了问题。有一次，她的月经提前了十天，而且量非常多，她害怕身体出现什么大问题，就请了几天假去看医生。经过详细的妇科检查，王女士的身体还真出现了问题。她的子宫要比正常的子宫大很多，就像怀孕 40 多天子宫的大小，而且非常的硬；不仅如此，她的右侧卵巢大小和鸡蛋差不多。拿到详细的超声波报告之后，医生诊断她患有子宫肌瘤合并右侧卵巢囊肿。

这时王女士才回忆起来，最近这些天，她经常感到头晕、四肢乏力。告诉医生后，医生说她是由于气血虚弱，血瘀气滞，而导致的子宫肌瘤，建议她服用桂枝茯苓丸进行治疗，每次 1 丸，每天 2 次，吃几个疗程就可痊愈。桂枝茯苓丸是一种常见的中成药，药店里有售。

患者也可以自己熬桂枝茯苓汤喝，具体做法是：桂枝、桃仁、茯苓和丹皮各准备 9 克，莪术准备 12 克，然后将所有药材用水煎 2 次，将煎得的汤汁混合后早晚分服，每天一剂。

王女士在使用一个疗程的桂枝茯苓汤后，月经量减少了，精神也好了很多。又服用了一个疗程后，妇科检查基本正常。

桂枝茯苓汤具有活血化瘀、缓消包块的功效。从现代医学药理作用来看，这个方子从两个方面治疗子宫肌瘤。第一，通过改善血液循环，增强网状内皮系统的吸附功能以及白细胞的吞噬能力，促进炎症渗出物的吸收，起到了消炎、消肿、化瘀消积等作用；第二，通过调节子宫平滑肌的收缩功能，促进蜕膜、瘀血及其他残留组织的完全排出，从而起到调经、止血、止痛等作用。这个方子不仅可以治疗子宫肌瘤，它还可以用来治疗宫颈炎、附件炎和卵巢囊肿等病。需要提醒的是，用这个方子治疗子宫肌瘤，对血瘀偏寒弱的女人较为适宜，对偏阴虚的女人效果则较差。

得了子宫肌瘤，可用金荞麦仙鹤草排脓消肿

子宫肌瘤是女性生殖器最常见的良性肿瘤。它是由子宫平滑肌组织增生而成的，增生组织中还伴有少量的纤维结缔组织。根据肌瘤所在的部位可将它分为宫体肌瘤和宫颈肌瘤两类，宫体肌瘤占到 92%，而宫颈肌瘤仅占 8%。根据肌瘤发展过程中与子宫肌壁的关系可分为肌壁间肌瘤、浆膜下肌瘤和黏膜下肌瘤三类。肌壁间肌瘤是指肌瘤位于子宫肌壁内，周围均被肌层包围的情况，占 60%~70%；浆膜下肌瘤是指肌瘤向子宫浆膜面生长，突起在子宫表面的情况，约占 20%；黏膜下肌瘤则是指肌瘤向子宫黏膜方向生长，突出于宫腔，仅由黏膜层覆盖的情况，占 1%~15%。对于处于 30~50 岁这个年龄阶段的女性要更加注意子宫肌瘤，因为这种病多发生在 30~50 岁妇女的身上，尤其是处于 40~50 岁阶段的女性，一般 20 岁以下的

少见。

张女士 35 岁，正好处在子宫肌瘤的多发年龄。她患子宫肌瘤已经两年了，一开始并没引起她的重视，因为肌瘤较小，可是最近情况变得严重了。张女士的月经周期出现了紊乱，经血量增多且颜色发红，还伴有小血块。张女士上一次月经周期为 8 天，干净之后就出现了腰脊酸楚、腹闷痛、神疲乏力、情志抑郁等现象。还不仅如此，张女士每天晚上都睡不好觉，经常半夜醒来，直到天亮都睡不着。这一切严重影响了她的生活和工作。

到医院接受检查后，张女士的子宫颈竟然有了轻度的糜烂，子宫也增大到如怀孕 2 个月的子宫。用手按子宫处可以明显感到 3 个结节，大小约在 2 厘米。经中医诊断发现她舌淡红、苔薄微黄，且脉细弦。属于气滞血瘀，瘀痰郁结，积聚胞中。建议治疗以活血、化瘀、散结为主。

中医认为肌瘤多是因为气、血、瘀、痰互为胶结凝聚而成。子宫肌瘤多因脾肾不足，气血失调，血行迟滞，水湿停蓄，瘀痰郁结于胞中，积久成瘤。而肌瘤的存在又会导致经脉闭阻，气机不畅，生成恶性循环，终成顽疾。

在医生的建议下张女士使用以金荞麦和仙鹤草为主的一个偏方来化瘀散结。这个偏方的具体做法是：将 40 克金荞麦、30 克仙鹤草、35 克乌梅和 12 克旱莲草，共同放到砂锅中用水煎煮两次，然后将两次煎得的汤汁混合，早晚各服一次，每天服用一剂。

张女士通过中药治疗再加上偏方的活血散结作用，大概有半年的时间就治好了，精神也恢复了活力。

金荞麦又叫作野荞麦、荞麦三七、金锁银开，是蓼科植物野荞麦的根茎，主要生长在江苏、浙江的山坡、旷野、路边及溪沟较阴湿处。中医认为它性凉，味涩、微辛，可以清热解毒，清肺排痰，排脓消肿，祛风化湿。对肺脓肿、咽喉肿痛、痢疾、无名肿毒、跌打损伤、风湿关节痛等症有显著的疗效。

仙鹤草又名脱力草，中医认为它性平，味苦、涩，具有收敛止血、补血养血的功效。通常仙鹤草广泛应用于吐血、咯血、衄血、便血、尿血、崩漏等身体各部分出血的疾病，无论寒热虚实皆可单用或配合药物运用。另外对于脱力劳伤、神疲乏力、面色萎黄、气虚自汗、心悸怔忡等症也具有良好的疗效。《千祖望医话》中记载"脱力草者，仙鹤草也……凡无外邪的各种疾病而神疲怠惰者，都可使用……效果殊佳。因之余常戏谓之'中药的激素'"。此书中还解释到"凡人精神不振、四肢无力、疲劳怠惰或重劳动之后的困乏等，土语称'脱力'。"可见仙鹤草的神奇。

这个小偏方结合金荞麦、仙鹤草、乌梅和旱莲草主要起到一个排脓消肿、活血化瘀的功效，对子宫肌瘤有一定的疗效，另外也可以治疗月经出血量过多等症。

饭后 3 粒地黄干漆丸，有效缓解子宫肌瘤

湿热型子宫肌瘤是指在经期或产后，胞脉空虚，余血未尽的时候，或因外阴不洁，或因房事不禁，感染湿热邪毒，入里化热，与血搏结，瘀阻冲任，结于胞脉而成肌瘤。这种子宫肌瘤主要表现为：小腹有包块拒按，下腹及腰骶疼痛，带下量多，且色黄或五色杂下，有时会伴经期提前或延长，经血量多，经前腹痛加重。患有此症的女性还会烦躁易怒，经常发热口渴。针对这种子宫肌瘤，中医主要以解毒除湿、破瘀消癥为治疗原则。

吴女士 35 岁，前不久因为意外怀孕到医院做了人工流产。医生在给她做人工流产时，发现了她子宫里存在肌瘤，而且形态饱满。但吴女士回忆自己并没有太大的异样，除了怀孕，上一次月经血量适中，也没有感到腹痛。后来又经中医诊断，发现她舌质暗红且苔薄白，脉细，属于湿热导致的子宫肌瘤。

由于情况并不是很严重，医生建议她在小产调理好后服用地黄干漆丸。地黄干漆丸的做法很简单：首先准备原料，鲜地黄准备 900 克，干漆准备 30 克；先将干漆研成末，再将地黄捣烂取汁，等到地黄汁煮沸后，倒入干漆粉搅拌，当搅拌成成稠糊时放凉，制成丸状，丸的大小如梧桐子即可。每天饭后服用 3 丸，每日服用 3 次。如果觉得麻烦，也可以在药店里买成品。

地黄，分为生地黄和熟地黄，这里用到的鲜地黄属于生地黄鲜用。生地黄也叫作生地、干地生，药材取自地黄的根。中医认为地黄味甘苦，性微寒。归心、肝、肾经。它具有清热生津、滋阴养血的作用，因此经常被用来治疗吐血、崩漏、由血虚导致的血少闭经、心烦口渴等病症。

干漆又叫作漆渣、漆底，药材取自漆树树脂的干燥品。中医认为干漆味辛，性温，有小毒。归脾、胃、肝、小肠、大肠经。它对闭经，腹中结块，蛔虫所致的心腹疼痛，湿气所致的腿脚软弱或疼痛有很好的疗效。

地黄搭配干漆是一种经典的搭配，对闭经和腹中结块，也就是肌瘤，有很好的治疗效果。

但是，需要提醒的是地黄和干漆的服用有很多需要注意的地方。地黄由于性微寒，所以体弱或脾胃虚弱的人最好不要食用；女性在怀孕、月经、哺乳期间最好也不要食用地黄，因为这是女性怕受凉的时期；《品汇精要》中也说过，在服用地黄期间，不要食用萝卜、葱白、韭白等。干漆由于有小毒，所以对于容易过敏的人最好不服用，若是服用不当引起中毒，可用甘草和绿豆煎汤解毒。若是怕食用干漆中毒，《医学正传》中说可在食用时加入鸡蛋清，防止中毒。

肾虚不孕，吃点韭菜青虾来温肾

不孕症一直以来影响着很多家庭的幸福，也关系着女人的一生。从医学角度来说，女性不孕症是指育龄期妇女结婚后夫妇同居2年以上，配偶生殖功能正常，未避孕而未受孕者；或曾孕育过，未避孕而2年以上未再受孕者，称为"不孕症"。前面一种称为"原发性不孕症"，后面一种称为"继发性不孕症"。中医中认为这种病的发生原因主要由肾虚、肝郁、痰湿、血瘀等导致。

郑女士已经35岁了，结婚8年一直没有怀孕。一开始是因为夫妻俩觉得应该忙事业为孩子的发展打下经济基础，所以决定晚些时候再要孩子。可是当一切准备得差不多了，郑女士才发现自己已经很难怀孕了。其实，长时间的劳累工作已经给郑女士的身体带来了很大的伤害，她一直都有月经失调的毛病。关于不孕，郑女士曾经用西药治疗过，可是身体有过敏反应，不能接受，于是又改用中药调理。中医诊断她为脾肾阳虚型不孕症，可以用温肾补阳的药方来治疗。

有一天，郑女士和邻居聊天，听说韭菜具有温肾补阳的功效，而且韭菜和青虾搭配起来效果更佳，就开始尝试着用韭菜炒青虾这道菜调理身体。韭菜炒青虾这道菜是一道家常菜，做起来非常简单。具体做法是：准备250克的青虾和100克的韭菜，先将青虾洗净，韭菜洗净，切段。以素油煸炒青虾，加入黄酒、酱油、醋、姜丝等调料，再加入韭菜煸炒，等到韭菜熟了就可出锅了。

郑女士坚持吃韭菜炒青虾三个多月后，她顺利怀上了宝宝，并顺利生下了一个男孩，母子健康，把全家人都给高兴坏了。

《本草纲目》中就记载：韭菜有补肝、肾，暖腰膝，壮阳固肾的功效，尤其对阳虚女性有好处，可以缓解她们畏寒、怕冷、易倦、嗜睡、性功能减退，尿多、易腹泻等症状。韭菜内含有较多的营养物质，尤其是纤维素、胡萝卜素、维生素 C 等。韭菜中还含有挥发性的硫化丙烯，具香辛味，可增进食欲，以及散瘀、活血、解毒等功效。由于韭菜内含有的纤维素较多，因此它能促进肠道蠕动，保持大便畅通。由此可知，通过韭菜可以改善女性肾阳虚的身体情况，从而达到治愈不孕症的目的。

青虾性温味甘，入肝、肾经，有补肾壮阳、通乳抗毒、养血固精、化瘀解毒、益气滋阳、通络止痛、开胃化痰等功效，适宜于肾虚阳痿、遗精早泄、乳汁不通、筋骨疼痛、手足抽搐、全身瘙痒、皮肤溃疡、身体虚弱和神经衰弱等病人食用。将韭菜和青虾一起食用，具有更好的补肾虚效果，对治疗肾虚不孕症有极好的疗效。

月经后吃点荔枝核，可治肝郁不孕

中医将不孕症的病因与人体脏腑的不协调相联系，像肝郁不舒这种症状就会引起不孕的发生。肝郁型不孕是由于女人平时情志不畅，导致肝气郁结，疏泄失常，于是血气无法调和，冲任不能相资，以致不能摄精成孕。患有肝郁型不孕症的女人，在月经上会出现月经延期，经血量时多时少；身体上会出现经前乳房胀痛、胸胁不舒、小腹胀痛等症状；在情志上会出现精神抑郁，或烦躁易怒；舌象上则表现为舌红，苔薄等。既然不孕的病因是肝郁不舒，那么治疗上就要以疏肝解郁、理血调经为原则。

何女士从发现自己患有不孕症到不孕症痊愈有 4 年的时间，在她 32 岁的时候，她终于当上了妈妈。其实，何女士原先也怀过两次孕，但都自然流产了，这让她很伤心。在两次流产之后，何女士就变得郁郁寡欢，身体也越来越差，月经也出现了不正常。每次月经来潮之前她的乳房都会出现胀痛，月经量也时多时少，血色暗淡，并伴有血块，但不多。何女士在月经期间还会畏寒，总感觉小腹隐隐冷痛。

流产之后，何女士一直盼着自己再次怀孕，可是一年过去了，她依然没有怀孕的迹象，这让夫妻俩很着急。有一次，何女士到医院看妇科病，医生说她属于肝郁阳虚，冲任虚寒，并问了她一下孕产的事情，何女士这才恍然大悟，自己可能已经患上了不孕症。由于是肝郁阳虚，医生就从疏肝补阳方面入手给她治疗。

医生建议何女士平时可以多吃些荔枝，而且荔枝的核也对何女士的病有好处，于是医生给她推荐了一个关于荔枝核的小偏方。这个小偏方需要用到 15 克荔枝核、10 克小茴香、15 克橘核和 50 克粳米。做法非常简单：先将荔枝核、橘核、小茴香一起水煎，滤渣取药液，将药液与粳米一同煮粥。这个小偏方可男女同食，女方在每个月月经结束的第一天开始服用，早晚各服一剂，连服 1 周，从下个月月经周期时再服，连用 3 个月为一个疗程；男方可随时服用。

在积极的治疗下，何女士的身体恢复了健康，自然也就能够怀孕了，她现在已经是孩子的妈妈了，非常幸福。

中医认为，肝藏血，主疏泄，性喜条达。《读医随笔》说："凡脏腑十二经之气化，皆必藉肝胆之气化以鼓舞之，始能通畅而不病。"因肝为藏血之脏，司血海与冲脉相通，临床常见因脏腑功能失常，月经长期不调而致者，故有"十个不孕，九个病经"的说法。所以"种子先调经"在妇科不孕症中显得尤为重要。然而，调经又当以调肝为先。

肝郁所致的不孕症在临床中较为多见，常表现为月经不调，精神抑郁，胸胁闷胀，乳房作胀。肝郁气滞可致血行不畅，日久瘀阻于经络，兼见痛经，胸胁乳房胀痛，少腹胀痛等。肝郁日久化火伤阴，可致肝肾不足，冲任虚损，兼见耳鸣，腰膝酸软等。肝郁横逆犯脾，脾失健运，可见倦怠乏力，纳少，便溏等，亦可致生痰生湿之症。治疗上应以调理气血为主，通过调整月周期，使月经正常，脏腑功能恢复，才易于受孕。在经前期和行经期着重疏理气血兼治标；在经后应注重滋补肝肾，益冲任以治本；排卵期要适当加入活血通络之品，以促进排卵和输卵管的通畅。

荔枝核为无患子科植物荔枝的种子。荔枝核性温，味甘、微苦，入肝肾二经，能行气散结，祛寒止痛，主治肝郁气滞之疝痛、胃脘痛、妇人腹中血气刺痛，对肝郁不孕症有很好的疗效。

橘核，又称为橘子仁、橘子核、橘米、橘仁，为芸香科植物橘及其栽培变种的种子。橘核味苦，性温，入肝、肾二经，能理气散结止痛，主治疝气、乳痛、腰痛、膀胱气痛等病症，对肝郁不孕症有很好的疗效。

小茴香为伞形科草本植物小茴香的果实，味辛，性温，入肾、膀胱、胃经，可开胃进食，理气散寒，有助阳道。主治中焦有寒，食欲减退，恶心呕吐，腹部冷痛；疝气疼痛；脾胃气滞，脘腹胀满作痛等症状。

将这三者合在一起食用，对于治疗肝郁不孕症有很好的疗效。

治疗宫寒不孕，就选鹿茸山药酒

常听老人讲宫寒会导致不孕，那么宫寒真的会导致不孕吗？

宫寒，其实是中医的一个概念，顾名思义就是子宫寒冷。中医上讲的子宫与西医所指的子宫不同，它的范围要更大些，包括子宫、卵巢等多种器官。一般宫寒的女性在来月经的时候会感到怕冷，全身发凉，还伴有痛经、经期延迟、经量少等情况。有些女性还会出现体力下降，下肢或周身水肿，甚至还有失眠、多梦、头痛、头晕等症状。通过 B 超检查会发现，有这些症状的女性都没有排卵，当然也就不会怀孕。子宫是女性孕育生命的地方，如果子宫温度偏低的话，就不适合胎儿生长，即使怀孕也容易流产。所以，说宫寒会导致不孕是有道理的。不过不用过分担心，因为不是所有的宫寒都会导致不孕，只有宫寒到一定程度才会导致不孕。

很多女性都有宫寒的毛病，但是没有谁能够说清她到底是如何宫寒的。导致宫寒往往有三方面的原因：第一，体质因素，有些女性即使不在月经期也会怕冷，手脚容易发凉，这说明她体内"阳气"不足，这就容易出现"宫寒"。第二，不良的生活方式，如爱吃冷饮、贪凉，将空调温度调得过低或是为了漂亮穿露脐装、冬天衣着单薄等。第三，过度疲劳或情绪变化也会损伤身体阳气。

如果真的宫寒也不用怕，只要平时生活中多加注意，就不会造成不孕那样的恶果。传统中医中，认为女性体质属阴，所以在饮食上不要贪凉。因为子宫位于女性的小腹部，所以女性应该特别注意保持腰腹部的温暖，尤其是经常待在空调房中的女性，可披件开衫，防止腰腹部受凉。宫寒的女性大都偏于安静，不喜欢运动，运动过多时容易感觉疲劳。其实"动则生阳"，对于寒性体质的女人运动是改善体质的最好方法。

子宫容易寒冷是有一定道理的，因为子宫是女人身体里最怕冷的地方，只要稍微受到寒冷的刺激，就容易因寒邪之气的侵袭而出现宫寒。所以女人一定注意温暖自己的子宫。

林女士就是一位因宫寒而不能怀孕的女人，林女士很后悔自己年轻是没有保护好自己的子宫。林女士长得很漂亮，也很爱打扮自己。可是一到了寒冷的冬天，那厚厚的棉衣就将人紧紧地包裹起来，根本就显示不出女性的身材美，因此林女士很讨厌冬天。为了能够在冬天里也显示出自己的美丽，林女士从来都不穿厚厚的棉裤，只穿一层打底裤外加一条超短裙。这样的爱美行为害苦了林女士，结婚后很长时间林女士都没有怀孕，全家人都很着急。到医院一检查，林女士是因为子宫太寒而无法怀孕。从此以后林女士再也不为了美丽而让自己挨冻了，为了暖宫她想了不少办法。

经朋友帮忙林女士打听到了一个暖宫的小偏方，叫作鹿茸山药酒。将10克切好片的鹿茸和30克山药浸泡在500毫升的酒里，然后密封，7天后便可服用。每天早中晚三次空腹饮用，酒量为1~2盅。

服用这个鹿茸山药酒后，林女士的子宫逐渐温暖了，给宝宝的"暖床"铺好了，宝宝自然就来了。

鹿茸是东北三宝之一，中医认为，它味甘、咸，性温。归肾、肝经。具有壮肾阳，益精血，强筋骨，调冲任的功效。它可用于治疗因肾阳不足、精血亏虚而导致的阳痿早泄、宫寒不孕、尿频不禁、头晕耳鸣、腰膝酸痛、肢冷神疲等症。以及用于治疗因冲任虚寒、带脉不固的崩漏不止、带下过多等症。

月经正常而不孕，不妨吃点丹参

月经不正常不容易受孕，很容易让人理解，因为女性患不孕大都是月经不调引起的，可是月经正常也不能怀孕，这就会让很多人感到疑惑。

芳芳最近就在为自己怀不上孩子的事发愁。芳芳和丈夫结婚有5年了，生孩子这件事早就提上了他们的日程，过夫妻生活时他们没有采取避孕措施，平时还经常吃一些有助于怀孕的食物，在精神方面他们也注意调节，可就是没能怀上孩子。双方的父母也为这事着急，经常打听关于不孕的事。

芳芳常听人说，如果月经不调就有可能不能怀孕，可是芳芳的月经很正常，每个月都很准时，她曾经还为自己的月经正常而感到庆幸，少受了不少罪。那芳芳月经正常，又为什么不能怀孕呢？难道是芳芳丈夫的问题吗？带着这些疑问芳芳和丈夫去了医院。经过检查，小夫妻俩不能怀孕，问题确实出在芳芳身上。可是问题到底出在哪里呢？

经医生解释，原来月经正常也不是说百分百就能怀孕的，因为导致不孕的原因有很多，并不是所有的不孕症都会伴随月经不调，有些不孕症可能并没有太多的外在表现。要想治疗不孕关键要找准不孕原因在哪里，然后对症下药。造成不孕的原因主要有：人工流产后不孕、免疫性不孕症、输卵管性不孕、外阴或阴道性不孕、宫颈疾病、子宫内膜异位症、子宫性不孕、内分泌失调。

经医生的诊治，芳芳的问题不大，虽然身体看起来很健康，但是元气不足，较为虚弱，只要调理一下身体，增强体质就可以了。医生提醒芳芳，她的身体有血瘀的症状，如果不及时调理就有可能得子宫肌瘤，而这种症状也是造成她不孕的根本原因。

医生给芳芳提供了一个调理身体的小偏方。大多数人都知道人参，但不是很多人知道丹参，虽然它们俩都带有"参"字，但却大有不同。医生给芳芳提供的小偏方就与丹参有关。这个小偏方很简单，就是将晒干的丹参研成细末，每天用黄酒或白开水送服6克，稍微多服也可以。

中医认为丹参味苦，性微寒，入肝、肾二经。《本草汇言》中就提到："丹参，善治血分，去滞生新，调经顺脉之药也。"所以在临床上，它经常被用作活血化瘀的主药，可治疗因血瘀而导致的各种病症。关于丹参，有这样的说法："一味丹参，功同四物"，就是说它一味药的功效可以等同于四物汤的功效。但值得一提的是，四物汤是用来补血的，而丹参却不同。它本身并无直接的补益作用，而是通过活血来达到驱除瘀血，以生新血的作用，也就是"以通为补"。除此之外，丹参还能安生胎、落死胎、止崩中漏下、调经脉。对于患有子宫肌瘤的女性来说用丹参酒可以说是治疗和调养兼得。

有一点需要提醒大家，虽然丹参既可以用黄酒送服，也可以用白开水送服，但最好用黄酒送服，因为对于活血化瘀来说，黄酒不仅能缓和丹参的寒性，还能增强其活血镇痛的功能，更增加了丹参的功效，帮助患者更快地脱离病痛困扰。

月经不调难受孕，隔姜艾灸七大穴

现在的年轻女性由于工作压力大，喜爱吃食生冷、辛辣的食物，月经不调疾病也就越来越多地出现在她们身上。这就要引起广大年轻女性的重视，因为月经不调可能会引起不孕。

月经不调是妇科常见病，但有很多女性朋友觉得它不影响正常生活，就对它不加注意。殊不知这是很危险的。其实月经不调现象的出现，就说明正常的生理过程发生了故障。长期如此，轻者会加速容颜衰老，严重者会导致妇科重症，比如说不孕症。可以说月经是女性生殖疾病的一面镜子，不可以忽视它。

　　小董和丈夫在大学毕业后就结婚了，很快小董就有了他们的宝宝，夫妻俩满怀希望地迎接这个孩子的到来。可是天不遂人愿，孩子出生没多久，就因先天性心脏病离开了他们。当时夫妻俩伤心了很久，但是一想他俩还年轻，孩子还会有的，就从悲伤中走了出来。

　　在他们第一个孩子离开后，小董又怀过两次孕。第一次，由于小董没意识到自己怀孕，吃了对胎儿不好的东西，就没有要这个孩子，做了人工流产。第二次怀孕小董没有大意，可是在她得知自己怀孕后没多久就出现了小腹疼痛、出血的现象，虽然吃了安胎药，但还是没能保住孩子。

　　自从自然流产后，小董的月经就出现了异常。每次来月经时小董的经血量都非常少，就和快要绝经一样，前几个月还能准时来，可是后来就不准时了，有时甚至是不来。小董觉得自己怀孕的可能性越来越渺茫，就去医院寻求医生的帮助。

　　通过医生诊断，发现小董虽然外在看来没什么异常，但是多次流产使她的身体很虚弱。至于月经不调则是因为她内分泌失调导致的。只要细心调理身体，怀孕是有可能的。

　　在经过医生诊治后，小董夫妻俩的心总算落了地。接下来最重要的就是要调理好小董的身体。小董的丈夫很心疼她，为了她的病天天在网上找寻有用的治疗方法，有一次无意间他从网上看到了一篇关于艾灸的小文章，了解到了艾灸的神奇功效，就决定去学一学，帮小董治病。

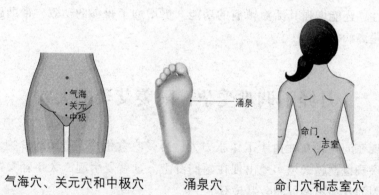

气海穴、关元穴和中极穴　　　　涌泉穴　　　　命门穴和志室穴

　　在中医的帮助下，小董丈夫学会了一套方法可以帮助治疗不孕症。方法很简单，取有效穴位气海、关元、中极、三阴交、涌泉、命门、志室。将鲜姜切成约0.3厘米厚的薄片，在薄片上用针穿刺数孔，将艾炷放在姜片

上，点燃艾炷，把姜片整体置于穴位上，每次艾灸时取 2~4 个穴位，当感到灼热时，可取下艾炷更换另一艾炷，至局部皮肤出现潮红为止。

这七大穴位都是治疗妇科病的常用穴位，尤其是气海，它经常被用来治疗月经不调、痛经、崩漏、经闭、带下、隐疹、湿疮、腹胀气逆、小便淋漓、股内侧痛等病。用了这个方法后小董的月经逐渐正常了，气色也好了很多。半年后，小董又再次怀孕，夫妻俩又充满希望地迎接新生命的到来。

潜力按压三阴交、肾俞穴，调节不受孕体质

相传，在春秋战国时代，我国民间的劳动人民就已经掌握了点穴按摩的治病方法。运用点穴按摩治病是我国古代劳动人民在长期的生活、劳动和与疾病的斗争过程中积累下来的智慧。

受武侠小说中点穴功夫的影响，小唐从小就被这种充满魅力的中国传统医术吸引着，她励志长大要做一名中医。小唐从小学习就很用功，成绩自然不错，高考时小唐还考了全县第一，并顺利进入了一家名牌医科大学的中医系入读。进入大学后，小唐如饥似渴地吸收着大量中医知识，一有时间就会跑到学校图书馆看中医方面的书籍，以至于上课老师讲的很多知识她都提前掌握了。

小唐通过对中医点穴按摩知识的深入掌握，她明白了武侠小说中关于点穴功夫的描写，其实是将点穴按摩这种治疗方法夸张化，并不是真实的，但是小唐没有觉得失望，而是更加喜欢这门学问，因为点穴按摩在治疗疾病方面确实有着神奇的功效。

一年夏天，小唐放暑假回家。一到家里，她就感觉到家里的气氛不对，所有人都板着脸，而嫂子脸上还多了一些忧愁。找了个合适的时机，她就向妈妈打听到底出了什么事？一开始妈妈还不愿告诉她，在她的再三追问下，妈妈才道出了实情。原来是因为她嫂子结婚两年了一直没能怀孕，最近到医院检查发现她嫂子患有不孕症。

小唐是学中医的，怎么能放过这个实践的机会。就跟妈妈说出了自己想帮嫂子看病的想法，一开始妈妈并不同意，不相信她一个刚上大学的学生能治病，最终还是小唐的嫂子答应了。小唐详细地询问了嫂子的病情，并通过把脉等方法，确定嫂子可能是因为肝郁不舒而导致的不容易受孕体质。小唐就教给嫂子一个治疗肝郁的方法，不用吃药不用花钱，只需每天

按摩一下身体上的穴位就可以。

　　具体操作方法是：将手握拳，一面吐气一面用力敲打三阴交穴，每 10 次为一组，反复做三组。然后用两手大拇指用力按压在第 2 腰椎左右约 1 厘米处的肾俞穴，每按压 20 下为一组，每天做 3 组。这个方法可以疏肝理气、调节腹部血液循环，有助于改善小唐嫂子不能受孕的体质。

　　小唐的嫂子采纳了小唐的方法，每天坚持按揉三阴交和肾俞穴，坚持了有一年的时间再加上药物治疗，小唐的嫂子就怀孕了，全家都为这个新生命的到来而高兴。而其中最高兴的还是小唐，因为她喜爱的点穴按摩帮家里人解决了大问题。

　　三阴交和肾俞穴，都是治疗妇科的常用穴位。三阴交位于人体小腿内侧，足内踝上缘三指宽，踝尖正上方胫骨边缘凹陷中，它因为足部三条阴经全部交汇于此，所以叫作三阴交。它对不孕、子宫功能性出血、月经不调、痛经、带下、崩漏、闭经、子宫脱垂、难产、产后血晕等症都有疗效。肾俞穴则主治遗尿、尿频、小便不利、月经不调、白带、肾虚腰痛、头痛、目眩、耳鸣、耳聋、喘咳少气、泄泻、水肿、消渴等症。

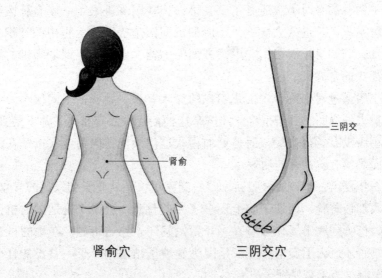

肾俞穴　　　　　三阴交穴

下篇　验方

第一章　腰腿疼痛的验方

腰腿疼偏方，止痛防寒脚底生风

在日常生活中，每当碰到阴雨天气，一些中老年人就会发生关节肿痛的症状，轻微的可能只是关节痛，行动不方便，严重一点则表现为腰不能弯，腿不能行，关节肿大，疼痛难忍等，这些症状就是由类风湿性关节炎引起的。类风湿性关节炎属于一种最常见的关节疾病，它是一种炎症性、对称性、进行性、破坏性的关节疾病。在中老年人中，特别是女性中发病率尤其高。这种疾病虽然不属于遗传类疾病，但经临床医学研究发现，其发病可能与遗传因素有关。尽管医学界无数专家教授致力于研究类风湿性关节炎，企图发现它的致病病因，以求从根本上防止类风湿性关节炎的发生，但直到今天，该病的病因仍不被人们所认知。但研究表明，细菌性病毒感染及遗传因素可能与发病有一定关系。

类风湿性关节炎尤其喜欢在阴冷潮湿的天气里作怪。当患者在这种天气状态下受风寒入侵就会发病，产生关节肿痛等一系列症状。可见，气候和天气的变化极容易导致类风湿性关节炎的发作。

肖蕴华女士今年57岁，两年前从工厂退休。她一直患有类风湿性关节炎，常常受该病的折磨，为了治疗它，肖女士在厂医院和当地多家医院治疗过，但都未见好转，甚至因久病不愈，病情拖沓，落下了腰腿痛的毛病。肖女士又自己买过伤湿止痛膏、麝香虎骨膏、大狗皮膏等膏药贴在发病关节处，也去医院输过液，喝过治疗风湿病的药酒，用过治疗仪，采用过针灸、烤电、拔罐、推拿等传统中医治疗方法，但都没有取得良好的成效。不仅时时遭遇病痛折磨，还为治病花掉了几千元钱。平时肖女士只要见点风，腿关节就疼，像在天寒地冻的三九天掉进冰窟窿一样。后来肖女士寻到一个偏方，即薏米干姜粥，连续服用2个月后，现在肖女士的腰腿不疼不凉了，夏天还可以穿单裤、吹电风扇了。而且这道食疗偏方有效又实惠，总共只需几元钱的花费。下面，就向大家介绍一下该偏方：

取薏米50克，糖50克，干姜9克。将准备好的薏米、干姜加上适量的水混合倒入锅内，煮烂成粥，待食用时调入白糖服食即可。坚持每天一次，连服1个月。

薏米干姜粥这一食疗偏方之所以有良好的治疗类风湿性关节炎的效果，关键在于其原料。其中所含薏米有利水消肿、健脾去湿、舒筋除痹、清热排脓、通络等功效，为常用的利水渗湿药，能有效祛湿除肿。而另一味原料干姜传统中医认为其性热味辛，有温中逐寒、回阳通脉、祛风寒湿痹的功效，能通四肢关节，开五脏六腑，去风毒冷痹，通用于风寒湿邪、阻痹关节型类风湿性关节炎。所以将二者混合食用，有良好的治疗类风湿性关节炎的作用。

在治疗类风湿性关节炎的过程中，虽然药物或偏方食疗都有一定的效果，但若不配合良好的起居饮食习惯，还是不能摆脱该病的困扰。所以，类风湿性关节炎患者在平时要加强锻炼，增强身体素质，锻炼时可以选择练练气功、慢走等不剧烈的活动。在起居中要注意防寒保暖，保持室内干燥，温暖适宜，不要直接碰触凉水，不穿湿衣湿袜。在做家务时要注意劳逸结合，劳作一会儿，要休息一下，还要注意不要一直保持一个姿势，尽量避免使用需要弯腰的工具，以免对身体各关节造成过重负担。在衣着方面，宜选择容易穿上的衣物，鞋子要适脚，鞋带不能系得过紧，保持身体最大限度处于放松状态。在饮食上，虽然类风湿性关节炎患者不会因为吃什么食物而加重病情，基本上没有忌口，但保持"营养均衡"是每个爱护身体的人都需要做到的，注意平时合理搭配食材，在服用薏米干姜粥的时候注意与瓜果蔬菜相搭配，同时还要注意防止暴饮暴食、营养过剩导致体形过胖，给关节造成过大的负担。

总之，治疗类风湿性关节炎是一项长期的战役，虽然上述偏方经过实践证明确实很有疗效，但要想终身不再受该病痛的折磨，最重要的还是平时就要做好保护身体的工作，保护好自己的关节，避免风寒入侵，只有这样，才能彻底摆脱病痛，过幸福的晚年生活。

老寒腿，勤做周身三禽戏

人在年纪大了之后，难免会受到腿脚问题的困扰。生活中较为常见的"老寒腿"就是其中之一。老寒腿是膝关节部位发生骨性关节炎的俗称。顾名思义，此病的发病是因老因寒，表现在腿上。

　　长春某巷内有名厨艺精湛的老人，名叫董东桦，是当地有名的美食家。老人家里经营一个家常菜小饭店，生意甚是火爆，现年61岁的老人依旧天天待在厨房里忙活。虽然有大儿媳妇帮忙，但是，老人每天在厨房里一忙就是四五个小时，为了方便传送菜品，厨房一直是开着门。天冷的时候，难免会受到寒邪气的侵袭。最近一段时间，老人常常感觉腿疼、膝盖麻、胀痛。后来，站半个多小时就不行了，必须坐下休息一会儿。一开始的时候，老人只当是自己老了，不中用了，根本没往疾病上想。后来随着疼痛的加重，老人不得不去医院进行检查，确诊是老寒腿。关节软骨发生退行性病变，关节周围韧带松弛，血液运行不畅，引起关节及其周围组织肿胀，产生疼痛或酸麻。在医生的建议下，老人采取了以模拟动物运动疗法为主，饮食调补为辅的治疗方法。坚持4个月后，不适症状基本消失。

　　运动偏方的主要内容有以下几个部分：

虎扑

　　预备姿势：分腿直立，间距三拳，目平视。

　　基本动作步骤：

　　1. 体前屈，两拳下垂着地（呼气）。稍停。

　　2. 上体直起，松拳成掌，双臂直臂向上举起，先吸后呼再吸，仰身向后，约30度稍停。还原成直立式。

　　3. 两臂上举。向右侧屈20度，同时，双手不同程度右摆。目侧视右手虎口。稍停。

　　4. 向左侧屈20度，同时，双手不同程度左摆，侧视左手虎口。稍停。

　　5. 自左向右后绕，成体后曲，双臂上举。

　　6. 直臂前屈，双掌变拳着地。同时呼气。最后还原成预备姿势。次数4~8次。

熊径

　　预备姿势：分腿直立，与肩同宽，两手握拳于腰间。

　　基本动作步骤：

　　1. 左臂由腹侧经胸前斜着向右方划弧冲拳，高与肩平。

　　2. 右臂依此法向左方冲拳，并将左拳收回腰间。同时屈膝垂臀，并随冲拳转动。左右冲拳各8次。

　　3. 然后直立斜垂双肩，手握拳，由右向左转动8次，周身随之晃动。再由左向右转动8次，做法同上。

　　4. 依上述方法重复一个循环。全部过程呼吸要自然。最后还原成预备姿势。共做 32 个动作，可做 1~2 个循环。

猴行

预备姿势：屈肘，五指相撮成钩手，手心向下，高与肩平。

基本动作步骤：

1. 左手下沉至肋下，弧形向右方伸出，同时屈膝垂臀、踮右脚尖，周身随之尽量摆动。

2. 依法换右手向左方伸出，做法同上。左右两手互相换做。动作要轻巧灵活，勿拘束、紧张。最后还原成预备姿势。次数以 30~60 次为宜。

老寒腿是一种慢性病，有些病人因腿痛等原因长期忽视肢体锻炼，活动太少往往导致腿部关节僵直、粘连及肌肉的废用性萎缩。适度的体育锻炼可防止肌肉萎缩，增强腿部肌肉的力量。一般说来，按照上述方法坚持运动 3 个月即可初见成效。当然，任何疾病的治愈都需要患者自身的重视与坚持。要想避免腿受寒感染，在生活中患者也应当注意以下几点事项：

首先应避免劳动或运动时出汗吹风、淋雨、受寒或在寒冷的水中作业，如必须在冷水中作业，应尽量减少作业时间，出水后及时保温、祛寒。

其次，洗脸擦身宜用温水，每晚都应用热水泡脚 20~30 分钟，热水最好漫过踝关节以改善下肢血液循环。此法可使浑身血液流通，利于身心健康。民间流传着一句话："寒从脚上起"，通俗地说明了寒冷与下肢的关系。为了健康，必须注意下肢关节的保养和呵护，特别是寒冷季节。

最后，在饮食上应多吃些羊肉、鸡肉、猪肝、猪肚、带鱼等御寒食品。药酒御寒也值得提倡，在酒中适当浸泡一些枸杞、人参之类的中药，效果更理想。

腰椎痛得直不了身，试试马尾松泡酒

腰椎在人体中主要起着支撑人体以及保护内部脏腑的作用，由于人类属于直立行走的动物，因此腰椎成为身体重力的主要支撑点，受力、用力较多，时常就会发生疼痛。人们对腰椎疼痛肯定是不陌生的，特别是那些常年从事着搬运重物以及其他类型的体力劳动的人群，腰椎疼痛的情况会比较突出。其次就是老年人，也常常会因为腰椎疼痛而受到困扰。但人们对于腰椎的科学知识了解得不是很多。人体一共有 5 个腰椎，而且腰椎通常要比胸椎粗一些，这主要是由人类直立行走的特点决定的，人体腰椎要承受比四足行走的兽类更多的压力，因此也就更粗一些。腰椎疼痛指的就是人体第 12 胸椎往下数的第 1 腰椎发生疼痛。腰椎发生疼痛事实上属于一个症状，而并非是一个独立的疾病，引起腰痛的原因很多，大部分原因已经被专家研究发现，但仍然存在少数病因尚未明确。

有一名年近七旬的患者，自 2006 年就患有腰椎、颈椎增生，腰椎时常痛得连身子都直不起来。为了治疗腰椎、颈椎疼痛，老人在家人的陪同下曾多方求医，但均没有得到很好的治疗。因为家里经济状况一般，在几经尝试无果后，老人逐渐丧失了治疗的信心。后经熟人介绍的老中医告诉老人一个治疗腰椎疼痛的偏方，即用马尾松泡酒喝。尝试了一段时间后，老人的腰椎疼痛果然得到缓解。现在老人已经离不开马尾松泡的酒了，每天适量喝几口，让身子骨更加硬朗。下面就将该马尾松泡酒治疗腰椎痛的方法介绍给大家：

首先取马尾松，用刀将其劈成细条状，然后泡入 0.5 千克 55 度以上的白酒中，也可将其泡在参酒中。泡大约 10 天，等到酒色慢慢变成红黄色时即可取出饮用，而且一边饮用的时候还可以一边泡。饮用的量应当根据自己的酒量确定，多饮无益。在制作马尾松酒的时候，选取的马尾松应尽量选树龄较大的，效果更加显著。

马尾松性微温，味苦，无毒，有祛风除湿、活血化瘀、止痛、止血的功效，可用来治疗跌打损伤、风湿骨痛、腰腿疼痛等症。李时珍曾在其代表性的药物学著作《本草纲目》里记载道："松叶，名为松毛，性温苦，无毒，入肝、肾、肺、脾诸经，治各脏肿毒、风寒湿症。"还有说法是马尾松能够促进毛发再生，并有强健肝、肾、心、脾、肺五脏的功效，常食用马尾松可以起到延年益寿的效果。除此之外，药王孙思邈也非常钟情于松树，将松树的相关部分用于治疗疾病、保养身心，创立了服松子法、服松叶法、服松脂法等自然的养生方法。

所以，不要等着腰椎痛找上您，常服用马尾松泡的酒，让腰椎时时刻刻保持健康。

羊骨浸酒擦去腰椎痛

生活中有许多老年朋友经常被腰疼问题所困扰，面对病痛不知如何是好，有的老人甚至产生了恐惧心理，整日为自己的腰而惴惴不安。俗话说得好："知己知彼，才能百战不殆。"让老人了解一下这方面的知识也是很有必要的。如果患者可以对自己的疾患做到心中有数，再出现相应的症状时就能够从容面对，轻松应付了。而且，在任何时候，良好的心理状态都是治愈疾病的重要条件。要知道，病魔常常是欺软怕硬的。下面就让我们看一个真实的病例，体会这一点。

朱曦，男，52 岁。腰痛伴左下肢疼痛 4 年，近年无明显诱因，腰痛伴左臀及大腿后方疼痛，继而右小腿外侧麻痛不适，足背足底麻木感。走路多时小腿疼痛而不得不坐下休息片刻后行走。后来，他在家人的陪伴下去医院检查，影像检查显示腰椎活动屈曲受限，下腰部压痛，无明显叩击痛，上肢运动正常。双上肢被动活动尚可，左小腿外侧感觉麻木，痛觉减低。CT 显示腰椎体边缘可见骨质增生。在医院接受治疗半个月，后回家调养。在这个过程中，老人通过学习和了解，对自己的病情有了清楚的认识，并调整心态，积极配合治疗，而且，为更好地缓解病痛，在学医的家人指导下，每日酌量饮用羊骨酒 10 毫升，而且减少外出，避免腰部受凉。两周后病痛明显减轻。

说到这里，也许还有不少人对羊骨酒不甚了解。其实，这是源自内蒙古的一种民间药酒，其主要的药物成分是一副羊胫骨。

泡制方法：上药捣碎，武火快速醋炙，放入 1000 毫升白酒中浸泡，7 天后开取。用此药酒有祛风除湿，补肾强骨的功效，适用于腰脚筋骨疼痛等。需要注意的是，此药酒要严格遵守用法用量：口服，每晚酌饮 10～20 毫升。使用此方的注意事项是：服用者要注意酒后避风寒，并且慎行房事。

有人可能会问：为什么此药酒能减轻腰椎痛呢？

这是因为羊骨是很古老的中药材，其中含有磷酸钙、碳酸钙、骨胶原等成分。其性味甘温，有补肾、强筋的作用。可用于再生不良性贫血、筋骨疼痛、腰软乏力、白浊、久泻、久痢等病症。而白酒在此为引子，能起到充分发挥药物功效的作用。因此，两者结合对症下治，效果不错。

由此可见，治病良方其实往往就在我们触手可及的地方，只是我们不曾了解其中的养生功效而已。

内服独活茶，防治膝关节炎症

风湿性关节炎是日常生活中最常见的疾病之一，老年人更是高发人群。因为常见，很多人都会忽视它的严重性，仅仅在疼痛时贴一块膏药，或者干脆撑过这一阵，等疼痛缓解时就好了。殊不知，风湿性关节炎越不及时治疗，病情就会越来越严重，疼痛持续时间加长，严重妨碍平时的生活。

从其病症上看，风湿性关节炎在其急性期，主要表现为关节出现红、肿、热、痛等症状，但这些症状通常持续半个月到1个月的时间就会慢慢消退。此外，急性期时的症状在各关节中呈游走状分布，不适感不会一直待在某一关节处，而是从一个关节转移至另一个关节，通常一次病变多侵犯两个以上的关节。而且病症多集中在膝、踝、肘、腕等大关节上，手、足等小关节则很少累及。

从中医学角度上分析，风湿性关节炎属于一种痹病。在《黄帝内经》中记载道："风、寒、湿三气杂至，合而为痹也。"可见导致风湿性关节炎的主要原因便是风、寒、湿。根据临床医学总结得出，有风湿性关节炎的患者多数都曾有过受冷、受寒的经历。比如那些经常需要进行水下作业的工人，或者在寒冷的天气里不注意保暖导致受寒的人，还有那些不注意控制室内温度，经常吹着冷气睡一晚上的人，等等，都容易患上风湿性关节炎。除此之外，还有当人体在感冒时如果不及时治疗，拖沓病情，也极有可能引发风湿性关节炎。很多人大概一直将感冒当作是小病小痛，患感冒时随便去药店买点感冒药吃吃，待感冒的症状稍有缓解就停止服药治疗，使得感冒一直未能被彻底治愈，再加上患者本身的体质就很虚弱的话，便很难再抵挡住身体内寒湿之邪的侵袭。待到感冒咳嗽从一般症状发展成为慢性咽炎或扁桃体炎的时候，如果还不加紧医治、放任不管的话，体内的细菌就可能会进一步向关节入侵，从而引起风湿性关节炎。所以即使是很轻的感冒，也万不可大意，及时治疗才是保持身体健康的长久之道。

何太太现年58岁，曾经是某纺织厂的一名女职工。虽然现在已经退休3年了，但此期间她时常腿痛并伴随腿脚抽筋，膝部等关节肿痛，手指变形，一旦吹风受凉，疼痛的症状就更加明显。被病痛折磨的何太太苦不堪言，就连在炎热的夏季也要穿上棉衣棉裤，而且还要经常揉腿和手，才能稍稍缓解点疼痛。为了治疗这些风湿症，何太太不知服用过多少中西药，但都不见成效。一次偶然的经历，何太太了解到了一个治疗风湿症的偏方——独活茶，连续服用了5天后，折磨何太太很久的风湿关节疼痛的症状就消失了，现在她的腿不痛了，手指关节也不肿了，夏天不用再穿着厚重的棉服，还能用凉水洗菜做饭了。何太太从来没想过，这么一个简单的小偏方就能将折磨她十几年的风湿症治愈，真是太神奇了！接下来，就给大家介绍一下这个神奇的偏方到底如何制成的：

独活茶：只需独活20克，用水煎成后代茶饮即可。这道偏方其实就用到了一味药——独活，但在治疗风湿性关节炎上的效果非常好，主要还是源于独活的珍贵药用价值。在《本草汇言》一书中记载有："独活，善行血分，祛风行湿散寒之药也。"又有记载道：
"腰膝不能屈伸，或痹痛难行……必用独活之
苦辛而温，活动气血，驱散寒邪。"不过，要
想收到更好的疗效的话，不是用独活以水煎
代茶饮，而是将其用来泡制药酒。

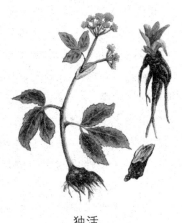

独活

　　这种药酒的做法也很简单，准备独活 12
克，黑豆 60 克，米酒 100 毫升后，先将准备
好的独活和黑豆用清水洗净，然后将黑豆放
入水中泡上半天，再与独活一起放入锅中，
在锅中加入 4 碗清水，开大火煮沸后再转而
用小火煎，等到锅内的水只剩 2 碗时，去渣
取汁，最后在滤好的汁液里兑入米酒煮沸就可以了。服用时坚持早、晚各
一次，温热服用。

　　这道偏方的材料除了独活外，还特别加入了黑豆。人们对黑豆的通常印
象是其具有很好的补肾功效。但其实黑豆不仅可以补肾，还能祛湿利水、活
血通络，因此，在治疗风、寒、湿引起的风湿痹痛上也有很好的疗效。再加
上米酒通血活络的作用，更加突出了这道偏方在治疗风湿性关节炎上的效果。

　　要治疗风湿性关节炎，除了上述内服偏方外，还有一些偏方专用于外敷，
其效果也是非常显著的。常见的一个外敷偏方为：取连须葱白 50 克，生姜 500
克，食醋适量。先将葱白、生姜捣烂取其汁，备用。再将食醋倒入锅中煮沸，
然后将已经取好的葱姜汁倒入锅中开小火熬成膏状，最后取出膏状物体均匀涂
抹在洁净的纱布上，于每天临睡前敷在患处，待到次日清晨再取下即可。

　　中医学认为，葱白有发汗解热、散寒通阳的功效，而生姜味辛性温，有
解表散寒、活血发汗的功效，醋则能有效促进血液循环。将三者制成膏药敷
于患处，具有极好的祛湿散寒、通络止痛的功效，尤其适用于关节冷痛。

　　通过以上的介绍，希望那些还在遭受风湿性关节炎疼痛折磨的患者，
不妨综合以上疗法，将内调与外敷一道使用，相信这样的治疗效果一定会
更加显著。

巴豆饭外敷，应对风湿性关节炎

　　您的身边有患有风湿性关节炎的老年人吗？如果回答是肯定的，那您一
定能基本了解这类患者所熟悉的关节肿胀疼痛是怎样一种折磨人的病痛。对

有此困扰的老年人而言，刮风下雨、阴寒湿冷的天气是他们最不愿意遇到的。每每在这样的天气中，这种疼痛的症状尤为明显，还伴随有关节红肿，疼痛使得身体活动不便，症状严重的只能卧床休养，什么都做不了。由于这是一种慢性病，所以，当老人长期被其折磨之后，往往会影响情绪状态，变得消极、易怒起来。这不仅不利于老人自身的健康，也不利于家庭的和谐。

退休老人王晓香，刚刚退休一年就开始出现经常性的手关节肿痛，后到医院检查化验，被诊断为风湿性关节炎。为治疗该病，王晓香去市级医院接受了 3 个疗程的理疗仍然不见好转，而且此时疼痛已经由手关节蔓延到肩颈处。遇到天气不佳时，疼痛加剧，严重到手都抬不起来，甚至最后连自己最基本的生活也不能自理，起居、大小便都需要有旁人协助才能完成。这让老人感到非常沮丧和痛苦。后来老人的子女听说了巴豆饭偏方可以治疗关节炎，便按照偏方给老人治疗，没想到第一天敷用，老人的关节就停止疼痛了，敷用的第二天，关节也没见痛，到第三天还是不痛，这让老人与子女都高兴极了。从此以后老人的子女便坚持让她敷，一段时间下来，现在王晓香不但再也不关节疼痛了，而且全身都感到特别轻松舒服，原来遭受病痛折磨的双手，颜色也恢复正常了。虽然双手在早晨或者做家务劳累时会有些发硬，但只要稍稍活动一下就可以缓解，而双肘及手指关节也变得像之前一样灵活了，王晓香又重新开始为自己的孙女织毛衣了。那么，这神奇的偏方究竟怎样制成的呢？

其实，巴豆饭制作方法非常简单：

先准备 15 克巴豆与适量的热米饭。先将巴豆研磨成泥状与热米饭一起搅拌均匀，再将混好的黏状物质于每晚临睡前贴在患处，然后用油纸将之盖好，外用纱布包扎固定，等到次日早晨再将之除去即可。间隔 15 日再贴一次，通常贴用一次便可见效，连续贴用数次，便可稳定急症。

其实，在中医上有很多草药不但具有极高的药用价值，同时也含有毒性，但是如果能够得到适当运用，就能避免其毒性所产生的副作用而取得很好的治疗功效，从而达到健身益体，治病养身的效果。就拿这道偏方中的巴豆来说，通常人们认识的巴豆是有毒性的，在许多古装片中都将巴豆作为一种腹泻的毒药来使用，但中医认为，巴豆除了有毒以外，还有很好的药用价值，其主要用来治疗风湿关节炎，而且效果非常显著。对于风湿性关节炎患者来说，其治疗的要点是缓解关节疼痛，防止关节遭受病痛折磨而变形破坏，并且保留和改善关节功能，为达到这一效果，临床上多采用解热镇痛消炎药来治疗。而巴豆的药理试验研究表明，巴豆自身所含有的各种活性成分有极好的抗菌、消炎、镇痛作用，再利用中医的内病外治的治疗原理，通过将巴豆碾碎热敷于关节处，便能将巴豆的治疗功效发挥得淋漓尽致。而此方加上米饭作为辅料，则是因为大米饭质地黏软，是常用来外敷治疗的良好赋形物，并且还有保护皮肤、使皮肤免受刺激的功效。

还在因治不好风湿性关节炎而烦恼的朋友们，不妨试试用上述偏方来治疗，相信第一次敷用以后，您就会取得像王晓香老人一样好的治疗效果。

生姜艾蒿外敷，关节炎症这就好

在人体正常老化过程中，局部或整体的关节软骨退化，在关节边缘形成了骨刺或大的骨骼突起，即为关节炎。关节炎是一种形式多样、扩散范围很广的多发性疾病。因为其病因和体质结构复杂，所以一般的治疗方式大都不能收到良好的治疗效果。或者治疗过后复发的可能性极大。而且，此病还有一个十分恼人的特征，即由一个关节转移至另一个关节，病变局部呈现红、肿、灼热、剧痛，部分患者也有几个关节同时发病，不典型的患者仅有关节疼痛而无其他炎症表现。因为此病属于慢性病，进程较为缓慢，所以不少老人在最初患病的时候都不以为然。以至于到最后引发关节变形，甚至无法正常行走。

下面就让我们来看一例较为典型的关节炎病例：

2009年冬天，徐航老人的腿关节疼痛难忍，无法正常行走。在此之前，老人经常会出现关节胀痛的现象，这种现象已经有将近3年的时间。因为从未出现过影响行走的现象，所以一直拖延，没有经过任何的正规治疗。现在，老人行走已经受到严重限制，经医生治疗效果也不明显。后来，同小区的另一名老人听说了老徐的遭遇，过来分享治疗心得，因为他自己也曾经是一名关节炎患者，最后是用生姜和艾蒿治愈的，所以把偏方推荐给了老徐，希望其可以一试。尝试之后，老徐的关节炎症基本被治愈了，而且，至今未再次复发。

这个偏方的具体内容如下：将干艾蒿叶揉成团（直径约1厘米），生姜切片，把生姜片放在腿关节的骨缝处，把艾蒿放在生姜片上，将艾蒿点燃进行灸疗。左右各灸一次，每天一次。

除了上面所提供的偏方之外，风湿性关节炎患者要正确对待食补与药补。无论食补还是药补，对风湿性关节炎患者都是有益的，但必须根据病情及脾胃功能的强弱来进行。如牛奶、豆浆、麦乳精、巧克力虽是营养佳品，但体内有湿热或舌苔厚腻者，多食反而腹胀不适，不思饮食；人参、白木耳、阿胶虽能补气养血，但脾胃不和或湿热内蕴者服之反而助湿，非但不能去病，反添病痛。

古方搭配治炎症，膝关节不再疼

不少老人都有这样的误区，觉得老了之后腿脚不利索了，哪里都去不了了。事实上，腿部疾病不是每个老人的必然结果，只要老人有预防腿部疾病的意识，养护好自己的关节，老了之后一样可以外出旅游。

在腿部，膝关节是非常重要的一个环节。但是，它这个结构首先就存在很大的问题。一个人再胖，膝盖也不会有肉，因为膝盖那个地方只有韧带，是真正最皮包骨头的地方。由于膝盖处经常气血供应不足，所以特别容易受损，且膝盖受损后很难恢复，稍微动一动就会疼痛。

李大爷年轻的时候拉过三轮车，上了年纪之后膝盖关节总是隐隐作痛。每天早晨，李大爷都喜欢拿着鸟笼到附近的公园遛鸟。可自从腿脚不适之后，他晨起溜达的次数越来越少，时常感觉膝关节酸软无力，头晕眼花，下肢酸软，举步维艰等。由于是老毛病，所以总拖着不去医院治疗。后来在家人的劝说下才去就诊，他当时看的是老中医。中医专家考虑他年事已高，不适宜多吃药，所以建议采取古方治疗。没想到，几十年的膝盖痛，几服药就好了。这里就把这个神奇的方子介绍给大家：

配方及用法：雷公藤皮 240 克，川乌、草乌各 60 克，当归、羌活、桂枝、地枫皮、西红花、川芎各 20 克，豨莶草 6 克。先将以上各味药放入冷水中浸泡 1 小时左右，然后取药放置火炉上，加水 2000 毫升煎煮。煎至 1000 毫升，滤渣、取汁，趁热加入冰糖 260 克，放凉后装入容器内加入 60 度以上白酒 3000 毫升，隔 48 小时后服用。成人每天早、中、晚饭前 20 分钟各服一次，每次 50 毫升。儿童酌减，孕妇忌服。本方有毒，应慎用。

其实，除了上面所提供的偏方之外，传统的治疗方法，可供选择的还有很多，比如药浴、泡脚等。这些方法各有各的长处，可依据病症情况及患者的需要选择。

药浴基础配方加入羌活、独活、秦艽、威灵仙各 10~20 克，用高一点的木桶泡脚，水要到达膝盖处；或用毛巾蘸上药浴水，趁热敷在膝盖上，保持 10 分钟左右，可缓解膝盖疼痛。泡脚后，还可配合温灸。将灸盒放在膝盖两侧，上至鹤顶，下至足三里、阴陵泉，灸 30 分钟；趴在床上，灸膝盖窝处的委中、委阳 30 分钟。

对于以上疗法，所选用的药材是否适用于病患个人尚需要专业医师的认可。因为每个人的体质不同，对药物的反应和吸收能力也有所区别。老年人对药物毒副作用的应对能力本就低于中青年人，慎重选择药品是正确的。此外，特别需要注意的一点是，如果认为老人有必要采取温灸的治疗方式，最好让专业人士操作。针灸不比拔罐、刮痧，其对力度、穴位、时间的掌控是很精准的，否则可能得不偿失。

风湿痛关节痛，树枝树叶也是好药材

对于患有风湿性关节炎的老人来说，生活肯定都有很多烦恼，特别是当天气变冷，湿度加大的时候，关节简直疼痛难忍。而治疗起来，费时又费力，很难治好不说，还反反复复。如果治疗不够及时，延误病情，又会引起关节功能障碍。因此，治疗风湿性关节炎切不可急躁，尽早发现、及时治疗才是王道。

有的老人在自己得了风湿痛之后很是纳闷：为什么偏偏找上我呢？风湿寒性关节痛的发病原因复杂多样，一般说来，老人的住所如果环境寒湿或者高寒都很易受到风湿疾病的侵害。因为长期受风寒湿气所侵，时间长了，身体自然受不住。除了环境因素之外，疾病、过劳等因素也有可能会诱发风湿痛。

有一个人称"巧妈妈"的老人，现年 67 岁，是一个性格开朗，热情好客的老人。老人的生活是丰富多彩的，唯一的遗憾是在 63 岁的时候患上了风湿性关节痛，从此，老人便格外害怕下雨及阴天的日子。家人劝其就医后，经过诊断发现，老人是由于抵抗力下降，风寒湿邪入侵而引发的风湿病。而且由于刚得此病的时候没有及时治疗，所以三四年下来病情已经有了进一步发展。

老人的儿子为她四处求医问药，在此过程中发现，要治疗风湿性关节炎，方法五花八门，但不见得都有效果，特别是风湿性关节炎作为一种慢性疾病，治疗起来尤其费时费力。有的身体状况差的老人，及时接受了治疗，治疗过程也会很漫长。幸运的是，老人的儿子从一个老乡那里得到两个用树枝树叶为原料的偏方。听说此方治疗风湿性关节炎的效果非常好，回去一试，最初没见大效果，坚持使用一个月后，发现老人的痛感减轻不少。下面就来向大家介绍这两种偏方的具体内容。

偏方 1：利用常见的椿树枝、柳树枝、桑树枝制成汁液热敷。这种方法需要先取前述原材料各 100 克。先将椿树枝、柳树枝、桑树枝各自尽量切碎，然后一起放入一口大砂锅内，加入适量的水煎，待其汁浓的时候，过滤、去渣、澄清，然后再将清汁倒入干净的盆内放置在避风处。敷用时将毛巾浸透药汁并趁热厚敷在疼痛关节处，等到冷却时另换再敷，每次敷 2 小时，然后洗一个热水澡，到全身出汗为度。每日敷上 3~4 次，坚持数日可见疗效。

偏方 2：以樟树叶、松节煎汁热敷。这里需要取樟树叶、松节各 1000 克。然后按照偏方一的方法煎取汁液，并以同样的方法、疗程热敷。需要注意的是，使用这个偏方治疗时，在每次洗完热水澡后，1 小时内不要吹风。

除了使用上面所提供的偏方之外，患有风湿性关节炎的人在治疗过程中还应该注重平时的保养。要时常锻炼身体，以增强身体素质。锻炼可以让人强壮身体，提高免疫力，大大增强抵抗风寒湿邪侵袭的能力。还要注意保暖，避免身体感受风寒之邪。平时要多穿衣服，防止受寒，不要淋雨，保持居住环境干净温暖，患病者尤其还要注意关节处的防寒保暖，衣服一定要干透时才穿。还要注意劳逸结合，防止身体过于疲劳，饮食有节、起居有常无论对于养身还是治病都有重要意义。临床上，一些患者就是因为不注意劳逸结合，使得刚有些好转的病情又加重，因此适当休息才是保持身体健康之道。最后，乐观的态度非常重要，保持治愈的信心，从心理上战胜疾病，便是胜利的一半。

另外，患有此病者尤其还要注意一些禁忌：

第一，风湿性关节炎属于慢性疾病，病情持续时间长，治疗起来很费时，因此在饮食上太过忌口，会严重影响身体对于营养的吸收，反而不利于疾病的康复。一般说来，风湿性关节炎患者并没有什么特殊的忌口。只是当处在急性期时，会出现关节红肿灼热的症状，这时候不适合吃太过辛辣刺激的食物；此外，如果患者脾胃虚寒，生冷的瓜果及虾、蟹等食品就不适合多吃了。

第二，对于患有风湿性关节炎的患者来说，酒并不是忌口之一，反而喝少量的酒，还能起到祛风、活血及疏通血液循环的作用。

小小的树枝树叶都是治病良药，这么简单的治病方法是不是让您重拾对风湿性关节炎的战斗信心，那还等什么，现在就动手吧！

酒烧鸡蛋治疗风湿性关节炎

众所周知，风湿病属于较难治愈的老年常见慢性病，因为它给患者带来了巨大的病痛折磨，因此有"不死的癌症"的叫法。此病在治疗上难度较大，是让很多骨科专家头疼的骨科顽疾。

前文对于风湿性关节炎的主要诱发原因和症状都已经有了详细的介绍，正因为其成因的复杂性和治愈难度高而有不同的治疗方式。对于老年患者而言，身体的老化让老人比常人更加脆弱，更容易受到风、寒、湿、热的侵袭，一旦受到了侵犯，就会使老人的经络闭塞，气血运行不畅，进而引发肌肉、筋骨和关节的酸痛、麻木，严重时甚至导致关节发生肿大变形、灼热等现象。

该病的一大特点就在于病征并不只停留在某个关节处，而是会同时侵犯多个关节，特别是人体较大的关节，尤其受到风湿性关节炎的青睐。另外，该病还有一个特点是呈游走性，也就是说，它除了会同时侵犯多个关节外，还能从一个关节游走到另一个关节，使人体各个关节接连不断地发生病症。在我国，风湿病又属于高发病种之一。所谓冰冻三尺，非一日之寒，该病也是在日常的不良生活作息中一点一滴积累而成的。因此，在日常生活中积极做好预防对于杜绝该病缠身是非常重要的。

宋大爷患风湿病已经5年了。刚开始时只是关节有酸麻感，宋大爷常年下地务农，习惯了劳累过后关节的酸麻，因此也没太在意，只是就诊后服用了一些消炎药，但只能暂时缓解病情，治标不治本。而且病情拖的时间一长，宋大爷从起初的关节酸麻感，发展到后来腰、膝盖、肩部关节都开始又凉又痛，尤其是冬春季，疼痛感更甚。为此，宋大爷烤过电，吃过各种活络丸、人参再造丸等药物，均没收到很好的疗效，病情愈加严重，直到朋友给宋大爷提供的一个偏方——酒烧鸡蛋，才真正让宋大爷摆脱了长期纠缠他的关节疼痛。

该酒烧鸡蛋的偏方具体做法是：取3个红皮鸡蛋，先洗净擦干，放入盘中备用（盘子可以是铝盘或者瓷盘），再往盘内倒入50度以上的白酒，白酒量以不浸没鸡蛋为宜。然后让盘底先加热一会儿，再将盘内的白酒点燃，让它自行燃烧直至火灭。服用时将鸡蛋与残酒一同吃完，再躺到床上盖上厚被子发汗（时间在晚上）即可。对于病症较轻的患者来说，吃一次即可，而重者需吃三次。

经此方治疗过的很多患者，均表示原先的风湿性疼痛消失了，现在腿不疼了，腰不凉了，肩也好了。实在是非常有效的良方。

对于患者来说，除了选择上述偏方外，在治疗时尤其要注意科学治病，防止陷入治疗误区。那么，什么才是比较科学的治疗风湿性关节炎的方法呢？

首先，治病要趁早。通常患者在患病初期由于症状不明显，因此常常忽视治疗，想着让它自然好。结果延误了治疗时间，使得病情越拖越严重，等到非常难受的时候才想起去医院，早已错过了最有效的治疗时机。

其次，不要听信广告宣传，滥用药物。现在市面上治疗风湿性关节炎的药物真可谓五花八门，上网随便一搜就是一大串，而且大多数是夸张宣传，一旦盲目采信，随意用药，就会导致各种不良后果。所以，要学会判断，不能轻易相信广告。

最后，治疗彻底，不要见好就收。很多患者在治疗时都是一见效，立马就停止用药，结果下回再发病时，又采取同样的做法。殊不知，反反复复的让病情发作就是治疗风湿性关节炎的一大禁忌，只会让病情越来越重。因此，一定要进行彻底的治疗。

另外，在治疗过程中还应该注意卧床休息，加强营养，保持愉悦的心情、乐观的态度，才能在与风湿性关节炎的战役中彻底取胜。

总之，风湿性关节炎是一种对老人危害很大的疾病，严重的会导致关节变形、残废，甚至伤及人体五脏六腑。所以，人们应该对风湿病有足够的认识，并积极预防治疗。

艾草泡脚，专治寒凉性腿痛

中医让我国成为世界上对植物利用最广泛的国家。许多疾病在外国人看来只能通过打针住院才能康复，可是，在中国可能只需要简单利用一些植物就能治愈，这也是中草药的神奇之处。有的植物本来有毒，有的本来就对人体有益，但不管是什么植物，在传统中医神奇的组合下它们都可能变成治病良药。

中国的老年人，自身受到慢性病的困扰时，也常常会选择使用传统的治疗方法加以治疗。这也得益于我国对草药的广泛利用。就拿老人常见的寒凉性腿痛来说，艾草就是对症治疗的上佳选择。

艾草是一种多年生草本植物，略成半灌木状，植株有浓烈香气。其味苦而辛，无毒，熏洗、服用皆可，能温中、除湿，治疗多种疾病，通常被人们认为是驱邪、治病、延年益寿的神草。艾草分布在亚洲及欧洲，生长在山野之间，容易成活，生命力极强。艾草与中国人的生活有着密切的关系，每至端午节之际，人们总是将艾草置于家中以避邪，或将干枯后的株体泡水熏蒸以消毒止痒，产妇多用艾水洗澡或熏蒸。故每当端午节前后，在我国许多地方都有鲜艾出售，这个时候人们就会买些艾草带回家去，将其放于供神的中堂两边，或房间妆台之旁，以达到"奇香可数月不减，蚊蝇嗅之即逃"的目的。在有些地方，艾草也经常被人们认为是"救命神草"，用它可制成"艾叶茶""艾叶汤""艾叶粥"等来食用，可以增强人体对疾病的抵抗能力。

有个65岁的刘老太太，家里常备艾条、艾草。每当伤风感冒，虚火上升，牙龈肿痛时，老太太就会自己用艾条来灸疗，根本不用去医院开药吃。老太太还经常用艾草水泡脚，治好了她的寒凉性腿痛，用她自己的话说"谁的养生之道都没有我的便宜实用"。

用艾草水泡脚能有效地祛虚火，可以治疗口腔溃疡、咽喉肿痛、牙周炎、牙龈炎、中耳炎等一些因虚火导致的疾病。但是使用艾草要掌握正确的方法。具体的使用方法是：

取艾草一小把加水烧开后稍凉一会儿，待水温适宜时再倒入泡脚桶里泡脚；或用纯艾叶做成的清艾条取其1/4，撕碎后放入泡脚桶里，用滚开的水冲泡一会儿，等艾叶完全泡开后，再加入些温水调节水温后再泡脚，等到泡到全身微微出汗时，要多喝一些温开水。一般连续泡几次，持续2~3天便可。期间不能吃寒凉的食物，并且要注意休息。那些因虚火引起的头面部、咽喉部的不适症状，用此方后都会明显好转或者消失。

现代人普遍寒湿重，而艾草能祛寒、除湿、通经络，所以艾草就成了治病不可缺少的帮手。用纯艾叶制成的清艾条，扎成一排熏后背、小腹、小腿、手臂的方法，能快速祛寒湿。

虽然说用艾草泡脚有很多好处，但也应注意其副作用。艾草对消化道及皮肤有一定刺激性，大量服用可引起中毒，出现消化系统、神经系统的一系列中毒症状。所以，用艾草的数量和频率都是有讲究的。只有按照科学的方法，才能对老人健康有好处。

为什么人们对艾草的利用如此广泛？近代科学研究表明，艾叶具有抗菌及抗病毒作用；平喘、镇咳及祛痰作用；止血及抗凝血作用；镇静及抗过敏作用；护肝利胆作用等。艾草中还含有丰富的叶绿素成分，除了可以预防癌症外，还具有净血、杀菌、畅通血络的功效；而艾草中所含的腺嘌呤，可以使心脏强壮，防止功能退化，对预防脑部疾病等有很强的效果。

另外，早在很久以前，艾草就被用于灸术。因为艾草"性温、味苦、无毒，能通十二经、理气血、逐湿寒、止血下痢"。艾草性温，是一种纯阳性植物，用于灸疗，可起到排毒养颜、固本壮阳、提高人体免疫力的功效。所以人们一般是把艾草点燃之后去熏、烫穴道，使穴道受热而经络疏通。人们常用买来的艾草枯叶做成的长条，点燃轻熏关节，以治疗筋内关节疼痛。艾草也是洗药浴材料，现在流行的药草浴大多选用艾草做药材。

芍药甘草加按摩，腰不酸背不疼

随着生活方式的多样化改变，腰背酸痛患者出现增多的趋势，其中尤以老年人居多。引起此病的原因，主要有外部寒邪入侵人体，不良的生活习惯等。对于此病，平时预防比治疗更为重要。当然，如果症状长期无法缓解，就应该及时去医院就诊，以确定病因，对症下药。

家住某海滨城市的王淑珍老人，每到旅游旺季的时候都会忙得不可开交，因为亲戚多会选择这个时令到她这里来避暑。为了招待亲戚，王老太太又是收拾家务，又是做饭烧菜招待客人，还要经常上街买回大包的吃食。忙得王老太太近一周都没有好好休息，使王老太太频频感到颈肩腰背冷痛，小腿抽筋，休息一段时间后，疼痛的症状仍然没有减轻。王老太太不愿意为了这样点"小事"就上医院治疗，惊动子女，就自己买了一堆钙片回来服用，但一段时间后，腰背痛的症状仍然未见缓解。后来，一个相熟的老中医知道她的病情后，告诉她老人腰酸背痛不能盲目补钙，并给她介绍了两个小偏方，让她回家试试，不行就必须上医院就诊了。王老太太回家尝试了一段时间后，没想到补钙治不好的腰背痛和小腿抽筋真的一下子全好了。下面，就来介绍一下这两个治愈王老太太的小偏方。

偏方1：芍药甘草汤。

取白芍20克、甘草10克，可以用烧开的水直接冲泡，也可以用文火加水煮，然后代茶饮用。

人们常说的腰酸背痛其实就是肌肉酸痛，而腿脚抽筋则是筋脉痉挛。脾主肌肉，肝主筋脉，因此，当您的肌肉和筋脉发生了病痛，就要找准主因，调和肝脾。而芍药性酸，酸味入肝，甘草性甘，甘味入脾，因而使得这味芍药甘草汤有良好的止痛作用，并且混合制成的饮品一点都不苦口。芍药、甘草这两味药材容易购得，配制方法又很简单，实在是一款不可多得的治疗腰背痛的佳品。需要注意的是，这里所说的芍药、甘草一定要生白芍、生甘草，不能拿那些炙过的芍药、甘草，因为炙过的药材，其药性会发生改变，从而降低其在止痛上的功效。

偏方2：按摩小腿。

当发生小腿抽筋的时候，可以用大拇指稍用力按住抽筋的那条腿的承山穴，然后按顺时针、逆时针方向各旋转揉按60圈；再用大拇指在承山穴上直线来回擦动数下，直到局部皮肤产生热感；最后，用手掌拍打抽筋的小腿部位，以此来放松小腿部的肌肉。这样按摩几分钟后，小腿抽筋症状便会消失不见。

不过，这种按揉方法只能暂时解决小腿抽筋，是治标不治本的方法，要想以后也不会小腿抽筋，就要找到病根所在，由表及里，对症下药，彻底治愈。

此外，除了上述偏方外，平时还可以靠调整姿势，适量运动，注意劳逸结合等来防止腰背酸痛以及腿脚抽筋。

腰肌劳损，驱邪通络用党参

腰部可以算人体最劳累的部位之一了，不管站立还是坐下，腰部都承担着支撑整个上半身的作用。即使在睡觉的时候，如果床铺过软，起不到支撑人体的作用，腰部仍然得任劳任怨地继续工作着。因此，繁重的工作很容易就会导致腰部劳损，使得腰部常常感到酸软疼痛。准确地讲，腰肌劳损是指腰部肌肉、筋膜与韧带软组织发生慢性的损伤。在中医看来，该病的发病原因可能是外感寒湿、湿热、气滞血瘀、肾亏体虚或跌打外伤。通常它的病理变化表现为肾虚为本，感受外邪为特点。

当发生腰肌劳损的时候，很多人还以为只是腰部短时间的超负荷工作，其实作为慢性病的腰肌劳损，是日积月累的腰部过度劳累损伤导致，其主要症状通常表现为：腰或腰骶部疼痛，并且会反复发作，而且当气候发生变化或劳累程度不同时，疼痛的严重程度也会不同，有时轻有时重，绵绵不绝。而且腰部还会产生广泛压痛，但不会影响脊椎的正常活动。当患者处在急性腰肌劳损发作的时候，通常各种症状都会明显表现出来，而且还可能会有肌肉痉挛，脊椎侧弯引起腰部的功能活动受限症状。少部分的患者还可能会产生下肢牵拉性的疼痛，但不会有串痛或者肌肤麻木的感觉。而且疼痛的部位有可能集中在某一个部位，也有可能分散在整个背部。当患者休息的时候，以上症状均会有所减轻。因此，在这时候，特别要注意休息，不要做那些需要弯腰的工作。

在临床上治疗该病，首先应该分辨表里虚实寒热。大多数情况下，当人体感受外邪的时候会导致该病病发，这时候的症状多表现为属表、属实，发病骤急，在治疗上主要应该祛邪通络，并且根据寒湿、湿热的不同，分别施治；而因为肾精亏虚引发此病的，症状多属里、属虚，通常是反复的慢性发作，治疗时就应该以补肾益气为主。

邱女士今年已经 56 岁了，最近几年腰痛时常发作，并且越来越厉害，虽然她已退休一年，腰痛症状也没有缓解，稍微活动一下或是做点家务活，就会感觉腰痛难忍，有时候严重得连腰都直不起来。经过医院诊断，发现是此病。邱女士为治疗腰肌劳损，尝试过很多药物、针剂治疗，都不能根治，后一个老中医推荐了一个党参黄芪汤的偏方，邱女士回家喝了一段时间后，腰痛的症状明显减轻了。现在，邱女士腰不痛了，每天照看着外孙女，日子过得轻松自在。下面就来向大家介绍一下这个偏方：

党参黄芪汤的制作需要取党参、黄芪、当归各 31 克，杜仲 24 克，川断 11~18 克，牛膝、玄胡各 15 克。将其一起倒入锅内加适量水煎煮，取药汁，每日服用一剂。

经患者亲身体验，该方具有补肾益精、补气活血的良好功效。其中所含的药材党参，向来是补中、益气、生津的极好药材。对于治疗气血亏虚、脾胃不健，倦怠乏力，食欲不佳者有良好的功效。而黄芪味甘，气微温，气味虽薄但味道浓厚，是阳中之阳也。通常用作补气，除此之外，黄芪在补血上也有良好的功效。将黄芪和当归同用时，能将补血的功效发挥得更好。可见，另一味药材当归也能生血，还有调经止痛，润肠通便等功能。因此，临床上多用来治疗因贫血引起的面色暗黄、头晕心悸、虚寒腹痛、风湿痹痛、跌扑损伤等急症。在传统中医药学中，当归味甘而重，所以能用作补血，其气轻而辛，又使之有行血的功效，是补血的良药。而杜仲在补肝益肾、强筋健骨方面有奇效，《玉楸药解》中有述，杜仲能"益肝肾，养筋骨，去关节湿淫"。

除了上述偏方治疗外，患者在日常生活中尤其要注意保养身体，常言道：治病不如养病，腰肌劳损并不是一朝一夕患上的，而是长期的不良生活习惯引起的。要想彻底去除病症，就应养成健康良好的生活习惯。以下几点就是对于患者健康生活习惯的建议：

1. 早起锻炼有利于腰部健康。每天早晨起床后，身体经过一晚上的修养，很适合做一些和缓的运动，活动活动腰部，可以让腰部更加有活力。平时也可以多做一些收缩腹肌以及伸展腰肌的运动，帮助腰部肌肉运动，缓解腰部肌肉僵硬、不适的症状。此外，像散步、倒步行走以及骑自行车等运动，对于预防和减轻腰疼都有效果。

2. 适当放松有益身心。当腰部肌肉长时间处于紧张状态的时候，很容易就会发生腰肌劳损，而且人一紧张，还会导致血液中激素增多，使得腰间盘肿大从而引起腰疼，所以不要始终让自己处于紧张忙碌的状态中，学会适当休息，劳逸结合，才是健康的长久之道。

3. 正确姿势健腰部。据研究表明，人在坐下的时候比站立的时候更需要腰部的支撑作用，因此，一定要学会正确的坐姿，在需要久坐的时候，应该尽量让自己的背部紧靠椅背，从而依靠椅背的支撑力量来分担一些腰部的压力。在久坐期间，时不时地向后伸腰也是预防腰疼的好方法。

4. 科学饮食防长胖。为什么预防腰肌劳损会需要人们去控制体重呢？那是因为过胖的体型会给腰部造成更大的压力，不利于腰部的健康。因此科学合理的饮食，防止提醒过胖对于防止腰肌劳损也是很重要的。

核桃黑芝麻丸，辅助治疗腰椎间盘突出

对于腰椎间盘突出，大多数人将其与腰痛混为一谈，认为腰椎间盘突出就是简单的腰疼，不会对身体有太致命的伤害。根据专家解释，这个观点是极为不对的，这是一个非常严重的错误认知，事实上腰痛是腰椎间盘突出的症状之一，而不是说腰椎间盘突出就是腰疼，如果腰椎间盘突出患者长时间忽略不治，使得病情拖沓，最终只会朝着越来越差的方向前进，最终引起对身体健康致命的损害。

患有腰椎间盘突出的患者一般表现为腰痛和一侧下肢放射性痛感，并伴随有强烈的麻木感。通常采取卧床休息的办法后可以有效缓解这种痛感，但只要下床活动一段时间这种痛感和全身麻木感又会出现，只要一点小刺激，像打喷嚏、咳嗽或提重物都会加剧这种痛感。此外，外伤如突然负重或扭到腰，或者湿邪之气侵袭都会造成腰椎间盘突出。

文某，现年53岁，现在一所中学做数学老师。自从3年前开始，文老师就经常会感觉到头痛颈项强直，并且还伴随有左臂时不时麻木不适。文老师一直久拖不治，有时就贴一块膏药应付，直到近半年来，上述症状明显加重，并伴有头痛恶心，时欲呕吐的症状。文老师于是到医院接受彻底检查，通过 X 线片查明文老师的颈椎变直，椎间隙变窄，第 6 颈椎椎体后缘有唇样骨质增生。之后经过一些药物治疗，平时饮食时按民间偏方加入了一道核桃仁黑芝麻丸，一段时间后症状明显改善。为巩固疗效，又按医嘱服骨刺片 30 天，之后病症得到彻底治愈，也没有留下任何后遗症。下面，就向大家介绍一下这道核桃仁黑芝麻丸偏方。

制作方法：准备核桃仁 200 克，黑芝麻 80 克，杜仲 50 克，木瓜 25 克，以及菟丝子、当归各 60 克，延胡索 30 克，香附 15 克。然后将上述材料除核桃仁、黑芝麻外，均摊开置向阳处晒干，再将其碾碎过筛备用。然后将黑芝麻先碾碎，再放入核桃仁一起碾，一直碾到用手摸时无明显颗粒状为止，将上述碾好的所有药面一起倒入盆中，将 250 毫升炼蜜分数次加入盆内一起搅拌均匀，然后将其反复揉搓成团块，最后制成每个约 7 克的药丸。如果时值冬天，可将这些药丸装入瓶内储存，而夏天则可以选择做成蜡丸或用油纸包装放在瓷盆里，然后置于阴凉处保存。服用时每次只需 1 丸，每天 2 次，可用 20 毫升黄酒冲服。

这道偏方之所以有治疗腰椎间盘突出的效果，是因为其材料之一的黑芝麻，含有大量人体必需的氨基酸，这些氨基酸在维生素 E 和维生素 B_1 的作用下，能够帮助人体加速新陈代谢，同时还有很好的补肝益肾、滋润五脏、强身健体、填脑髓的作用。而另一种材料核桃仁则有很好的强肾养血的作用，也是一种养身的上等佳品。

此外，在依靠偏方治疗的同时，也应加强平时的养护，要防治腰椎间盘突出平时要注意不要睡太软的床，通常来说睡硬板床对腰部的保养更为有益，能够减少椎间盘承受的压力；其次还要注意腰间的保暖，不要让腰部受寒，可以选择买一条护腰带围在腰间，以加强腰部保暖，还可防止腰部扭伤；然后平时要注意不要经常做弯腰的动作，做家务时尽量选择不需要弯腰的工具，当腰椎间盘突出处于急性发作期时，要尽量卧床休息，即使疼痛得到缓解后，也要注意适当休息，这时候绝对不能过度劳累；最后还要注意平时提重物时要采取正确的姿势，应该先蹲下拿到重物，再慢慢起身。

腰椎间盘突出会给人们的生活带来很大的痛苦，这就要求患者一定要坚持治疗，并在平时的工作生活中就要注意保健养身，决不能得过且过，只有好的腰才能给您灵活自如的好生活。

第二章 颈肩痛的验方

引身伸颈操，预防颈椎病

坐在办公室常年对着电脑的人、长年累月操持家务的家庭主妇、上了年纪的老人，此三类人是颈椎病的高发人群。颈椎病在医学上又被称为颈椎综合征，这是因为它不只是一个独立的病种，而是颈神经根综合征、颈椎骨关节炎、增生性颈椎炎、颈椎间盘脱出症的总称，其产生的基础是人体颈椎发生退行性的病理改变。

说得简单通俗一些，颈椎病的发生主要是因为人们长期的工作、劳作，以及不良的姿势导致的颈椎长期劳损、引发颈椎骨质增生，或是导致椎间盘脱出、韧带增厚。患上颈椎病的老人们时常为此苦恼不已。

李书玲老人，现年63岁，10年前颈椎就出现了问题。随着年龄的增大，颈椎的毛病越发突出，时常疼痛难忍，严重的时候脖子一动都不能动，疼痛感还会从颈部辐射至双肩甚至整个背部，到了阴雨天气就更是疼得厉害。儿女们看着也是心疼不已。为了治疗颈椎病，老人也去过很多医院，看过很多大夫，吃过很多药，还参加了一个疗程的理疗，可要么不是没有效果，要么就是短期见效，根本没法根治这种疼痛症。后来，社区里的老人们组织了一个健身小组，老李也报名参加了。在跳健身操的时候，里面有一个动作是引身伸颈。每次做完这个动作的时候，老李都会感觉到颈椎部位从未有过的轻松舒适。健身一个月后，老李惊喜地发现这一个月里都没有犯过颈椎疼。现在老李已经成了那个健身小组的活跃分子，并且折磨她多年的颈椎病也没再犯过。

那么，这个神奇的动作为什么有如此好的治疗颈椎病的效果呢？首先要了解引身伸颈，它可是大有来头的，它是中国传统养生功法之一的八段锦和瑜伽术完美结合的产物。八段锦在中国的传统养生功法里占据着不小的地位，它是"拔断筋"的谐音，从这个谐音里也能大致地推测出八段锦的意思，即是通过伸拔动作让您的筋更加有韧性，从而达到强壮筋骨的效果。而瑜伽大家都不陌生，近年来广受推崇，并深受人们的喜爱。其中的拜月式、独立式其实就是"撑拔一式"的基础动作，其作用就在于它的伸拔，以此达到让您的整个脊柱纵向伸展的效果。

经过多番验证与实践，这个动作在其一伸一拔之间，便能将长期折磨您的颈肩疼痛消除掉，而且做起来简单，还有强身健体的作用，非常适合中老年人颈椎病患者使用。下面就来向大家具体介绍拉伸升颈的具体做法。

首先，站姿，双脚并拢，全身收紧站好。先将双手自然上举，然后合掌，并在合掌的过程中旋转，让两手手心能够尽量互相贴住。接着握紧双手并尽力向上伸展双臂，并让手臂内侧紧紧贴靠住您的耳朵，同时将身体微微下沉，吸气。在伸展过程中，始终要保持脚趾抓地，最后让全身尽量向后延伸，头颈则向相反方向探出。在最后这个动作上停留一段时间，然后慢慢恢复原状。可按自身状况多练习几组，但绝对不要逞强，以免给身体带来不必要的负担。

在做这个动作的时候，有两个要点还需要操作者非常注意：一是在往上伸手的同时就要做往上伸拔的动作，这样很快就能将整个肩关节打开；二是在伸拔的过程中，始终要保持肩胛骨是向内收紧的，胸口要向前挺拔突出，而身体则应该尽量向后仰。这样才能够最大限度将您所有的力气都用在上拔上，以使腰部得到彻底伸拉展开。

当然，根据锻炼者自身状况的不同，并不是每个人都能将动作做到位的。一般来说，在锻炼者刚开始操作时，只需要将双手随意地往上一拔，立刻就会感觉到一股热流自背部产生，并迅速流经全身上下，从而让整个身体在刹那间温暖起来。而当放下高拔的双手的时候，又会感到身体里产生的那股暖流回到双手，逐渐沉至脚心。这种暖流流遍整个身体又收回的感觉是非常美好的，能让您瞬间感到身心舒畅，身体也好像年轻了许多。

对于很多颈肩疼痛的患者来说，在做这个伸拔动作的过程中，可能会感觉肩膀这一块的骨头在嘎嘎作响。这个时候，一定要尽量将您的两个肩胛骨向内收缩，保持全身收紧，这两个动作可以快速地帮助患者疏通气血。尤其是当患者处于疲劳状态的时候，做这个动作特别有效。

引身伸颈重在通过拉拔的动作舒缓患者的颈肩肌肉、韧带，它并不局限于形式，除了站着做外，也可以选择坐着，同样能达到舒缓肩颈，强劲健骨的效果。

太极泳，老年人的颈椎保健良方

颈椎病是一类常见的疾病，其最典型的症状就是脖子后面的肌肉出现僵硬，颈肩疼痛，而且容易出现头晕恶心、手指麻木、腿软乏力等症状。对于人体来说，颈椎处在一个非常重要的位置，它是连接人的大脑和躯干的一个灵活的接连部，人体非常重要的三个器官都会经过颈部：脊髓发端于脑部并沿着脊柱通过；气管会通过颈部将空气运载入肺部；食管从口腔运载食物经过颈部一直到胃部。由此可知，颈椎对于人体来说是非常重要的。所以，人们应该在平时的日常生活中注意做好颈椎的保健，尤其是年龄比较大的人士，因为骨骼功能会随着年龄的增长发生退化，因此，颈椎保健尤其应该被提上日程。

张先生是某矿业公司的老板，虽然已经将近 60 岁了，但仍然不服老，还继续在第一线工作着。一年前，张先生时不时感到颈椎疼痛酸麻，难受得很，而且每天早晨起来几乎都会产生类似落枕的感觉。时间一长，张先生就挺不住了，不得不退到二线养病。后来听别人说，游泳对治疗颈椎疼痛有帮助，张先生便开始了退休后的游泳"事业"。在坚持游泳健身的过程中，张先生为了增加运动的趣味性，就将非常适合老年人养身的传统的太极拳，糅合进了游泳中，并因此给自己自创的游泳法命名为"太极泳"。而且，就是这套张先生自娱自乐创造出来的太极泳，居然将他长期不愈的颈椎病治好了。那么，是什么原因让太极泳能有治愈颈椎病的良好功效，太极泳具体又是怎样的呢？

要回答上述问题，就要明了太极泳的动作要领：

首先，太极泳的核心在于柔缓，即强调游泳中动作要尽量轻柔连贯，无论是在用手划水时，还是用脚蹬水，甚至于呼吸起伏，都要做到轻柔而飘。游泳时应该将其强度控制为轻度，一般在 50 米游距的游泳运动中控制划水、蹬腿，换气次数在 34~36 次之间。下水前可以先自测一下自己的心跳，最宜为 70 次左右，出水后再测心跳时以 85~95 次为佳。

其次，意念是太极泳的关键。要将在水中的游泳想象成是在水中打太极拳；在游泳的过程中将拍打的水声想象成美妙的自然音乐；想象周围有很多人或者在自然水域中鱼类在陪您一起游泳，以此减弱一个人游泳产生的孤独感；再深刻地感觉那种水浮我身，水推我行，其乐融融的感觉。

最后，太极讲究天、地、人合而为一，运用到太极泳中也是同样的。这就需要选择相对固定的时间、地点和泳友，在熟悉的时间、环境以及人群中，逐渐体会天气、地气、人气的相互融合，到了最高境界物我两忘时，便是三者合为一体了。

太极泳与普通的游泳相比较，之所以会具有更大的优越性，就在于太极泳是按照太极拳的基本要领而进行游泳，在这种指导下，游泳时自然就会将速度放慢，动作也会随之放松，可以在很大程度上防止因为游泳动作过大造成的肌肉拉伤、抽筋等危险。而且，在太极泳中可以随性地将太极拳中的理念运用到游泳中，自由发挥，使身心愉悦。坚持一段时间太极泳后，就可以达到健身和养性的双重功效。

虽然太极泳确实因为糅合了太极拳的要领而使得动作更柔、更缓，但在游泳的过程中还是应该高度重视安全问题，具体说来：

1. 保持游泳过程中的平和心态。在遇到别人不小心撞击或拍打的水浪过大时，不要紧张，保持冷静，不慌张，让动作始终处在统一和缓的节奏中。如果实在受阻严重无法进行时，可以扶着分道线暂停一会儿再继续。

2. 在游泳过程中如果突然有身体不适的状况发生，或是出现了不正常的疲倦感觉，应该立刻暂停游泳，扶着分道线休息一下，然后再视身体具体情况判断是否再游，切勿逞强。

3. 老年人在游泳时，还要做到不跳水、不蝶泳、不潜水，不在室外进行冬泳，不在过饱或过饿时游泳，不在身体不适时游泳。

总之，太极泳是非常适合老年人的健身之法，能让老人在舒缓的身体运动中使长期劳损的颈椎得到修复。

拉毛巾，帮您治好冻结肩

肩周炎又称肩关节组织炎，这是肩周肌肉、肌腱、滑囊和关节囊等软组织的慢性炎症，它的主要表现是以肩部逐渐产生疼痛，夜间尤甚，逐渐加重，肩关节活动功能受限而且日益加重，到某种程度后逐渐缓解，直至最后完全复原。50岁左右的人比较常见，多见于体力劳动者，女性发病率略高于男性。当人体软组织退行性病变，导致对各种外力的承受能力减弱是基本因素。现代都市的快节奏生活让很多的年轻人由于长期伏案工作，也会导致肩部的肌肉韧带处于紧张状态，所以肩周炎在50岁以下人群中也不少见。肩周炎往往在肱二头肌肌腱炎、肩峰下滑囊炎、冈上肌腱炎等软组织劳损性、炎性病变或外伤、受寒的基础上发病。

中医认为，肩周炎多为肩部受风寒所致，便称它为"漏肩风"，又因患病后肩关节僵硬，活动受限，好像冻结了一样，所以又称它为"冻结肩""肩凝症"。

某广告公司的经营者汪绍芬，现年58岁，是一个典型的现代女强人。由于长期长时间的伏案工作，加上休息时间少，她在2009年的体检中查出患了肩周炎。每天上班时，她在电脑前坐的时间稍微一长，肩膀、脖子就又酸又胀，疼痛得厉害，这严重影响了她的工作质量。为此，她多次去医院就医，用过不少的药，也试过很多方法，但是治疗的效果都不是很好。后来，偶然间听一名朋友介绍说用拉毛巾法能够有效治疗肩周炎。于是汪女士就抱着试试看的想法坚持锻炼了2周，结果发现这一方法对肩周炎还真有效。

拉毛巾的具体方法：取一条长毛巾，分别用两只手各拽一头，放在身后，其中一只手在上，另外一只手在下，然后就像搓澡动作一样先上下拉动，再横向拉动，反复进行。每天3次，每次锻炼15分钟左右。

值得一提的是，肩周炎患者刚开始做这个动作的时候，可能双手的活动因为疼痛会受到一些限制，但是不可着急，要平静心态循序渐进，动作幅度可由小到大，锻炼的节奏可由慢到快，每天一共3次，早、中、晚各做一次。

肩周炎属于一种慢性病，所以患者应注意营养及避免肩部受寒，同时加强体育锻炼，这是预防和治疗肩周炎的有效方法。但治疗肩周炎贵在坚持。如果不坚持锻炼，不坚持做康复治疗，则肩关节的功能难以恢复正常。只要持之以恒，肩周炎的症状就会得到控制和改善。

治病不如防病，对于肩周炎这样一种慢性疾病，应做到无病早防，预防该病的发生。肩周炎的预防方法如下：

1. 要积极锻炼，持之以恒。每天坚持跑步、广播操、太极拳、武术、划船等与肩关节相关活动，能防止或延缓人体退行性病变的发生。

2. 防止持续性过久吹风。天气热出汗后，不宜使肩部外露在风扇下或阴凉通风处过久，否则很容易导致肩周炎的发生；注意防寒，要加强冬季的保暖，晚上睡觉时要防止肩关节外露。

3. 掌握正确的坐姿和手部姿势。大腿与腰、大腿与小腿应保持90度弯曲；上臂和前臂弯曲的弧度要保持在70~135度；手腕和前臂呈一条直线，避免工作时手腕过度弯曲紧张，尽量避免长时间操作电脑。

肩周肿痛有炎症，食疗药粥解烦忧

人到老年，身体出现衰退，对疾病的免疫力降低，各种急症开始纷纷找上门。肩周炎就是很多老年人常见的疾病之一。肩周炎是肩关节周围炎症的简称，是肩关节周围肌肉、韧带、肌腱、滑囊、关节囊等软组织发生损伤、退变而引起的关节囊和关节周围软组织的一种慢性无菌性炎症。患者大多数的年龄都在 50 岁以上，因此，该病又被称为"五十肩"，并且，在所有的患者中，女性患者占大多数，且体力劳动者更容易患上该病。

肩周炎是一种慢性炎症，病程通常会在 1 年以内，较长者可能会持续 1~2 年。人们之所以会患上肩周炎，一是因为遭风寒侵袭受凉受冷所致。因为风寒湿邪入侵人体的时候，会导致肩关节疼痛，使之难以抬举，活动不灵，严重的时候就会引发肩周炎；二是因为肩部受到损伤，根据临床研究观察所知，通常肩周炎患者都有一些或轻或重的肩部受寒史、偏瘫史，或是曾经肩部受到过别的损伤等；三是因为劳累所致。体力劳动者之所以更容易患上此病，就是因为劳累所致，一些经常使用肩部的工作者尤其要注意预防肩周炎的发生，在平时的工作中，要注意肩部保养，经常活动活动肩部，防止肩周炎的发生。

57 岁的王芬芬有两个孩子，父母也还健在，一家老小住在一个屋檐下，从结婚起她就一直是一名家庭主妇，承担着照顾一家老小的重任，非常辛苦。长期的劳累使得她早在两年多前右肩就开始疼痛，经医院诊断为右肩关节周围炎。患病期间，她的右肩时常疼痛酸软，伸屈困难，一遇上寒冷阴凉天气或者到了晚上，肩周炎的症状就会愈发明显，而且时不时还伴有烧灼感，肩胛前后压痛明显，动起来会加剧疼痛。后来她用了老家一食疗偏方，9 天后，肩关节居然就能活动自如，功能也都完全恢复正常了。随后她又坚持食疗 3 次，巩固疗效。之后 2 年内未见复发。下面就和大家一起分享一下该食疗偏方。

莲党杞子粥：取莲子 60 克，生党参 40 克，枸杞子 15 克，大米 50 克以及适量冰糖。先将莲子用温水浸泡一段时间，将莲子心剥去，再将生党参、枸杞子、大米用水淘洗干净，然后将上述全部原料都一起放入锅中，加上适量水，用大火烧沸，再改用小火煮熟，最后加入冰糖适量调味即可食用。

莲子在中药学上为味甘、性平之物，具有补脾止泻、益肾固精、养心安神等功效。从现代养生学上看，莲子的功效更加显著，能降血压，能帮助人体维持正常血压水平；还能强心安神，莲子心泡茶向来被看做宁神静气的绝佳饮品，主要是因为莲子心所含生物碱可以强心宁神，还可以抗心律不齐；还能防癌抗癌，通经脉，活气血，使气血畅而不腐。此外，莲子还能滋养补虚、止遗涩精，对于久病、产后或老年体虚者是非常有益的营养佳品。而党参是临床上常用的中药之一，可用来补气、止痛、通经活络。其最显著的两个功效当属补气和活血了。党参由于其具有良好的补气功效，通常适用于平时常感倦怠乏力、精神不振、声音绵软无力、稍一活动就气喘的肺气虚弱的患者。同时党参兼能养血，因而对于气血两虚、气短心悸、疲倦乏力者尤其适用。枸杞子的作用则主要在于其能补血安神，补肾益精，养肝明目，生津止渴，润肺止咳。主要用来治疗肝肾阴亏，腰膝酸软，头晕目眩，目昏多泪，虚劳咳嗽，遗精之症。此款食疗莲党杞子粥可以有效缓解肩周炎的症状，减少疼痛，帮助患者安神静气。

因此，长期劳累尤其是需要劳累肩颈的老年人，可以常喝莲党杞子粥，帮助缓解肩膀疼痛，从而让生活工作更加舒心。

拔罐疗法，妙治肩关节周围炎

老年人经常会出现不同程度的长期肩周疼痛，肩周炎是这些疼痛的主要原因，俗称冻肩。中医学认为，肩周炎的发生，除了与年老正气不足关系密切外，主要是肩部受到风寒湿邪的侵袭，如久居湿地、野外露宿、夜寐露肩当风，以致风寒湿邪侵入血脉筋肉，影响经络气血流通，脉络拘急而疼痛，寒湿之邪入侵筋肉则致屈而不伸，就发生了肩周炎。肩周炎的患者局部特别怕风，中医称之为"漏肩风"。

那么，为什么肩部周围炎症多发于老年人呢？如果把人体形象地看作是一台不停运转的机器，那么，随着日积月累的磨损，各个零部件的退化和衰老则是一种十分自然的现象。伴随着年龄的增长，肩关节及其周围组织与机体的其他器官组织一样也发生着退行性改变，50岁以后，肩关节滑膜面的部分纤维可发生不完全撕裂、磨损或破碎等病变，而且，这种退行性改变随年龄的增长而愈加严重。

李某，男，50岁，柳州机车厂工人。2004年2月起感觉右肩部周围疼痛，入夜尤甚，影响睡眠，上举、旋后、外展等活动受限，梳头、穿衣极困难，无法骑单车上班。在厂医院做颈椎拍片检查未见异常，医生诊断为肩关节周围炎。经口服消炎药、理疗，并外用膏药敷贴，治疗2天效果不佳。后在医生建议下，在曲池穴、肩髎穴连续拔罐后，患者感到很轻松和舒服，疼痛顿减，活动1分钟后，右手即能抬高至头，旋后外展活动范围加大，第二天一早患者告知病已痊愈。痊愈后两年内未见复发。

此拔罐法的具体操作方法如下：

找到曲池穴。曲池穴位于肘横纹外侧端，屈肘，当尺泽穴与肱骨外上髁连线中点。

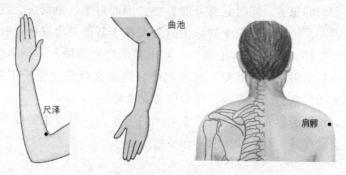

尺泽穴、曲池穴、肩髎穴的位置

穴位消毒后，在穴位上用闪火法拔罐，留罐10~15分钟，一天1~2次，皮肤会出现紫红色瘀血。

找到肩髎穴。肩髎穴位于臂外展时，于肩峰后下方呈现凹陷处。

肩髎穴位于肩部，穴位消毒后，在穴位上用闪火法拔罐，留罐10~15分钟，每天1~2次，皮肤会出现紫红色瘀血。

以上两个穴位拔罐均可起到改善肩部血液循环的作用，对症治疗肩周炎症十分有效。因为此方操作简便，经济安全，所以受到患者的普遍欢迎。

肩周炎经过一段时间的治疗和正确的功能锻炼，可达到肩部疼痛减轻，活动功能改善的效果。部分患者甚至肩部疼痛完全消失，肩关节功能完全或基本恢复。当然也有一些人由于体质虚弱，或治疗方法不恰当，症状没有改善。

另外，对于肩部关节炎症的预防也是相当重要的，且有季节重点。夏日炎炎，酷暑难熬，有些老人爱冲凉水澡，肩膀因此受寒冷的刺激；夏天纳凉，许多人爱久坐于林荫道、屋檐下，只图凉爽，而遭受风寒阴湿袭击；如果夏季老人晚间睡觉不注意，肩膀裸露在外，再加上电扇、空调冷气较长时间吹拂肩部，都会成为患肩周炎的诱因。因此老年人在夏季应特别注意，避免风寒，预防肩周炎。

肩周发炎就找它的克星肩井穴

　　肩井穴是足少阳胆经的重要穴位，在大椎穴与肩峰连线中点，肩部最高处。肩井穴取穴时一般采用正坐、俯伏或者俯卧的姿势，此穴位于人体的肩上，当大椎与肩峰端连线的中点，即乳头正上方与肩线交接处。它和脚底的涌泉穴一起，构成一个循环往复的气场，按摩它，能够鼓舞全身气血的运行。气血运行通畅，身体的小毛病自然会被一扫而光。

　　张馨菲，现年54岁，某企业的副总。因为常年的办公室生活使她肩膀经常酸胀得厉害。为此，她去医院做过不少检查，也吃过不少药，可是每次劳累的时候这肩膀就像不是自己的一样胀痛明显。这天，她来到一个传统的中医诊所看病，听她陈述病情症状之后，老中医让她坐下，然后用大拇指在她肩膀中间的地方按了按，可刚按下去她就痛得直叫唤。老中医用大拇指在那里重重地按了几分钟之后，她就明显地放松了很多，惊喜地说："现在感觉好多了，您这是变的什么戏法啊，真有效。"老中医告诉她，她是得了肩周炎，而且发病的时间不短了，病因可能是跟她的工作习惯有关。

　　她自己也表示，肩膀从好几年前就开始痛了，药也吃过，针也打过，还贴过膏药，可都是时好时坏的。这次本来已经有段时间没痛了，所以也没在意。但前两天开车的时候，可能是冷气开大了，肩膀突然痛得厉害，差点就打不住方向盘了。她按以往的办法用热毛巾敷了也没什么好转。

　　其实她还真没猜错，肩周炎患者最怕的就是寒气。经社会调查发现，很多肩周炎的患者在发病之前，都有吹空调的记录，并且是以40多岁的患者居多。本来人到了中年，阳气会衰弱，筋脉失去濡养，如果还长时间的经受风寒，就容易发炎。而夏季时候室外的天气炎热，很多怕热的人们就喜欢待在室内开空调吹冷气，加上平时缺乏运动，所以肩膀很容易遭受寒气的侵袭。一旦寒凝气滞，关节得不到舒展，气滞血瘀，不通则痛，肩膀自然就会疼痛了。

　　老中医解释过后，她若有所悟地点点头，并且表示希望知道刚刚按摩的是什么穴位，怎么会这么有效？以后，她自己没事也可以多按按，保健下自己的身体。

老中医告诉她，按揉的是肩井穴，这个穴位是治疗肩周炎的特效穴位。

具体的按摩方法是：将大拇指的指甲剪平，然后放在肩膀的中间（左手按右肩，右手按左肩），就是大椎穴和肩峰两点的正中心，如果不清楚的话，也可以循着乳头往上走，肩井穴与乳头是直线相连的。每天在这个穴位按摩三四次，每次按摩三五分钟，左右手交替按摩两边肩膀，以穴位局部出现酸胀感为佳。一周左右就不会再痛了。

人的身体与大自然近似，躯体如大地，血管神经如水道。当水道淤塞时，土地无法灌溉，也长不出绿色的植物；在人体中，当血管神经不畅通，同样相应的部位也会产生疾病。所以除了注意良好的生活、工作习惯外，一定要经常锻炼，以促进血液循环，增强体质。

模仿动物做运动，有效防止颈椎病

随着生活节奏的加快，人们生活和工作上的压力也在增加，让人们更加忽视了自己身体锻炼的重要性，尤其是颈椎健康的重要性，让颈椎病变得也越来越流行。不仅年轻人如此，老年人更是如此。中国的老年人，尤其是承担家庭家务，帮助子女带孩子的老年人，颈椎健康状况更加堪忧。

在现代医学中，颈椎病是引起血压不稳、心脑血管病及慢性五官科疾病的重要因素；颈椎病可以引起头痛、眩晕、耳鸣、视物模糊、记忆力差、反应迟钝等；可以引起手麻、肩颈酸疼、握物不稳等；也可以引起心慌、胸闷、气短、呃逆、心律失常等；还可以引起慢性胃痛、胃肠功能紊乱……和颈椎病变相关的病症多达 40 余种，约占各种类慢性病的八成以上。由此看来，如果颈椎不健康，那它所带来的严重后果会变得复杂多样，几乎可以说从头到脚每一个部位都有可能会出现问题，而这些问题的根源很可能都在颈椎上。

那么，到底应该怎么样来预防颈椎病呢？其实，最简单也最有效的方法就是运动疗法。

"生命在于运动"，从这句话当中可以看出运动对身体的帮助是多么大。掌握了良好的运动习惯，不但可以通过伸筋活络来预防疾病，维持健康，还可以起到瘦身减肥和美容的效果。因此在这里为大家介绍两种运动疗法，它们可以让大家随时来锻炼自己，帮助维持自己的健康，特别是对颈椎病有很大的帮助。

马三群老人，现年 66 岁，原本是一家船舶设计院的高级设计师。退休后一直赋闲在家，后来为了减轻儿女负担就和老伴一起承担起了带孙子的重任。因为有轻微的精神衰弱症状，再加上孙子太小，每晚哭闹不停，一连几个月下来，老两口真有些吃不消。2010 年夏天，老人发现颈椎不适，走路也变得小心翼翼，后经过医生诊断为颈椎病初期。老人一下慌了神，在家人和医生的安抚下，老人每天坚持做治疗操，纠正了一些不良的生活习惯，和老伴两人制订了更为详尽的轮班式带孩子的方法，在一定程度上减轻了疲劳程度。坚持做治疗操后 4 个月复诊，病情有所好转。

这里所用的治疗操，其实就是以模仿动物姿势为主的一种颈椎病辅助运动。详细内容包括鸟功和蛙泳两部分。具体如下：

鸟功

所谓鸟功，就是模拟鸟类展翅飞翔的动作而来的，这个动作对缓解颈、肩部肌肉的疲劳有很大的好处，对治疗颈椎病也有很好的疗效。

具体动作为：

起式：身心放松，双臂自然垂放于身体两侧，双脚并拢，呈立正姿势。按个人习惯向前迈出左（右）脚，前脚跟距离后脚尖大约半个脚的距离，两脚间略微分开，距离约一个半脚掌宽，以此来保持身体的稳定。

展翅：双手臂不要弯曲，缓慢地向前举至与肩同高同宽时，再缓慢向后外展开双臂，其间手臂可略微地弯曲。同时头部向前缓慢伸至可承受的最大限度，保持展臂伸头的姿势略停留 2~3 秒。这个时候脑子里可以想象自己是一只悠然的海鸥飞翔于蓝天碧海之间，呼吸着清新的空气，感受着温暖的阳光。让自己的心情慢慢平静下来，然后再将双臂按照原来伸展的线路返回，头也缓慢恢复至原位。每组动作反复做 10 遍，每天做 1~2 组即可。

蛙泳

电视上经常可以看到激烈的游泳比赛，其中就有蛙泳。大家可以看到蛙泳运动员在换气时颈部会从平行于水面的方向后上方仰起，头部露出水面呼吸。像这样每换气一次，颈部都需向后上方仰起的动作，可以起到反向治疗的作用。老年人每周只需游泳 1~2 次，每次 30 分钟，就可以起到很好的锻炼颈椎的效果。

当然，除了运动之外，生活习惯对于颈椎病的防治也有着不容忽视的作用。不管有没有颈椎病，我们在平时都要注意颈部不能受凉，包括食物的寒凉和外来的风寒。要让颈肩部肌肉得到锻炼，在工作空闲时，做头及双上肢的前屈、后伸及旋转运动，既可缓解疲劳，又能使肌肉发达，韧度增强，从而有利于颈段脊柱的稳定性，增强颈肩顺应颈部突然变化的能力。纠正不良姿势和习惯，避免高枕睡眠，不要偏头耸肩，谈话、看书时要正面注视。要保持脊柱的正直。注意颈肩部保暖，避免头颈负重物，避免过度疲劳，坐车时不要打瞌睡。及早彻底治疗颈肩、背软组织劳损，防止其发展为颈椎病，劳动或走路时要避免挫伤，避免急刹车时头颈受伤，避免跌倒。只有自己重视了疾病的预防，才能让身体长时间保持健康。

仙草药袋挂身上，缓解颈椎疼痛

颈椎病，单纯从词义上看应是泛指颈段脊椎病变后所表现的临床症状和体征。目前国际上比较一致的看法是指颈椎间盘退行性变，及其继发性椎间退行性变所导致脊椎、神经、血管损害而表现的相应症状和体征。中医认为该病主要是气血不通畅，经脉堵塞。颈椎病是一种常见病和多发病。其发病人群主要是中老年人、长期伏案工作者及司机，大多是由于长时间保持不正确坐姿又缺乏运动所引起的。

为什么颈椎会生病，而且是这些人群易得呢？人的脊椎骨是由一个一个的椎体组合而成，有4个生理弯曲，椎体的中间有椎管，人体的神经根，很多大血管都在椎管当中。当椎体骨质增生或者椎间盘突出的时候，会导致椎管空间变小，从而挤压到椎管里的神经根，引起一系列以麻、痛为主的病症。老年人由于年龄因素，身体各部位衰老进程的加剧，使其比其他年龄段的人更易受到疾病的侵害。再加上有的老年人因为职业原因，常年积累下的身体病痛隐患会在身体最脆弱的时候爆发，所以，老年人患颈椎病的概率远远高于其他人。

刘素清，47岁，因为工作原因，总是长时间坐着，加上平时缺乏运动，导致脖子和肩膀疼痛厉害，休息一下会好点，但是坐的时间一长或者太劳累的话疼痛就会加重，像针刺一般，时不时手臂还有像触电一样的麻痛。颈肩部有酸痛感，并向上肢或枕部放射样的疼痛，颈部活动受限。去当地的医院就诊，经医院诊断为颈椎骨质增生伴颈椎间盘突出，打针吃药花了很多钱，病情也不见好转，每天都是颈部疼痛难忍，班也没法上，家里的家务活也干不了，严重影响了她的正常生活。后经一老中医的介绍，使用了仙草药袋疗法的治疗，同时按医生的嘱咐多做运动，治疗了 12 天后，颈椎疼痛便大大缓解，人也觉得舒服多了。刘女士觉得应该把这个方法向大家推广，以帮助更多的患者。

这个方子的具体制作方法是：

当归、川芎、桂枝、川乌、鸡血藤、红花各 10 克，白芷 12 克，苏木 15 克，仙鹤草 9 克。将上述中药共同研成细末状，混合均匀后装入布袋内，并将袋口缝合。每天只需将药袋放在颈部，用细绳固定，白天用之，夜间摘掉即可。

一般用此药袋放置颈部治疗 3~5 天后，局部的疼痛明显减轻，差不多半个月就可达到治愈的效果。此药方不单是对颈椎病患者有用，如患腰腿痛时，将药袋固定在腰部，同样可获得很好的疗效。

一组运动偏方，肩膀不再痛

很多人都有过肩膀痛的体验，因其常见，所以肩膀痛更容易让人忽视，但如果是因为肩周炎引起的肩膀痛，得不到及时有效的治疗时，极有可能会造成肩关节活动障碍等一系列严重后果。由肩周炎引起的肩膀痛，也会因为天气的变化而有急重轻缓之分。除此之外，疼痛通常都是因为劳累而诱发，逐渐才会变成持续性的肩膀疼痛，并且逐渐加重。这种疼痛通常在晚上会更严重一些。另外，当肩部受到牵拉时，痛感会骤然加剧。

除了肩部疼痛外，肩周炎还有一些明显的症状，表现为肩关节活动受限。通常肩关节上举、外举、内外旋转时受限比其他方向更为明显一些，而且随着病情的加重，肩关节长期得不到适当的活动，会引起关节囊及肩周软组织的粘连，导致肩关节处肌肉萎缩，给人们的日常生活带来很大不便，严重时连穿衣、梳头、叉腰等简单的动作都不能完成；另一个表现就是畏寒。肩周炎的疼痛感通常在天气变冷时便加剧，这和疾病本身的畏寒相关，因此，很多患者会采取措施加强肩部保暖，防止肩部受寒吹风；还有一个表现就是肩部肌肉痉挛与萎缩，早期时，也许还只是三角肌、冈上肌等肩周围肌肉出现痉挛，到了晚期，就可能严重到肌肉萎缩，然后出现肩峰突起，上举不便，后弯不利等典型症状。通常肌肉发生萎缩的时候，疼痛感反而会明显减轻。

孙大爷已有 3 年的颈椎病病史，曾多方求医问药均未治愈。后孙大爷从他所在的社区居委会那里学来一套简单的运动疗法后，颈椎病的症状得到了明显缓解。现在，孙大爷手不麻木，脖子可以轻松自如地活动，生活又变得美好起来了。而且这种方法不用花钱，简单实用。最重要的是，患者可以依据自身的病情状况来选择组合运动，既能起到运动健身的作用，又能有效防病治病，真是一举两得的好事。

下面就来介绍一下帮助孙大爷摆脱了颈椎病烦恼的几种运动。

运动一：单臂上举。

首先采用坐姿，保持上身挺直，先将一只手臂单臂上举，让掌心向上，然后甩动手臂做旋转运动，先以顺时针的方向旋转 1 分钟，再以逆时针的方向旋转 1 分钟，再慢慢恢复原位即可。做完一只手臂后，换另一只手臂同样进行。反复多练几次。

运动二：肘部拉肩。

首先采用坐姿端正坐好，保持上身挺直，双手背在身后相握，先将双肘朝左边的方向拉伸至极限，以达到拉动右肩肩关节的效果，如此进行 10 次，再换一个方向拉动左肩肩关节。反复多练几次。

运动三：双臂绕肩。

首先采用坐姿端正坐好，上身挺直，将双肘抬高至与眉齐平的位置，然后用双手抱住对方的肘关节，以肩膀为圆心做环绕运动，可以顺时针、逆时针各做几次，以达到拉动肩关节，促进肩关节活动，从而缓解肩周疼痛的作用。

运动四：划船运动。

顾名思义，划船运动形似划船。首先取坐姿，上身挺直坐好，双肘抬高至与嘴部齐平的位置，将双臂向外展开，然后弯曲肘部做模仿划船的运动，反复练 20 次。经常练练划船运动，可以有效预防和缓解肩周疾病。

运动五：水中捞月。

采用坐姿，保持上身挺直坐好，将右手自然放于膝盖上，而将左臂朝左下方伸出，使之与地面成 45 度角，然后旋转手臂，就好像在从水里向外捞月亮一样，坚持 1 分钟。然后换另一条手臂进行。反复操作。

运动六：梳头运动。

采用坐姿，上身挺直坐好，先以左手为梳，梳右边头发，再以右手为梳，梳左边的头发，按此方式双手交替进行，反复练 20 次。

上述的六个小运动简单又有效，对于长期肩膀痛，患有颈椎病的人来说，实在是值得一试的好方法。

点穴法治疗颈椎病，效果不错

患上颈椎病的人，在日常生活中常见的症状有：眩晕，主要为椎动脉型颈椎病病人的常见症状。通常来说，眩晕的持续时间不会太长，数秒就会消失；头痛，椎动脉型颈椎病的病人在发病时，除了眩晕以外，通常也还会伴随有头痛的症状，这主要是因为枕部神经病变而引起的；视觉出现问题，颈椎病会引起患者椎基底动脉系发生痉挛，继而引起视觉中枢缺血性病变发生，一些病人此时会出现视力减退，严重的还可能导致失明；突然摔倒，当病人旋转颈部时，会感到下肢突然发软而摔倒，之后病人可以在短时间内自己起来，甚至行走。

刘致信老先生一直患有颈椎病，常常因颈椎疼痛得头不能转，手不能提，严重时生活不能自理。为治疗颈椎病，刘老先生去遍了市里的所有医院，但都不见好转。后来，经朋友介绍，一名资深的理疗师给他推荐了一种他集合书本知识及自己的实践总结出来的治疗颈椎病的点穴法。刘老先生接受点穴法治疗一段时间，颈椎疼痛居然消失了。下面，就来向大家介绍一下点穴法治疗颈椎疾病的具体操作方法：

第一步，选穴。治疗颈椎病时要使用到的穴位有 4 对：第一对腕骨穴，这个穴位位于两手掌的外侧第五掌指关节和腕关节之间；第二对外关穴，这个穴位位于两小臂的腕关节往后量三指宽的地方，正是尺、桡骨的正中骨缝处；第三对肩井穴，该穴位于两侧肩峰与第一胸椎棘突连线的一半的位置；第四对风池穴，该穴则在头后枕骨下方两旁产生凹陷的地方。上述穴位在点穴时都会有明显的酸胀感产生，因此，如果上述描述不能引领您找到正确的穴位的话，还能靠此感觉来判断是否找到了正确的穴位。

第二步，点穴。点穴应该是用拇指或食指尖端。首先从腕骨穴开始点起，顺序依次是腕骨穴之后到外关穴，再到肩井穴，最后是风池穴。点穴时施加的力道应该是由轻到重，最后停留按压 5~10 分钟，再在该穴位上顺时针揉按 10~15 分钟。在点穴的同时，还可以缓缓转动颈部，能够增加点穴的力度。

点穴疗法主要依据我国传统中医学上的经络学说制定，以上四对穴位各有其主治病症，其中腕骨穴主治头痛，脖颈强直，肩臂疼痛麻木，腕痛等症；外关穴是人体手少阳三焦经上的重要穴位，主要用来治疗头痛、胁肋痛、上肢痹痛、肋间神经痛等病症；肩井穴属于足少阳胆经，专治肩酸痛、头酸痛、眼睛疲劳、高血压、落枕等症，对于肩膀劳累疼痛者，按揉此穴可以缓解肩膀疲劳；风池穴又称热府穴，主要用来治疗头痛、眩晕、颈项强直、中风、口眼歪斜、感冒、落枕等症。按揉上述穴道，可以帮助身体通络活血益气，还有祛风镇痛的良好功效。而且，点穴法操作起来方便简单，只要熟悉手法就可，不要其他外力或物质辅助。但需要注意的是，在点穴时要施以合适的力道以及准确的定位，如果不熟练，而条件又允许的话，可以先请专业的按摩师帮忙找穴，然后再自行治疗。

临床上治疗颈椎病有多种方法，可以服药，可以牵引，也可以理疗，或是按摩和针灸等。不管用哪种方法，最好全程都在专业人士的指导下进行，以保证效果和安全。

电吹风温熨法，缓解颈椎病

老人遭遇颈椎病，要如何应对？

颈椎病一旦找上了老人，就可能会引起头痛、眩晕、耳鸣、视物模糊、记忆力差、反应迟钝等不适症状，让老人浑身不舒服。而且，在患颈椎病的老人中，又有将近90%以上的人有更年期综合征、自主神经功能紊乱的各种附加症状。这些症状对颈椎病都会产生不良影响，为治疗带来更大难度。

随着医疗技术的发展和人们养生意识的提升，治疗颈椎病的方法越来越多。面对五花八门的治疗方法，老年患者一时不知该如何选择。这里为大家介绍的是电吹风温熨治疗法。

陈家和老人，现年61岁，是某大学的教授，博士生导师，最近常感觉脖子僵硬，而且稍微动一下就感觉疼痛，到医院检查后才发现是颈椎肌肉劳损。虽然颈椎肌肉劳损还不是真正意义的颈椎病，但冰冻三尺，非一日之寒，若颈椎肌肉不注意出现炎症水肿，尚未待其恢复又再次损伤发生炎症渗出，长此以往就会发生肌肉粘连变硬，甚至引起骨质增生，颈椎病就发生了。因此，对于颈椎病需要我们早期有效地去养护，防止其恶化。在确诊之后，老陈选择了用电吹风温熨法治疗，此方法十分简便，效果也挺不错。使用一段时间后，老人脖子不再僵硬，转动的幅度也增大了许多。

下面为大家介绍一下此方的具体操作方法：

患者以正坐姿势，用左手先在颈部扪及压痛点，随后将右手握着的吹风机接通电源，将热风对着压痛点频频温熨，这时颈部最好同时做左右旋转和前后俯仰动作，再用左手手指轻轻按摩压痛点。如熨时局部有灼热感，则可能电压偏高，或熨时过长，或吹风机距皮肤太近。为防皮肤灼伤，可关上开关，暂停操作，待灼热感消失后，续用前法，感到热风作用于皮肤的温度适宜，持续一刻钟左右即可。除炎热天气外，每天早、晚按上法分别操作一次。

除了可以用上述的方法治疗颈椎病，平时的预防也相当重要。颈椎病的罪魁祸首是肌肉损伤，因此防治颈椎病最根本的要求是要纠正长期的不良姿势。工作的视角要正确，电视、电脑中点与眼睛的高度以 15 度以内为宜。椅子的高度要适中，保持膝盖与臀部同高，脚能平踩地面（必要时脚下可加垫）。对于长期以坐姿工作和生活的人，定时换一个姿势很重要，隔 20~30 分钟稍微换一个姿势。坐着时间长了，应该稍微休息一下，喝杯水，走一走。同时，良好的睡眠对颈背大有助益，要保持正确的睡姿。无论平躺、侧卧，枕头都必不可少。此外，还要注意要保持舒适的温度，空调温度不要过低，同时避免空调风直对着人体。

后溪穴，助您摆脱颈椎病困扰

现在得颈椎病的人非常多，患者的年龄也越来越小，甚至有小学生也得了颈椎病，原因很简单：伏案久了，压力大了，自己又不懂得怎么调理，所以颈椎病提前光顾了。不仅仅得颈椎病，腰也弯了，背也驼了，眼睛也花了，脾气也糟了，未老先衰，没有足够的阳刚之气。这是当今多数人（尤其是中老年人）面临的一个严重问题。

很多人认为这些都是脑力劳动的结果，脑力劳动也是很消耗人的，其实不尽然，当长期保持同一姿势伏案工作或学习的时候，上体前倾，颈椎紧张了，首先压抑了督脉，督脉总督一身的阳气，压抑了督脉也就是压抑了全身的阳气，久而久之，整个脊柱就弯了，人的精神也没了。人体的精神，不是被脑力劳动所消耗掉的，而是被错误的姿势消耗掉的。

这些问题通过一个穴位就能全部解决，这就是后溪穴。

后溪穴是小肠经上的一个穴，奇经八脉的交会穴，最早见于《黄帝内经·灵枢·本输篇》，有舒经利窍、宁神之功，能泻心火，壮阳气，调颈椎，利眼目，正脊柱。临床上，颈椎出问题了，腰椎出问题了，眼睛出问题了，都要用到这个穴，效果非常明显。它可以消除长期伏案或在电脑前学习和工作对身体带来的不利影响，只要坚持，即可见效。

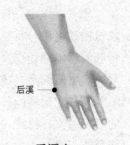

后溪穴

　　对后溪穴的刺激不用刻意进行，如果您坐在电脑面前，可以双手握拳，把后溪穴的部位放在桌沿上，用腕关节带动双手，轻松地来回滚动，就可达到刺激效果。在滚动当中，它会有一种轻微的酸痛感。每天抽出三五分钟，随手动一下，坚持下来，对颈椎、腰椎有非常好的疗效，对保护视力也很好。

　　另外，我们从颈椎病的致病过程来看，预防它最主要的方法还是避风寒。有的人喜欢把空调调到最低，结果出门以后便浑身发僵、脖颈发紧，慢慢地也会形成颈椎病。所以天冷的时候，出门要穿高领的衣服或者戴个围巾，不要让风寒轻易地袭击到人体，这也是预防颈椎病的方法。

第三章　高血压的验方

血压升高了，就饮古方真武汤

高血压是一种常见的老年病，它是一种以动脉血压升高为主要表现的全身性慢性血管疾病，主要与中枢神经系统和内分泌液体调节功能紊乱有关。

据不完全统计，全世界大约有 2 亿女性患有骨质疏松症，在所有患此类病的人群中，老年人占的比例尤其高。因此，该病又被称为吞噬老年人健康的"隐形杀手"。

虽然骨质疏松对老年人的健康威胁很大，但有时候人们对老年人患此病并不很重视，因为老龄人有骨骼关节问题似乎是一件司空见惯的事，甚至有些人认为老年人必然会有骨骼关节疾病。而且研究结果也表明，老年人产生骨骼关节问题的主要因素就是老年人的身体机能衰退。从其症状上来说，骨质疏松症通常会长生驼背、骨骼或关节疼痛、易发骨折等症状。但骨质疏松症又有很多种类型，不同的类型表现出来的病情又有区别：原发性骨质疏松症是人们随着年龄的增长而逐渐发展起来的，是一个渐进发展的患病过程；特发性骨质疏松症则是因为多种原因引起的，像遗传因素、妊娠、哺乳等都是引起特发性骨质疏松症的原因；继发性骨质疏松症是因为某些疾病或其他原因而引起的。不管患者患上的是哪种类型的骨质疏松症，要想做好骨质疏松的预防工作，最好的方法与原则都是不变的，即是注意延缓骨量丢失和防止骨折。

在临床上，医生治疗骨质疏松症通常都会根据临床症状和患者个体体征制订不同的治疗方案，具体有药物、物理、针剂、手术等不同的治疗、预防与康复措施。但专家指出，针对不同人群的骨骼关节疾病，以目前的医疗水平尚没有根治的办法，但是存在有效的方法预防骨骼关节疾病的。

有时候，真传古方比打针吃药更有效果。

家住沈阳的张先生常年受到高血压症的折磨，试过很多治疗方法都不能把血压降下来。后来，张先生的朋友告诉他，有一个真传古方治疗高血压的效果比打针吃药还好，张先生当即就将该古方抄录了下来，回去试用了一段时间，没想到真的让血压降了下来，之后张先生又坚持了一段时间，现在无论什么时候去医院复查，张先生的血压值始终处于一个正常的范围内。

该古方就叫作真武汤，在民间是一个非常有名的治疗高血压的偏方，其出处为《伤寒论》。真武汤的具体制作方法是：取茯苓9克，白术6克，芍药9克，生姜9克，附子炮去皮后取一枚以及破八片9克。将上述药材加水煎服，每日服用1剂即可，应用本方加味则需要制附子10克，白芍30克，生牡蛎30克，生龙骨30克，白术15克，钩藤15克，茯苓15克，全蝎6克，甘草6克，生姜6克。服用真武汤以15日为一个疗程，坚持一个疗程后即可见显著疗效。

在临床上，真武汤主要用来帮助患者提高心肌收缩力，改善人体的血氧供应。其中的原料附子、生姜两味药材中，其所含的有效成分可以帮助刺激心肌细胞受体，从而增加心肌的收缩能力。因此对于治疗高血压症有不错的疗效。

由于该方剂是从古代沿用下来的，经过历史的传承与发展后，各个年代的医生会在本方的基础上延伸出应对不同病症的不同演变方剂，所以，高血压患者在使用此方治疗病症之前最好咨询专业中医的意见，然后根据自身的病症进行加味处理，以制定适合自己使用的切实有效方剂。

红瓤大萝卜防治高血压有一手

高血压是人类最常见的疾病之一，是指人体血液循环长期持续地处在一种不正常的血压升高状态。很多老年人患有高血压很长时间后才被发现，因而高血压又被称为老年人的"隐形杀手"。

刘老太太血压偏高已有十几年，血压长期在140/95mmHg之间徘徊不下，为此，刘老太太多次去医院就诊，吃了医生给开的药后，血压会下去一点，但一停药血压又会升上去。刘老太太非常苦恼自己的血压问题。一天，刘老太太去逛菜市场，看到市面上卖的紫红瓤大圆萝卜非常引人食欲，便买了几个回来吃，吃完后刘老太太又继续买，持续了一个多月，之后再测血压，没想到血压降到了 125/85mmHg。刘老太太非常惊奇，赶紧又叫老伴吃，因为老伴的血压也偏高，老伴仅吃了半个月血压就恢复正常了。刘老太太对自己的这一发现惊喜不已，并将其向亲友邻居推广，据尝试过的人所述，吃红瓤萝卜降血压确实是很有效果，吃过的人基本上血压都稳定地降下来了。

红瓤萝卜之所以有降血压的功效，得益于它所含的营养元素。当人体的血压处于正常水平的时候，血液是呈弱碱性的。可是患有高血压、高血糖、高脂血类疾病的患者，血液与正常水平相比却是偏于酸性，体内很多器官都无法在这种偏酸性的环境下正常工作，因此容易引发多种疾病。而红瓤萝卜中所含的钾是生物钾，其酸碱值偏碱性，易溶于水，且具有很强的活性，可以迅速融入血液，改善血液的酸性环境。同时还能乳化血液中的油脂、代谢垃圾等，并将这些垃圾排出体外，从而起到改善血液质量，疏通血管，促进血液循环的作用，这样血压也就自然降下来了。

而且，红瓤萝卜还有很好的利尿作用，能够帮助人体将新陈代谢积留的垃圾快速排出体外。因此，食用红瓤萝卜时，刚开始会发现尿液变黄、味道变重，但身体变得轻松、舒服起来。这是因为血管内多年沉积的血液垃圾随尿液排出了体外，这也是一种改善血液循环，促进血压平稳的好方法。

另外，红瓤萝卜中含有淀粉酶、触酶、糖化酶等十几种活性酶，这类活性酶能够帮助促进身体代谢，有利于消化。当人们食用红瓤萝卜，将这些生物活性酶食入体内后，就会提高人体的新陈代谢功能，同时快速分解血液中的多余脂肪，起到降血脂、降血压的作用。

最后，红瓤萝卜中还含有大量的抗氧化剂，如萝卜硫素、萝卜红色素、维生素E等，这些纯天然抗氧化剂也能帮助人体降低血压、血脂以及软化血管。

总之，红瓤萝卜含有多种对人体降血压、血脂有益的成分，可以很好地帮助血液病患者的治疗。所以，还在担心血压居高不下的朋友不妨一试，坚持吃一段时间的红瓤萝卜，血压稳定下降的奇迹就会发生。

血脉瘀滞血压高，延用老方糖醋茶

高血压在全世界范围内是一种非常普遍的疾病。高血压本身并不可怕，可怕的是它带来的隐患，患高血压后并不是单纯的血压偏高，它对身体的损害会波及心、脑、肾等器官，从而导致脑血管、心脏、肾脏的病变，严重威胁人体的健康。因此，患有高血压时一定要及早治疗，控制血压水平，以防止高血压并发症的发生。

当人体血压升高的时候，往往人体出于一种自我保护的表现。当人们因为长期的熬夜，又食用过多的高脂高糖等油腻食物时，会大大增加血管里血液垃圾的生成，多余的代谢垃圾如果不能及时排出体外，时间一长就会造成血管瘀滞，导致血流不畅，甚至造成血管堵塞。而一旦血液流动不顺畅，首先受影响的便是人体的心脏和大脑，因为血液负责携带氧气为心、脑供氧，一旦血流不畅，心、脑自然就会缺氧。从而出现胸闷、气短、头晕等症状。这时候，为了应对心、脑缺氧的问题，人体会自动地采取调高血压的机制来保证重要脏器得到足够的供血。打个比方来说，当水管内有个东西堵住了水管通道，使得源源不断而来的水都堵塞在此不能顺畅流通时，这处的水管便会涨得厉害。水管涨得越厉害，也就使得此处的压力越高，而血管压力升高的原理也就同这是一样的。

因此，降血压的治疗关键就是要想办法把血管瘀阻的问题解决掉，保证血液流通顺畅。要达到这一治疗效果，西医上往往是用扩张血管的药物来治疗，以达到扩张血管壁的功效，血管一增宽，血液自然就能正常流过了。但西药都有一定的副作用，还容易产生抗药性，所以不宜长久使用。而从中医角度来治疗高血压，最重要的就是一个"通"字，通常会使用中药将血管内积存的多余的代谢物清理干净，让气血恢复顺畅，这样一来，不但可以起到降低血压的作用，还能有效避免高血压并发症的出现。

一位患有高血压的病人，现年 50 岁，在某国有企业管理层工作。时常需要应酬、加班，多年的不良生活习惯使其在 1 年前检测出高血压。当时医生给开了降压药，服用后血压确实降到了正常水平，便逐渐减少降压药物的服用量，但服用 3 个月完全停药后，血压很快又反弹回来了。之后，该病人采用了糖醋茶偏方治疗，刚服用一天，血压便快速降下来了，之后又坚持了一段时间，血压便稳定在了正常水平。

在我国，人们自古就有将茶当作保健饮料的传统，时常喝茶不仅能保持身体健康，为身体补充营养，而且还有预防多种疾病的功效，尤其是对于高血压病和动脉粥样硬化的患者，饮茶对保养身体和治病的功效更加显著。下面就和大家一起分享上述糖醋茶偏方：

糖醋茶的具体做法是：取白糖 10 克，食醋 5 毫升，鲜生姜 3 克待用。先将生姜切成碎末，放入锅内，并加入清水 200 毫升，开火煮沸，再去渣取汁。然后往姜汁内加入食醋和白糖混合均匀即成。每次于饭前 10 分钟服用糖醋茶 10~15 毫升即可。

　　此方中的醋自古以来便是滋补养生的佳品，并且还被当作药物用来治疗某些疾病，通常是作为药引使用，既可以内服也可以外用，或用醋来制中药。医学研究证明，醋的确有很好的治疗疾病的功效，同时也能预防疾病，尤其是对动脉硬化、高血压、流感等病症有很好的防治功效。因此，时常饮用此糖醋茶，可以有效辅助药物治疗，帮助患者保持血压处于正常水平，同时还有很好的开胃消食的功效，特别适合血压居高不下，胃口不佳的老年人饮用。

　　所以，患了高血压之后，首先要做的就是从日常生活着手控制疾病的进一步发展。然后再采取科学有效的治疗方法，积极治疗，相信不久就能痊愈。

高血压性头晕，静卧后喝点山楂茶

　　头晕的体验相信人人都有，大家的通常应对方法就是休息一段时间，等这段头晕缓过去的时候，再继续之前的活动。其实头晕只是一个症状，引发头晕的原因有很多，而高血压就是引发头晕的疾病之一。

　　之所以患有高血压的人容易头晕，其原因就在于长期的高血压会导致人体的大脑得不到充足的血供应，从而引起头晕。另外，高血压还会增强人的脑动脉的搏动感，使得脑组织每天就像被钟摆来回敲击、振荡一样，这也是引起头晕的原因之一。还有就是长期有高血压症的患者，因为血压持续很长一段时间在比较高的状态上，所以当服用降压药让血压降下去的时候，患者反而不能适应正常的血压，这时候也会因脑血管调节的不适应产生头晕。

　　涂老太太是一个高血压患者，测量其血压显示为 160/95mmHg。在患高血压期间，涂老太太经常感到头晕，四肢无力，还出现轻微的神经衰弱。为治疗高血压，涂老太太尝试过很多药物与治疗方法，其中之一就是有一次大夫向她推荐的一款山楂茶，这是一个用来治疗高血压的偏方，但使用后的效果非常好。

　　这道山楂茶的偏方就是：取山楂 7~10 克，白芍 5~10 克，冰糖 3~5 克，将山楂、白芍用温水洗净，再和冰糖放入大茶缸内，加入适量水，再放置在炉子上煮开，即可当茶饮用。以上用料为一天的剂量，但如果使用的是新鲜的材料，还应适当增加用量。如果患者不喜食甜味的，只需要将用料调整为山楂 10~15 克，白芍 5~10 克即可。按此用量分别于早中晚各煮一次，到第二天再取同样的量制作三餐茶饮，对治疗高血压引起的头晕很有效。

除了上述方法外，山楂还可以单用，直接取 2~3 个切成片状用开水浸泡，便可在每次饭后直接饮用，连续服饮 10 天，能够起到明显的降压效果。如果条件允许的话，用鲜山楂片泡服，疗效更加显著。

涂老太太用上述山楂茶饮的方法治疗高血压一段时间后，再去测量血压，发现血压明显下降了，直到后来慢慢恢复正常。

山楂茶饮治疗高血压患者效果很好，但在治疗的同时，高血压患者还应注意平时的日常生活饮食习惯，以免因为不良饮食习惯造成高血压复发。对于高血压患者来说，在日常饮食方面应忌食以下食品：刺激性食品，包括烈酒、咖啡、红茶等；含盐量较大的食物。这些食物都是极容易引发高血压症状的有害食物，因此，即使是血压正常的人士也应该少食。饮食上除了应忌食的食物外，还需要注意的是尽量减少膳食脂肪的摄入。患者如果能在平时的饮食中降低自己摄入的脂肪含量，对于控制血压非常有效。此外，还应该多吃蔬果，以补充人体所需要的钾、钙。研究显示，人体内钾的含量与血压成负相关，因此常吃蔬菜水果，补充人体所需要的钾、钙，可以有效控制血压水平，防止血压升高。

老人喝点苦丁茶，稳步降血压

高血压对于老年人来说并不陌生，很多老年朋友一患上高血压就紧张，本来患病时精神状态就不佳，再加上自身对疾病的不了解，胡乱吃降压的药，导致血压反而居高不下。

按照医学解释，当人体的收缩压在 21.33kPa 或以上，和（或）舒张压在 12.66kPa 或以上时，即可诊断为高血压。经过现代医学研究发现，高血压其实与肥胖有直接的关系，因此，养成健康的生活饮食习惯，控制体重，这些对于高血压患者治愈疾病都有非常重要的意义。此外，高血压本来就与精神压力大离不开，任何情绪波动都有可能造成血压升高，因此要学会劳逸结合，保持充足睡眠，并进行适当的运动，舒展身心，这些都能帮助患者调节血压。特别是对于有较长期的患高血压病病史的人来说，防止情绪激动，避免精神兴奋紧张都是很重要的，可以避免发生脑血管、心血管意外。

湖南湘潭某村居住的一位马姓的老人，已经 70 多岁了，自从 3 年前检查出高血压后，每天早餐后必定会煮一些苦丁茶服用，老人说，一天饮用 3 大碗苦丁茶已经成为他的生活习惯了，即使现在血压已经完全得到控制了，老人仍然坚持每天喝 3 大碗苦丁茶。现在，老人也会时不时喝点白酒，但血压、血脂、泌尿系统都维持在正常水平，且身体硬朗，还能下地干活。老人能有今天的好身体，苦丁茶功不可没。有鉴于此，很多人也效仿老人喝苦丁茶的做法，并纷纷表示，坚持喝苦丁茶对控制血压确实有效果，还能越喝越健康。

苦丁茶治疗高血压的疗效，早在很久以前就已经得到我国传统医学证实并应用了。据《中药大词典》记载："苦丁茶味苦甘，性大寒，入肝、胆、胃、肺经。具有散肝风，清头目，除烦渴，治头痛、齿痛、目赤、热病、痢疾等症之功效。"而且享誉中外的明朝医药学家李时珍也在其药物学巨著《本草纲目》中对苦丁茶做了记载："苦、平、无毒，最能降火。"唐代名医陈藏器在其所著的《本草拾遗》中记载："久食令人瘦，去人脂。"可见，中国传统医学家们早就发现苦丁茶在减脂、降血压方面的效果。

其实，高血压经过适当的治疗与养成健康的生活饮食习惯后，完全不会对人体的健康构成威胁。老年人因为年龄的关系体质下降，免疫能力降低，因此降血压过程尤其要注意采用科学的降压方法，像喝苦丁茶降压，对于老人来说安全有效且无副作用。但老人在降压过程中有可能还会产生很多别的问题，这些都是需要尤其注意的。像很多老人在长期处于高血压的状态中，当血压下降时很容易就会产生直立性低血压。如果老年高血压患者在降压治疗过程中如果本来身体是平卧的，突然起身坐起，出现头晕目眩的现象，这就表示患者有直立性低血压的可能，这时一定要及时上医院诊疗，确诊后再因病施药。此外，老年人身体各部位都在发生衰退，直接表现为体质下降，因此降压时一定要采用比较温和无刺激性的方法，以防止治好了高血压，又引起其他老年疾病的发生。最后，老年高血压患者最重要的是要做到科学降压，治病过程中最忌讳的事就是操之过急，任何治疗都有一个循序渐进的过程，不是一朝一夕就能彻底治好的，就像上文喝苦丁茶降血压的老人，将喝苦丁茶当作一种生活习惯，慢慢调养，才能真正治愈高血压。在治疗的过程中，保持身心的愉悦是必不可少的，高血压患者尤其要注意避免受过度的刺激，让自己的情绪始终处于放松的状态下，同时保证充足的睡眠，合理的饮食以及适当的锻炼，都是科学降压法所要求的。

老年人通常都有大量休闲的时光，在这些时光中既不要完全地闲下来，又不要安排得太过紧张，应该让时间安排符合老年人的生理特点。要保持居住的环境尽量安静清洁，只有营造一个良好的生活环境，才能始终保持身心的愉悦和身体的健康。

瑜伽腹式呼吸法，辅助降压好帮手

老人血压居高不下，家人每每忧心，而降压药大多只能起到救急的作用，无法根本治愈疾病。对很多老人来说，降压药吃得多了还会加重他们自身的心理负担。与其采用副作用大的药物治疗方法，不如从运动中汲取养生保健经验来得实在。

有一位年过花甲的老人，名叫王希人，现年64岁，是一名自由职业者，爱好绘画、摄影和集邮。老人有每个季节都外出旅行的习惯，足迹遍布大江南北。但是，自从2005年冬天查出患了高血压之后，外出旅行就受到了病情的影响。作为一名摄影爱好者，老人近期最大的心愿就是去西藏拍摄一组图片。可由于自身的疾病和年龄限制，一直未能如愿。后在一次偶然的机会他开始学习瑜伽。坚持练习大约半年以后，老人惊喜地发现自己的血压稳定了，基本恢复正常值。虽然去西藏的梦想依旧无法实现，但他又可以继续自己的每季一游了。

这里老人所选择的治疗方法是瑜伽中的腹式呼吸法。所谓腹式呼吸法是指吸气时让腹部凸起，吐气时压缩腹部使之凹入的呼吸法。这种方法吸气时用鼻缓缓地吸入，此时腹部应是充满空气而膨胀，呼气时，腹部凹陷，这算是一次完整的呼吸。瑜伽最大的特点是，在练习时讲究一种同时运用腹部、胸部、肩部的深呼吸，这种呼吸能达到净化身心的目的。

腹式呼吸时，体内会产生一种叫前列腺素的物质，可消除活性氧，并且具有扩张血管的功能。当您做腹式呼吸法，活动横膈膜时，它会从细胞内渗入血管及淋巴管，去除活性氧的毒素、促进血液循环。在进行这种"腹式呼吸"时，身心会自然地放松，消除了所有的负担，使身体状态与血压都能达到平衡状态。

此外，做腹式呼吸可使腹部的各个内脏皆得以受到呼吸节奏的刺激。这种刺激透过神经，作为一种和缓的呼吸节奏的自我调节信号传至大脑，大脑在接受这些刺激之后便成为 a 状态。运用腹式呼吸法（呼吸意识化）

进行呼吸，肺就能够完全被使用。腹式呼吸能够让体内充分取得气的功能，改善一般浅呼吸（胸式呼吸）只使用到三分之一的肺，另外三分之二的肺都沉积着旧空气的状况。同时也摄取更充足的氧气，既可净化血液，又能促进脑细胞活性化。实际上测定呼吸时的脑波，可以知道在吸气时屏住气息的瞬间则大鸣大放，而且在吐气时 α 波也持续出现。也就是说，屏住气息可以使得 α 波更容易出现。

正确的腹式呼吸法为：开始吸气时全身用力，此时肺部及腹部会充满空气而鼓起，但还不能停止，仍然要使尽力气来持续吸气，不管有没有吸进空气，只管吸气再吸气。然后屏住气息 4 秒，此时身体会感到紧张，接着利用 8 秒的时间缓缓将气吐出。吐气时宜慢且长，而且不要中断。做完几次前述方式后，不但不会觉得难过，反而会有一种舒畅的快感。

呼吸要深长而缓慢，用鼻呼吸而不用口，一呼一吸掌握在 15 秒左右。即深吸气（鼓起肚子）3~5 秒，屏息 1 秒，然后慢呼气（回缩肚子）3~5 秒，屏息 1 秒。每次做 5~15 分钟。每天做 30 分钟最好。这里需要注意的是，身体好的人，屏息时间可延长，呼吸节奏尽量放慢加深；身体差的人，可以不屏息，但气要吸足。每天练习 1~2 次，坐式、卧式、走式、跑式皆可，练到微热微汗即可。腹部尽量做到鼓起缩回 50~100 次。呼吸过程中如口中有津液溢出，可徐徐下咽。

限盐控压，香蕉最合适

老人得了高血压，首先要注意调节饮食，其中，限制食盐量是关键环节。但是过度限制食盐必然影响食欲，常难以坚持，也对身体健康不利。所以，要注意在控制饮食的同时多补充钾盐。这样就可促进钠从尿中排出，使高血压得到改善。

退休工人杨文宪的老伴患高血压多年，收缩压经常达到 25.3kPa（190mmHg），经常出现头晕，浑身乏力的现象，降压药吃了不少，但血压还是不见稳定，忽高忽低很是让人担忧。后来，在一次老乡聚会上，他无意间得知了"香蕉降压"的方子，回家后给老伴尝试了一段时间，大约过了半个月，老伴的收缩压降到 21.3kPa（160mmHg），并且后来血压一直很稳定。

有人可能会产生疑虑，有许多高血压的患者喜欢吃香蕉，为什么也会成为患者呢？这个方子的原理究竟是怎样的呢？

在香蕉降压的疗法中，食用的量和方式都是有讲究的。每天吃香蕉不宜超过 250~500 克，或用香蕉皮 100 克，煎成水当茶喝，因为香蕉含有能降低血压的钾离子。另外，也可多吃含钾的柠檬、梨、绿豆等，对防治高血压也有益处。

当然，虽然这个叫作香蕉疗法，其实主要是借助了钾离子的作用，所以，凡是具有类似功效的果蔬都具有一定的降压效果。比如芹菜。用芹菜 500 克，用水煎，加点糖代茶喝来降压，也是经过生活实践证实的有效的降压方。

钾的补充主要依赖于水果和蔬菜，每人每天需钾量正好相当于 1 根中等大的香蕉内所含钾量，因此，每天吃 2 根香蕉，老人的高血压即可得到改善。香蕉中含有多种营养物质，而且含钠量低，不含胆固醇，食后既能供给人体各种营养素，又不会使人发胖。因此常食香蕉还有益于大脑，预防神经疲劳。

需要注意的是，香蕉中含有较多的镁元素，空腹吃香蕉会使人体中的镁骤然升高而破坏血液中的镁钙平衡，对心血管产生抑制作用，不利于身体健康。患有关节炎、肌肉疼痛、肾炎，特别是心力衰竭、水肿的病人，不要大量食用香蕉。另外，也不要吃没有熟透的香蕉，因为这样的香蕉含较多鞣酸，对消化道有收敛作用，会抑制胃肠液分泌并抑制胃肠蠕动。

李时珍药枕，轻松解决血压难题

人们对高血压都不陌生，但你们不知道的是，高血压并不是短期内就可以治愈的，一旦患上高血压，有的人会需要终身服药治疗。大家都只是熟悉高血压的症状，一旦患上高血压症，治疗一段时间，症状一消失，便又停止治疗，根本无法达到良好的治疗效果。

治疗高血压是一场长期的战役，要想与它战斗，并最终取得胜利，首先就应该知己知彼。目前来说，高血压治愈的可能性还不存在，因为高血压本身也是一种病症，而导致这种病症的原因很多，不根治这些治病原因，是无法真正彻底地治愈高血压的，但并不要因为不能治愈高血压就灰心丧气，因为患者至少通过积极的治疗，能够有效地控制血压在正常水平，从而摆脱高血压的烦恼，迎来健康快乐的生活。

很多人不把高血压当一回事，得过且过；有的人则是在发病的时候便吃点降压药，这些拖沓病情的方法都是对人体极为有害的。当高血压长期不能得到有效控制的时候，会对人体产生很大的危害。这些危害包括心、脑和肾脏等器官会发生一些功能性的改变，像头脑昏沉、记忆力显著下降、睡眠质量差等，这是脑部功能的一些改变；而在心脏方面的功能改变则是常会出现心慌、胸闷等；至于肾脏，其功能改变并不是很快就会发生，而是在潜移默化间，过去5年，甚至10年，才会将变化显现出来。所以，除了个别急性高血压外，一般来说，高血压对身体的影响都是一个比较缓慢的过程，但正因为如此，患者才需要抓紧时间，尽快控制住病情，防止高血压症恶化产生的并发症。

徐先生有一个同事一年前查出患有高血压，经常动不动就头晕，精神抑郁，为了治病，在当地医院花了2000多元，使用了许多降压药和治疗方法均不见好转。徐先生和该同事关系很好，看着同事的精神被高血压折磨得每况愈下，徐先生便多方查找，从古方中寻找到了一个偏方，并按照偏方找人做成药枕给同事治疗，同事每晚都枕着药枕睡觉，仅仅1周时间，血压就明显下降了很多，取得了非常显著的疗效。

该药枕偏方不是来自民间，而是来自明代著名的中医药学家李时珍。经实践证明，这个药枕偏方确实有很好的降压舒缓的效果。

该偏方需要用到野菊花、淡竹叶、生石膏、冬桑叶、白芍、川芎、蔓荆子、磁石、青木香、蚕薄荷各20克，将其一起装到枕头里面，每天枕着该药枕睡觉，每天的时间不能少于6小时。坚持一段时间后，再去测量血压，便能清楚发现该药枕的奇特功效了。

现代医学研究显示，川芎有扩张冠状动脉、增加冠状动脉与心肌血流量的作用，并可增加大脑与肢体血流量的功能。此外，川芎还具有活血醒脑的功效，与枸杞搭配，可用于改善失眠、增强记忆力。在辅助治疗冠心病、心绞痛等心血管疾病方面，川芎也有不错的疗效。

药枕是通过药物来帮助人们舒缓压力，降低血压的，患者在平时也可以通过保持一种健康的生活状态来舒缓精神，愉悦情怀，达到降压的效果。例如，不要让不良情志控制自己的精神状态，不要随便发怒，避免思虑过度；还应该保证睡眠，注意休息，或者闭目养神来放松身体。要选择安静、光线柔和的工作和生活环境，减少外界的刺激；饮食上也应该以清淡为主，多吃鱼肉等高蛋白质低脂肪的食物；此外一些降压、宁神的茶饮也是不错的选择；对于患者来说，最好是穿平底布鞋行走，而且还要禁止爬高负重，以防跌倒。有些患有高血压的人经常表现出精神状态不佳，甚至可能精神衰弱，因此要多和同病的人交流治疗经验，保持乐观的态度。

总之，治疗高血压应该根据患者不同的症候、自身情况和发病因素，在治疗的同时，做到起居有常，饮食有节，戒烟禁酒，乐观向上，只有这样，才能尽快排除高血压带来的烦恼。

常饮芦荟汁，也可防治高血压

高血压是人类健康的"无形杀手"，此病患者中约有 1/5 的人并无明显症状，这些患者从头到尾甚至都不知道自己是不是有病，很多时候都仅仅是在偶然测血压或普查身体的时候才会发现。对于高血压患者来讲，如果能早期发现，并及时治疗，这对病人的预后会带来极大的好处。可是由于平时的疏忽，大多数病人都发现得较晚，有的人发现高血压时，病情已经有了进一步的发展。

刘青，某企业中层管理者，男，今年 57 岁。年轻时因为业务需要，他经常在外面陪客人吃吃喝喝，又缺乏锻炼，5 年前一次偶然的机会查出自己的血压高。患高血压病的 5 年来，刘先生经常会出现头晕、胸闷等不适，去医院检查后医生针对刘先生脉见虚弱，气短乏力，腰膝酸软，手足心热，目涩耳鸣并且舒张压高而不降等症状，给刘先生开了一些药。但刘先生的病情并没有太大好转，平时还容易烦躁。后来，一位同样有高血压的朋友推荐给他一个偏方，刘先生照着偏方坚持服用 2 个月后，睡眠质量提高了，头痛也缓解了，平时心情也舒畅了不少。

此偏方的方法是：取新鲜芦荟叶片切成薄片，做成糖醋渍品，也可压榨出液汁或直接用油炒后食用。而生嚼芦荟叶肉，也能够起到较好的调理和保健作用。每次生叶食量以 15 克为宜。对于那些生嚼芦荟叶不适应者，可采取服用新鲜叶汁的方法。成人每次一匙，每天 2~3 次。

芦荟是一种药食两用的植物，它含有大量的多糖体，可以降低胆固醇，并软化血管。同时，芦荟所具有的缓泻和利尿作用可以提高人体的排泄功能，这是治愈高血压不可缺少的要素。另外，芦荟可以全面调节人体免疫力，促进细胞再生，使受伤和硬化的人体组织恢复健康；还可以促进血液循环，排除体内毒素；也可以消除其他降压药物副作用对人体的危害。芦荟对人体的作用很广泛，被人们称为维生素、氨基酸和矿物质的宝库，它可以补充很多人体所需的微量元素。

对于高血压患者来说，除了用药物控制血压以外，生活中可以用来调节血压的措施也有许多，如注意劳逸结合，保证足够的睡眠，参加力所能及的工作、体力劳动和体育锻炼。饮食方面的调节，要以低盐、低动物脂肪饮食为宜，并避免进富含胆固醇的食物。肥胖者适当控制食量和总热量，适当减轻体重。

中药足浴降压，舒适感受更健康

高血压症是老年人的常见病，但是，近年来有低龄化的趋势，这与现代社会激烈的社会竞争和快节奏的生活方式不无关联。因为高血压的高发率，人们发现了越来越多的治疗方。但是，对于高血压患者，尤其是老年高血压患者而言，选择适合自身的治疗方才是最重要的。

王翠花老人是一名59岁的退休医生，2011年春天发现患了高血压。患者在当地医院体检时发现血压升高达180mmHg，无头痛、头晕、恶心等不适，服用多种降压药物无显著效果。当她发现自己的高血压连降压药都无效的时候曾一度恐慌，以为自己得了什么大病。后来，在家人和医生的安抚下，情绪逐渐稳定下来，在这个过程中，为了能缓解她的紧张情绪，家人每晚都会让她泡泡脚。后来，中医院的大夫听说她有泡脚的习惯后，建议她尝试中药足浴疗法。这个方法简单易行，副作用小，也不会给老人带来什么心理压力。老人按此法坚持使用了2个月后，家人惊喜地发现，老人的血压降下来了，收缩压为140mmHg，全家人都很高兴。

这里老人选择的中药足浴是足疗的一种。足部被称为人体的"第二心脏"，是人体健康的阴晴表，能准确地反映人体的疾病及健康状况。高血压病属中医学的眩晕、头痛范畴，本病的发病机制与肾、肝两脏有关。中药足浴可使药物透过皮肤、孔窍等部位直接吸收，药力进入脉络后循经而上，可以起到调气血、降血压的作用，对改善高血压症状、控制高血压有很好的效果。

一般来说，根据症状、病程及发病原理的不同，高血压患者应选用不同的中药足浴配方。为了方便所有的高血压患者，此处提供给大家的方子，也是王翠花老人使用过的方子，适用于任何类型高血压。

此方的主要药材构成有：桑叶30克，桑枝30克，芹菜50克。此方的具体使用步骤是：先将上列药物加水4000毫升煎煮取液，先熏足后浸足，每日1次，发作时每日2次，一剂可用2~3次，10天为一疗程。

这里需要注意：虽然中药足浴法的安全系数较高，但对于有心脏病的老人而言，仍旧具有一定的危险性。温度突然升高，血管扩张，血压迅速下降，容易发生脑供血不足，突发心脑血管疾病，造成危险。所以说，有高血压并发心脑血管其他疾病的老年患者不宜选用此种方法。比如心力衰竭、肾功衰竭、呼吸功能衰竭、内脏出血、肌肤破损出血者等。另外，在使用此方时，年老患者要有专人护理。

低盐饮食加快走，稳定血压不是难事

美国研究人员在一份报告中提出，摄入较少的盐不仅能降低血压，可能还有助于全面缩减心脏病风险。他们发现那些处于高血压临界线上的人，如果饮食中钠的摄入量降低 25%~35%，心血管疾病的风险将降低 25%，而且这种低风险可持续 10~15 年。我国的流行病学调查也表明，每日食盐在 10 克以上者高血压患病率高，这可能是我国北方人群高血压病发病率比南方人群高的原因之一。每日限盐 3~5 克，适当增加钾盐的摄入，同时每天保持一定的运动量，可使多数人血压降低。

吕先生是一位公务员，今年 58 岁。吕先生的身体一向不错，但是前一段时间，因为家庭里的一些琐事所困扰，让他经常晚上难以入睡，有一次吕先生连续两天晚上都失眠后，一向身体很好的他出现了从未有过的头痛、头晕等症状。吕先生去了他们小区附近的诊所就诊，诊所的医生帮他一量血压，结果舒张压竟高达 95mmHg。这让吕先生十分紧张，为了诊断清楚并系统治疗，吕先生又去了他们当地的一所大医院。接诊的医生问清病情后为吕先生测量了血压，看着吕先生那有点紧张的表情和微微隆起的腹部，医生告诉他，其实吕先生是因为人到中年，平时的生活习惯和缺乏锻炼让他身体发福进而引起的血压偏高，然后给吕先生开出了降压药。

后来吕先生偶然看到在报纸上看到有一篇关于高血压的文章，题目为《轻度的高血压别急着吃药》，文章的作者吴博士认为如果患者不合并有其他心脑血管疾病等危险因素，属于低危状态的话，暂时是不用服降压药的，可以采取一些非药物调节的措施。文章里吴博士还为轻度高血压患者开出了非药物治疗的处方：平时注意低盐、低脂饮食，另外适量的运动也是一个很重要的辅助降压措施。

吕先生按照此方法坚持了大约 1 个月后，在单位体检的时候发现血压终于重回正常了。直到现在，已经两个多月过去了，吕先生的血压始终控制在正常的范围内，头痛、头晕等不适的感觉再也没有出现过。

需要注意的是，低盐饮食并不是说吃盐越少越好，更不是不吃盐。若过度限盐会有一定的副作用。当体内钠盐摄入量不足时，会产生程度不等的水肿。若长期过度限制盐的摄入，会导致血清钠含量过低，从而引起神经、精神症状，出现食欲不振、四肢无力、眩晕等现象。

总之，高血压因该主要以预防为主，可参照以下提示：

作息时间应该有规律，最好是可以在中午小睡一会。

重视适量运动。运动除了可以促进血液循环，降低胆固醇的生成外，并能增强肌肉、骨骼与关节僵硬的发生。运动能增加食欲，促进肠胃蠕动、预防便秘、改善睡眠。

最后，平时要注意自己的情绪。不应有太大的起伏，如暴怒、忧郁等情绪都会对血压产生影响。当有较大的精神压力时应设法释放，向朋友、亲人倾吐或鼓励参加轻松愉快的业余活动。

总之，注意生活质量，不要在年轻时用健康换金钱，而年老时却只能用金钱换健康。

涌泉穴按一按，血压平稳降下来

在我国，高血压是发病率很高的老年病之一。其实高血压本身并不可怕，可怕的是高血压给心脑血管等人体重要器官造成的危害，因此，居高不下的血压总是让患者头疼、担心不已。下面就先向大家介绍一下血压不断增高的原因。只有知其因，才能帮助患者寻找到最佳的治疗方法。

引起血压居高不下的原因之一便是动脉血管硬化，弹性降低。很多老年人因为身体自然老化原因，动脉血管都会有不同程度的硬化发生。动脉发生硬化时，心脏射血就会改变血管的体积，使之产生更大的压力，具体则表现为收缩压升高。但并不是说单纯的动脉硬化就会引起收缩压增加，而是当心脏需要将血液射入硬化的动脉血管时，要克服的阻力增大，使得心脏在射血时收缩强度增大，使更多的血液流入血管，这才是血压升高真正的动力来源。

原因之二便是血容量增多和心输出量增大。人体的血管就和橡皮胶水管一样，当往里面注入水的时候，水管就会发生膨胀，同时，注入管中的水也会对管壁施加压力。同样的道理，当人体内血液量增多的时候，血管就会被进一步撑大，管壁承受的压力也就随之而升高，结果就是造成动脉血压上升。而且血容量增多会使静脉回到心脏的血液也相应增多，导致心输出量增大。

原因之三便是外周循环阻力增大。当血液在血管中流动时，都会受到来自血管壁的阻力，而其中最主要的阻力来源就非小动脉、微动脉莫属了。当心脏停止射血时，动脉内血压的舒张期会随着血液向外周组织器官流去而逐渐降低。但此时若外周循环阻力增大，血液向组织器官流去的速度就会减慢，为保证各组织器官及时充分地获得血液滋养，动脉内压力下降的速度也就会随之减慢，以至于到心脏下一次射血的时候，压力值仍然处于偏高状态，这也就是临床上舒张压升高的一大原因。

因此，当人们患上了高血压之后，从日常生活入手治疗是最为重要的，能够有效防止疾病的进一步发展，帮助患者稳定血压值。这样即使患者最后不能将血压降到正常值范围内，也能让身体的各个器官适应这种状态，从而让身体内部达到一种新的平衡，一样可以保持身体的健康。要做到从日常生活中入手治疗高血压，有一个很好的方法就是按压涌泉穴。这是一个帮助人体自身快速降压的穴位，对于高血压患者来说有很大的意义。

苏老先生自去年春节后，就一直感到身体不适，去医院测量了血压后发现收缩压高达21.3kPa（160mmHg），舒张压达到了12.6kPa（95mmHg），被诊断为高血压。跟朋友说起自己的身体状况时，一位离休老干部向苏老先生介绍了一个民间治疗高血压的好方法，即按摩涌泉穴来治疗高血压。苏老先生照此法做了半个月的涌泉穴按摩后，再去测量血压，这时候收缩压已经降到了18.6kPa（140mmHg），而舒张压则降到了12.0kPa（90mmHg）。苏老先生还不放心，又多次去检查，结果血压一直稳定在正常范围内，甚至有时候还更低些。苏老先生便又将该按摩法介绍给自己身边其他患有高血压的朋友，这些人尝试过后，均表示这是一个既经济又简便的降血压良法。下面，就来具体介绍一下涌泉穴按摩法的具体操作：

先要找到涌泉穴。涌泉穴是人体足底的穴位，位置就在第2、3趾趾缝纹头端与足跟连线的前1/3处的足前凹陷处。找到涌泉穴后，每天晚上用热水泡脚半小时，再按揉涌泉穴3分钟。然后坐于床上，将双脚自然向上分开，也可以选择盘腿坐位的方式。用两手的拇指一起从足跟向涌泉穴处做前后反复的推搓按摩动作；也可以用自己的双手反复轻缓地拍打涌泉穴，直到足底部产生热感为佳。

涌泉穴是全身腧穴的最下部，为肾经的首穴。《黄帝内经》对涌泉穴做了以下介绍："肾出于涌泉，涌泉者足心也。" 这句话的意思就是：肾经之气从足下涌泉穴的位置发端，犹如源源之水，灌溉全身四肢各处。由此可见，涌泉穴对于养生、保健、防病、治病等各个方面都有着非常重要的作用。

因此，血压偏高的患者不用着急，每天晚上按摩自己的涌泉穴，不但能快速降低血压，还能起到养生保健的多重功效。

青稞，来自高原的神奇降压方

高血压是一种以动脉血压升高，尤其突出的是舒张压持续升高的全身性慢性血管疾病，主要与中枢神经系统和内分泌液体调节功能紊乱有关，也与年龄、职业、环境、肥胖、嗜烟等因素有关。

吴大爷是某少数民族自治区的一名民间导游，除了有点胖，喜欢抽古老的袋烟之外，平日里性格活泼，爱讲笑话。可自从查出高血压之后就像变了一个人一样。带团解说也不积极了，见人也不那么爱说话了。问他为什么，他说觉得自己老了，不中用了，连自己的身子都管不好，哪有心思去管别的事。其实，吴大爷的高血压情况不是很严重，采取相应的治疗方法是完全可以治好的。在家人的鼓励下，吴大爷开始尝试一些食疗方，其中有一款青稞酒效果显著。

青稞酒的酿制过程是这样的：先将青稞洗净煮熟，待温度稍降，便加入酒曲，再用陶罐装好封闭，让其发酵。两三天加入凉开水或凉水盖上盖，隔一天，便成了青稞酒。只需要在早晚各饮一小杯，10 天左右就有明显效果。

青稞酒之所以能有如此功效，完全是源自天然的力量。青稞在很多人的概念里，是一种略带神秘感的植物。但是在西藏地区，青稞在人们生活中的位置就好比是大麦，而事实上它也确实属于大麦的一种特殊类型。因为大多数高血压现象是由饮食引起的，因此大多体重超标的高血压患者通常只要减轻体重就可以大大降低血压。高血压可以通过合理膳食得到有效预防。诸多在饮食疗法中，青稞以其独特的营养作用得到了人们的关注。

之所以选择把青稞制成酒而不是其他形式的做法，是因为这种方式能够最大限度地保留其营养成分。青稞的营养成分并不低于小麦，尤其是皮色较深的黑青稞、瓦兰青稞，蛋白质含量高达 13.4%，脂肪为 21%，碳水化合物为 71.1%，100 克青稞的产热量高达 357 千卡，所以，青稞既可制作成小吃，又是酿酒的上好原料。

卫生部年度报告指出，青藏高原地区心脏病与高血压发病率最低，这与藏族人民长期食用青稞有很大关系。民间用青稞酒、酥油、蜂蜜调制的"穷渣"更是治疗低血压的良药。据《本草拾遗》记载，青稞入药"味咸，性平凉"，其主要功能是下气宽中，壮精益力，除湿发汗，止泻。中医认为其性平，味咸，可补脾养胃，益气止泄，强筋力。营养学家指出，长期食用青稞可以降低胆固醇含量；降低动脉血液凝结成块的可能性，消除已形成的血液凝块；降低紧张的心情所造成的动脉压缩；降低血压；扩充冠状动脉，促进血液流动。

虽然青稞有这么多的好处，而且对症治疗高血压确有其效，但是，青稞酒也有其宜忌人群。比如，有消化不良和遗尿病症的者就不宜选用。

按摩百会穴，降压美容两不误

中医认为，头为精明之府、百脉之宗，人体的十二经脉都会聚在此，是全身的主宰。百会穴位于头顶部正中央，是人体众多经脉会聚的地方，是头部保健的重要大穴，它能够通达全身的阴阳脉络，连贯所有的大小经穴，是人体阳气汇聚的地方，有开窍醒脑、固阳固脱、升阳举陷的功效。

根据中医"平肝息风"的理论，对人体上的太阳、百会、风池等穴位进行按摩，会对血压产生作用。现代医学已经证明，对以上三个穴位进行按摩不仅可以调整微血管的舒缩作用，解除小动脉痉挛，还能疏通气血，调和阴阳，对预防和治疗高血压病有着十分明显的作用。

百会穴既是长寿穴又是保健穴，此穴经过锻炼，可开发人体潜能，增加体内的真气，调节心脑血管系统功能，益智开慧，澄心明性，轻身延年，能治疗头痛、眩晕、脱肛、昏厥、低血压、失眠、耳鸣、鼻塞、神经衰弱、中风失语等症。

有效降低血压是百会穴的一大妙用。具体的操作方法是：手掌紧贴百会穴呈顺时针旋转，每次做 36 圈，可以宁神清脑，降低血压。

百会穴同时又是长寿穴，经常按压此穴，可激发人体潜能，增强体内的正气和抵抗力，调节心、脑血管系统功能，延年益寿。不过，该穴位疗法主要适用于原发高血压病，对其他原因引起的高血压效果不佳。

三穴合一，血压速降

高血压是一种世界性的常见疾病，世界各国的患病率高达 10%~20%，并可导致脑血管、心脏、肾脏的病变，是危害人类健康的主要疾病。

现在我国高血压患者大约有 1 亿多，大多都在服用降压药。其实，高血压最可怕的是它带来的隐患，比如，心、脑、肾最容易受到波及，危害性最大的还是心脑血管病。所以，得了高血压之后，最重要的是从日常生活入手，防止疾病的进一步发展，控制好血压。这样的话，即使血压没有降到正常值，身体的各个器官也会适应这种状态，重新达到一种新的平衡，人一样能够健康地生活。

周军今年 50 岁，事业有成，家庭美满一切都很美好，却只有这个高血压让他心里有疙瘩。用过的降压药很多，自己也快成为半个医生了，可就是未能将血压稳定下来。后来他放弃了药物治疗，选择用传统的穴位疗法治疗，每过多久，血压降下来了。他心中很是兴奋。把这个方法介绍给自己的亲朋好友，希望更多的人可以从中受益。

这个穴位疗法中主要运用的是太冲穴、太溪穴和曲池。高血压一般分为肝阳上亢和肝肾阴虚两种证型。肝阳上亢的人经常脸色发红，脾气也相对比较暴躁，特别容易着急，这种人血压的波动比较大。肝肾阴虚的人经常会觉得口渴、腰酸腿软、头晕耳鸣等，一般血压波动不大。其实，不管什么类型的高血压患者，都要好好地利用人体自身快速降血压的三个关键穴位——太冲、太溪和曲池。

太冲穴可以疏肝理气，平肝降逆，不让肝气升发太过；肾经上的太溪穴可补肾阴；大肠经上的曲池穴可以扑灭火气，降压效果最好。如果坚持每天按揉这 3 个穴位 3~5 分钟，每次不低于 200 下，两个月就会有效果。

以下人群易患高血压，平时应多加以防范：父母、兄弟、姐妹等直系家属有高血压病史的人；过度肥胖的人；饮食偏咸，过分摄取盐分的人；过度饮酒的人。

在饮食上，高血压患者一定要戒掉一切寒凉的食物，多吃补肾、补肝的食品。平时保持心情舒畅、豁达，也能让心经、心包经畅通，有助于血压的控制。

第四章　糖尿病的验方

双穴按摩加足浴，隔离糖尿病

目前，临床上对治疗糖尿病并没有什么太好的办法，药物治疗主要是注射胰岛素。对于糖尿病最关键的还是加强在平时的生活中的预防，不少食物都可以有效地防治糖尿病，对一些特殊穴位的按摩也能帮助糖尿病患者。

糖尿病患者张女士，51 岁，2005 年 11 月，在医院检查出患了糖尿病，住院治疗了半个月，每天的治疗就是打针，然后检测血糖。在和医生的谈话中了解到糖尿病的治疗在现阶段主要就是控制血糖，再加上现在一般的药店里都有血糖检测笔的出售，考虑到医院昂贵的费用后，张女士便决心回家自己治疗。从朋友那了解到一种穴位按摩的方法可以有效帮助糖尿病患者后，张女士便自 2006 年 2 月起，坚持每天按摩，经过 10 个月的治疗，效果相当让人满意。去医院重新做了血糖、尿糖化验，结果也都在正常范围内，"三多"症状和手、脚心发烧的症状也都消除了，体重也恢复到患病前的水平，现在张女士每天都一直坚持自己测量血糖，其结果也都处于稳定状态。

具体的做法是：糖尿病患者可自己运用按摩手法在一定穴位进行刺激，这种按摩方法不受时间、地点的限制，而且手法简单，易于掌握，患者只需每天实施并坚持下去。常用方法有：

1. 揉擦穴位，其顺序是肾俞、中脘穴、气海、手三里，合谷、内外关、足三里、三阴交。每一轮的按摩是按照上述穴位顺序推拿一遍，每个穴位各推拿 20~30 次为佳。每天早、晚各做一轮为宜，每做完一轮大概需要 30 分钟。

2. 一指禅推法。让患者俯卧，按摩者以一指禅推法在两侧膀胱经推拿治疗，推拿路径为自肺腧到肾腧，推拿时往返操作，以局部明显压痛点为治疗重点，每次推拿耗时约 10 分钟，然后在沿着膀胱经实施擦法，其程度以局部肌肉、皮肤透热为度。

当推穴与穴位按摩时，患者能感到局部有酸、痛、胀、热、麻等。有感觉的时候均为得气，也就是说在自我按摩时，不要急于一次就能定准穴位，如果定穴后按摩没有什么感觉，可以向四周略挪位置，体会是否有得气的感觉，如果有则证明穴位选准。穴位选得准不准对疗效的影响很大。

按摩是人类最古老的医疗方法。远在两千年前的春秋战国时期，就有我国古代名医扁鹊用按摩、针灸等方法成功地救人的记载。医疗按摩又称为"按摩推拿"，是中医外治疗法之一，它以中医的脏腑、经络学说为理论基础，并结合西医的解剖和病理诊断，用手法作用于人体体表的特定部位连续动作以调节机体生理、病理状况，疏通气血经络，改善局部循环代谢，达到理疗目的的方法，从性质上来说，它是一种物理的治疗方法。

应该注意的是，用按摩疗法治疗轻中型糖尿病虽然有一定疗效，但对重症糖尿病只能起到辅助治疗的作用。运用按摩疗法的同时，一定要配合饮食治疗、药物治疗等疗法，否则很难收到让人满意的疗效，甚至可能出现因糖尿病急性代谢紊乱而带来不良后果。

云南白药换个用法，可以防治糖尿病

糖尿病是一种"富贵病"，在我国，多发于 40 岁以上的中老年人。我国传统中医认为，之所以患此病，是因为日常饮食不节、任性纵欲、情志不调等。

中老年人在患糖尿病初期，很容易忽视身体的一些病理反应，以至于病情不能得到及时控制，因此，很有必要了解早期糖尿病的症状。这些症状主要有：肩关节疼痛，重度关节活动受限；肌肉无力、疼痛、骨盆肌和下腹肌发生萎缩等，有时候，肌肉萎缩严重常被误诊为甲状腺功能亢进或恶性肿瘤；精神心理异常：包括精神萎靡不振、抑郁难消、焦虑、悲观失意以及记忆力下降等；体重明显下降；足部皮肤出现大疱，通常在一周内会消失，但极有可能反复发作。以上这些症状都是中老人患糖尿病早期的典型症状。因此，当发现身体出现上述症状时，一定要加紧治疗，以防病情延误。

　　随着患病时间的延长，患者会表现出一系列典型的糖尿病症状，像多尿，这是因为患者在患病期间血糖过高，而肾小管又不能重吸收肾小球滤液中的葡萄糖，从而导致渗透性利尿发生。因为多尿，糖尿病患者身体的大部分水分会流失，导致时常口渴，因而患者喝水次数会增加，而且喝水解渴的功效会大打折扣，这也是糖尿病的典型症状之一。再者，因为患者尿中流失掉了大量的葡萄糖，为补充身体缺失的这一部分，因而会导致患者多食，而且患者通常会有葡萄糖利用障碍，也会引起饥饿反应。最后，糖尿病的典型症状还包括患者体重迅速下降，消瘦。这主要是因为患者葡萄糖利用障碍导致脂肪和蛋白质大量消耗。

　　糖尿病对人体的危害很大，国外将其称作"沉默的杀手"。现在，糖尿病已经成为三大最影响人类健康的疾病之一。患者在患病初期如果不能及时有效地控制病情，会引发很多严重的并发症，这些并发症可能遍及全身，影响全身组织器官正常功能的发挥，甚至连头发、指甲这些细枝末节也会受到影响。而且，糖尿病的治疗费用不低，可能会给患者本人及其家庭带来沉重的经济负担。

　　李先生早在十多年前就患有糖尿病，虽然当时及时进行了治疗，平时生活中也很注意保养身体，可病情还是加重了，李先生的左脚拇趾开始出现发红、肿大的症状，去医院就诊过多次，但都没有收到好的治疗效果，病情反而越来越重。又过了2年，右脚的大拇指由发红开始变黑，脚趾周边还化脓了。李先生赶紧去省级医院就诊，当时的确将病情控制住了，右脚拇指也恢复正常了，但谁知病愈的状况仅持续了5个月，就又复发了。李先生也尝试过擦碘酒，用蜂胶等偏方，但效果都不好，最后还是听从朋友的建议用了云南白药，没想到真的有效控制了病情。

　　下面，就来看看怎样利用云南白药治疗糖尿病：

　　首先准备半瓶云南白药，将其倒入酒杯中，并加上适量白酒调成糊状，然后将调和均匀的云南白药涂抹在患病的脚趾头上，再用干净布包好固定住。

　　如果担心药干得太快，还可以在外面再包层塑料薄膜。据李先生讲，当时他用云南白药调白酒治疗糖尿病引起的脚趾发黑化脓时，一共在脚上包了5天才拆开看，结果发现右脚大拇指整整小了一圈，而且肤色雪白，在拇指皮肤上还布满了大大小小的沟，用手一摸还挺硬的。李先生当时误以为右脚大拇指坏死了，可把他吓坏了。之后，李先生将敷药的大拇指用温水洗干净，再用软布包好，等到一星期以后发现右脚大拇趾恢复了原样，才安下心来。但是过了没几天，李先生感觉到病趾指甲根部有一些压痛感，李先生便又用碘酒擦涂该处，1周后这点压痛也不见了，只是脚趾甲至今没有长好。后来当李先生左脚也出现了同样的病症的时候，他在用云南白药治疗时，便会每天都拆开观察一次再包好，直到脚趾恢复正常才完全拆除。

这个方子虽然据李先生讲很有效，但它并不是民间流传甚广的方子，因此还没有得到足够的临床验证，不知道是否适合每一个糖尿病性足病患者。因此，在尝试用该方子治疗前，最好能咨询一下专业医生的意见。而且，还要注意的是，这个方子只是用来辅助治疗糖尿病的，可不能将它完全代替糖尿病的临床治疗。

刮痧、拔罐主七穴，辅助治疗糖尿病

糖尿病是当胰腺产生和释放的胰岛素绝对或相对不足时，或者胰岛素本身出现问题以及其他一些原因而引起蛋白质、水、糖、脂肪及电解质代谢紊乱的一种综合病症。治疗糖尿病的方法有很多，其中刮痧、拔罐也是不错的方法。

现年52岁的郭太太，早年患有糖尿病，为辅助临床治疗，尽快摆脱糖尿病，郭太太接受了医生的建议，采用了刮痧和拔罐的方法。事实证明，这确实比单独的临床药物、针剂治疗收效更快，效果也更显著。

下面，就向大家介绍辅助糖尿病治疗的刮痧与拔罐法。

首先来看刮痧。治疗糖尿病时选区的主刮穴位为：大椎、神堂、大杼、膏肓、肺腧、脾腧、肾腧。配刮穴位则包括：尺泽、内关、外关、血海、曲池、足三里、太溪。在刮痧时，实证用泻法刮拭上述主、配刮经穴部位3~5分钟；虚证则用补法刮拭关元、肾腧、太溪足三里等经穴部位3~5分钟。

其次是拔罐。拔罐治疗糖尿病主要针对脾腧、肺腧、三焦腧、肾腧、三阴交、足三里、太溪这七个经穴部位。具体操作时，先取上述各穴位，采用单纯火罐法吸拔穴位，并留罐10分钟，每日拔罐一次。也可以采用背部腧穴走罐的方式进行，先在肺腧至肾腧段抹上润滑剂做准备，然后走罐至皮肤潮红或皮肤出现瘀点即可，两日进行一次。

传统医学中的拔罐疗法是选用不同口径的玻璃罐、陶瓷罐或竹罐等作为拔罐工具，通过燃火、蒸煮或抽气等办法使罐内的气压与外界正常气压值相比偏低，形成负压，并根据病人的病情及自身特性的不同，将罐吸拔特定治疗部位的皮肤来治疗疾病。拔罐通常具有舒筋活络、通血散瘀、吸毒排脓的功效，还可以借助经络的内外连通作用，达到调节全身功能、平衡人体阴阳、扶正祛邪的效果。因而，糖尿病患者可以通过拔罐来调节自身的各内脏功能，并帮助改善自身的脾胃功能，调整内分泌紊乱状态，从而起到降低血糖的效果。

糖尿病引起的一系列并发症对人体影响极大，严重时会危及生命，因此，一定要及时治疗，上述刮痧、拔罐法就是不错的辅助治疗手段，配以临床治疗，相信能收到不错的治疗效果。

自制自饮银杞汤，预防糖尿病并发症

对糖尿病并发眼疾的患者而言，合理补充眼睛所需的营养素，对保护眼睛、防止视力伤害、防治眼疾、提高视力非常重要。

糖尿病对眼睛的损害，最常见的为白内障，此外，糖尿病还可引起玻璃体积血、青光眼、屈光改变以及眼肌神经损害，尤其是糖尿病性视网膜病变，晚期常可致盲。因此糖尿病患者应当有预防意识，在出现轻微视力模糊、视力下降的初级阶段，决不能掉以轻心，应定期检查眼底，以利于早期预防、早期发现、早期治疗。

某法院的唐女士，2008 年患糖尿病，空腹血糖 9.0，餐后 2 小时 18.7，并且血脂偏高。自 2008 年 11 份以来失眠严重，有时一夜吃 3 次安定都睡不着，并有两腿发软、心慌气短、大汗淋漓、面色黄、左侧牙根肿烂、抑郁、易怒等症状，几乎失去了生活的信心。去医院检查后，医生提醒她不要再吃西药了，否则会增加并发症的发生率。后来，经过朋友介绍，她开始尝试清肝明目银杞汤，并配合运动疗法一起坚持使用了 60 天，病情明显好转。睡眠时间长了，失眠好转。现在，就算一片安定不吃也可以睡够 6 个小时。心慌出汗的症状减轻，血糖空腹达到 5.9 以下。良好的治疗效果让唐女士又重新鼓起了生活的勇气。

下面我们就为大家介绍清肝明目银杞汤：先准备银耳 15 克，枸杞 15 克，鸡肝 100 克，茉莉花 24 朵，水豆粉、料酒、姜汁、食盐各适量。然后将鸡肝洗净，切成薄片，放入碗内，加水豆粉、料酒、姜汁、食盐拌匀待用，之后，再将银耳洗净，撕成小片，用清水浸泡待用；茉莉花择去花蒂，洗净，放入盘中；枸杞洗净待用；最后，将锅置火上，放入清汤，加入料酒、姜汁、食盐和味精，随即下入银耳、鸡肝、枸杞烧沸，撇去浮沫，待鸡肝刚熟，装入碗内，将茉莉花撒入碗内即成，佐餐食用。这款食疗方具有补益肾脏，明目降脂的功效，适用于预防糖尿病性眼病。

预防是防止糖尿病眼病的最主要的一环，由于糖尿病视网膜病变的早期可以没有症状或疼痛，在疾病进展之前视力可以没有变化。所以，从患糖尿病开始就要做全面的眼部检查，检查项目包括视力（近距离、远距离）、瞳孔对光反射、扩瞳后查眼底、眼压测定、眼底照相，必要时做眼底荧光血管造影。至少每年检查一次，以便及早发现病变和治疗。

桂枝丹参泡脚，缓解糖尿病不适症

糖尿病是老年人内分泌代谢疾病中最常见的疾病之一，它包括60岁以后才发病或者60岁以前发病而延续至60岁以后的，以非胰岛素依赖为主。老年糖尿病大多患病时间较长，患者一般伴随多种疾病，常无症状或者症状不典型，甚至或被其他慢性疾病所掩饰。因此，一旦感觉身体不适就要及时去医院检查清楚。在临床上要采取相应措施加以处理和治疗，生活中要选择安全而又合理的用药及饮食。而且，经过不断摸索，我们发现，不仅食疗、药疗对疾病有益，正确的生活方式也能起到一定辅助治疗的作用。

王大爷是一名退休环卫工人，50岁时的一次单位体检中查出患糖尿病。因为发现得比较早，所以症状不明显，王大爷自己也没有什么特别的感觉。所以一开始的时候王大爷并没有往心里去，因此延误了病情，错过了最佳的治疗期。后来在接受医生的临床指导下病情才得以稳定下来。为了尽早地摆脱病痛折磨，王大爷一直没有放弃寻找良方。在一次机缘巧合中，他发现了一个泡脚秘方。王大爷自己试过一段时间后，不但感觉身体舒服多了，精神也好了很多。后来在医院的复查中发现，自己的高血糖比以前低了不少。王大爷自己认为这个泡脚秘方对糖尿病，尤其是老年的糖尿病患者有一定的辅助治疗作用。所以就把此方的详细内容与大家分享：

此秘方名为桂枝丹参水泡脚法，详细的内容为：需要准备桂枝、制附片、忍冬藤、丹参各50克，黄芪60克，乳香、没药各20克，将所有药材洗干净后，一同放入锅中，加入适量清水后，煎煮30分钟。煎好后去渣取汁，再与2000毫升沸水一起倒入盆中。药水准备好后不要急着泡洗，先把

双脚放置水盆上方熏蒸，熏蒸至药
水温度适宜时再泡洗双脚，每天 1
次，每次熏泡差不多 40 分钟即可，
30 天为一疗程。

　　本方温阳通络，活血化瘀，发
表散寒，止痛生肌，适用于糖尿病。
据医学典籍记载："人之有脚，犹似
树之有根，树枯根先竭，人老脚先
衰。"因而早在几千年前，中医就很
重视对双足的锻炼和保养，并运用
足部泡脚按摩法来防病治病。现代
医学也已证实，"小看脚一双，头上
增层霜"，这说明了脚的健康不仅关
系到人的健康，而且和寿命有很大
关系。所以说，很多养生的方式其
实就在我们的生活当中，这些保健
方法很简单，实施起来也很方便。

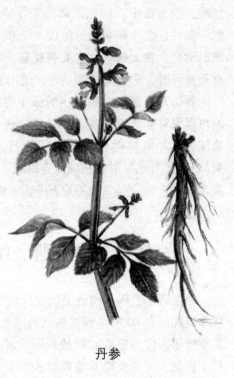

丹参

但是重要的是在于您是否有恒心，是否能够持之以恒。养生不是朝夕之间
的事情，它就像'水滴石穿'的典故一般，只有坚持一段时间以后，才能
看到效果。

苦瓜肋排汤，辅助降糖效果好

　　经常看到有人向医生咨询，糖尿病患者什么能吃，什么不能吃。旁边
也不时有人告知，糖尿病患者这不能吃，那不能吃的。事实上，糖尿病患
者需要进行饮食控制是一回事，但并不是说要过"苦行僧"的生活，什么
都不能吃。而社会上的很多误传，也给人造成糖尿病人大部分食物都不能
碰的错觉，如"不能吃肉、不能多吃米饭、不能吃水果"等。因而，很多
患上糖尿病的患者，一上饭桌就开始愁眉苦脸，不知道自己还能碰哪一样，
万一不小心吃了什么加重病情，引起并发症可不好。以至于整天抑郁，觉
得人生中的最大乐趣被无情剥夺了。但这样做的通常结果是不但不能有效
地控制血糖浓度，反而造成了体重下降、血浆蛋白降低、全身乏力，身体

出现营养不良的症状，还会造成自身免疫力下降、感染性疾病的发病率增加的后果，使得本来患病后就大打折扣的生活又下降了一个台阶。

曾经患有糖尿病的高先生就是受到糖尿病"这不能吃那不能吃"论断所害的人之一。高先生本身好与人为乐，因此和邻里朋友关系都不错。患病期间，大家对高先生表示了充分的关心，每次去看他，或者在外面碰面时，都要告诉他一番什么能吃什么不能吃，担心高先生不小心碰了那些食物加重病情。结果高先生悲哀地发现自己日常食用的大部分食物都不能吃或只能少吃。为了自己身体的考虑，高先生只好忍住尽量不碰。可谁知一段时间后，高先生的血糖浓度非但没有得到有效的控制，还经常感冒，而且全身乏力，懒怠难动。后来，高先生经一位老中医的治疗，安排了合理健康的饮食，还开始食用起了一道苦瓜肋排汤的偏方治疗糖尿病，一段时间后，果然收到了很好的降糖效果。

下面和大家一起分享这道偏方的制作方法：

准备新鲜猪肋排 500 克，苦瓜 150 克，榨菜 100 克，味精适量。做的时候先将猪肋排用清水洗净，将其切成均匀大小的小块，然后放入沸水中焯烫，将血水去掉，捞出备用。而后将苦瓜去皮，去瓤，然后用清水洗净后切成小块，再将榨菜也用清水洗一遍。将准备好的猪肋排放入炖汤用的瓦罐中，加入适量的清水，先用小火煲 1 小时，再往里放入苦瓜、榨菜。接着将火调至中火炖半小时后，加上味精调味即可食用。

苦瓜原产地为印度尼西亚，但早在宋元时期便传入了中国。研究表明，苦瓜含有丰富的蛋白质、脂肪、钙、铁、维生素 A、维生素 B_1、维生素 B_2、维生素 C、丙氨酸、谷氨酸以及果胶等多种营养成分。苦瓜中所含有的苦瓜多肽类物质具有调节血脂、血糖及增强免疫力的作用，是辅助治疗糖尿病的佳品。而在我国传统医学中，苦瓜属于性凉，味苦植物，有很好的清热解暑、补气养血、健脾养肾、滋肝明目的作用。而且从古代起，苦瓜就作为药物用于临床治疗，在《救荒本草》和《本草纲目》等古文献里，都有提到苦瓜的治疗效果。而在我国民间，苦瓜"苦味能清热、苦味能健胃"之说也流传甚广。而且，苦瓜虽然本身很苦，但如果和其他的菜一同烹制，却不会导致其他的菜染上苦味，就因为苦瓜的这一特点，使得它又获封了"君子菜"的雅称。

经过科学研究表明，之所以苦瓜能够帮助糖尿病患者降低血糖，就在于苦瓜的种子。苦瓜种子含有一种特殊的蛋白质，这种蛋白质具有类似于人体分泌的胰岛素的功能。众所周知，胰岛素能够将血液中的葡萄糖转换为热量，并以此调节人体内的血糖水平，使它始终保持在正常的浓度内。而苦瓜的种子所含的特殊蛋白质也可以起到促进糖分分解，使人体内过剩的糖分转化为热量的作用，从而达到降低血糖的效果。此外，使用苦瓜种子的萃取物还能帮助减肥以及缓解便秘。因此，苦瓜是具有很高食疗价值的降糖食物。

而且，糖尿病病人在患病期间，通常会因为高血糖而影响到白细胞，造成免疫力低下，从而使得感染类疾病入侵人体，不但容易感冒，而且容易得皮肤化脓症。这时候，除了食用苦瓜外，苦瓜的叶子和藤蔓也有一定的治疗效果。

虽然苦瓜对于治疗糖尿病来说很有疗效，是不错的食疗选择，但苦瓜性寒，因此对于脾虚寒、腹泻以及体质虚弱的患者来说，不适合多吃。

综上所述，糖尿病患者应该控制饮食，少吃高油脂、高盐、高糖的食物，但同时也应该享受进食的乐趣，保证自己每天摄入足够的营养，只有这样才能更快地治好疾病。

中药降糖，首选黄芪

糖尿病是由于人体内胰岛素分泌不足，引起脂肪、蛋白质代谢紊乱和继发水、电解质代谢紊乱的一种慢性疾病，其特征为血糖过高，尿糖、葡萄糖耐量降低。本病除中西药物治疗外，合理控制饮食，选择适当的饮食疗法亦很重要。

黄某，男，58 岁。糖尿病病史 3 年。出现了"三多一少"的明显症状，据调查有家族遗传史，但是没有其他病史。一直在做食疗，但是情况时好时坏。后来，选择了食疗和泡脚相结合的疗法。两种方法的结合效果比单独食疗要好很多，黄某在使用此法约 1 个月之后，多尿、多饮的症状都有所改善。

这里就为大家详细介绍一下这组搭配疗法的详细内容，以便让更多患者朋友从中获益。黄芪党参水泡脚法：将黄芪 45 克，党参、苍术、山药、玄参、麦冬、五味子、生地、熟地、牡蛎各 15 克，洗净，一同放入锅中，加清水 2000 毫升，煎至水剩 1500 毫升时，滤出药液，倒入脚盆中，先熏蒸，待温度适宜时浸泡双脚，每晚临睡前一次，每次 40 分钟，20 天为一疗程。适用于气阴两虚型糖尿病，还可以预防糖尿病病足，疗效非常好。而这里选择的相配合的食疗方是黄芪降糖羹。主要材料有：黄芪 30 克，大枣 10 枚，当归、枸杞子各 10 克，猪瘦肉 50 克，盐适量。制作方法：猪肉切片与以上各药共炖汤，加盐适当调味，佐餐食用。此食疗方可适用于糖尿病气虚血瘀者，有益气活瘀通络之功效。

糖尿病不用愁，绿豆南瓜熬成粥

糖尿病被认为是一种富贵病。在传统的中医学里，这种病又被称为"消渴""消中""三消""消痒"等，多因嗜酒厚味，损伤脾胃，运化失调，消谷耗津，纵欲伤阴而致。《黄帝内经》说："此肥美之所发也，此人必素食甘美而多肥也，肥者令人内热，甘者令人中满，故其气上溢转为消渴。"《景岳全书》上也说："消渴病，其为病之肇端，皆膏粱肥甘之变，酒色劳伤之过，皆富贵人病之，而贫贱者少有也。"这与现代医学对糖尿病病因的分析是一致的。

医学专家指出，血糖的高低与胰岛素的分泌以及进食的多少和质量密切相关，因而，在临床治疗时，无论何种类型的糖尿病，无论其病情轻重或有无并发症，也无论采用何种药物治疗，患者都会被严格要求控制饮食，很多东西都不能吃，而且能吃的东西也不能一次性吃得太多。这让患者感到非常难受。

在机关任职的老李患了糖尿病，很多东西都不能吃，能吃的东西又没有胃口，不得不在"忍饥挨饿"中煎熬。他是正处级干部，有公费医疗，吃药对他来说不是经济负担，但吃药只能控制病情，却不能让他"解放胃口"。没办法，终于有一天，他敲开了邻居老友的门，说："老夏，有没有一种食物，既能治我的病，又能消除我的饥饿感。"周围的朋友都很理解老李的心情，于是给他推荐了两道食疗汤：清水南瓜汤和绿豆南瓜汤。具体做法是：

清水南瓜汤：用 250 克鲜南瓜，加入清水，煮熟后放少量的盐，起锅即可食用。绿豆南瓜汤：30 克绿豆，250 克切成块的南瓜，加入适量清水煮熟食用。

老李回去照着这个方法"解放胃口"，不再有饥饿感，再辅之以药物治疗，血糖逐渐下降，精神状态也好了很多。

需要说明的是，采用食疗的方法治疗糖尿病，不仅要注意控制血糖、血脂，以预防或延缓并发症的发生和发展，而且还要注意维持血糖、血脂的正常含量，以改善身体对胰岛素的敏感性。

菠菜根，给血糖打的"镇静剂"

继癌症之后，糖尿病成为现代疾病中的"第二杀手"。其实，糖尿病本身并不可怕，可怕的是它的并发症，糖尿病带来的危害几乎都来自它的并发症。

有一位患者，患糖尿病好几年了，但是因为在饮食上一直保持着良好的习惯，并且配合医生治疗，所以从检查出糖尿病直到现在，他的病情不仅没有加重，反而比以前减轻了许多。他的精神很好，完全看不出是一个曾经患有严重糖尿病的人。这一切都归功于他在饮食上下的工夫，一本《本草纲目》都快被他翻烂了，他还把这几年从各种中医书上摘抄下来的食疗方送给别人，下面就是他提供的食疗方：菠菜根汤饮。

这个汤的具体制作方法是：先准备鲜菠菜根 60～120 克，干鸡内金 15 克。然后以水煎服。每日一剂，2～3 次分服。此方具有敛阴润燥、止渴的功效，适用于糖尿病、消渴饮水无度。

此外，李时珍在《本草纲目》里一再强调吃东西要吃对，吃得合适了，不仅不生病，还有强身健体的作用。然而，很多糖尿病患者出于忌口的原因，始终与水果保持距离。其实糖尿病患者也可以吃水果，关键是根据病情科学合理地选择。

水果中的糖类包括果糖、葡萄糖及蔗糖，这些糖都属于简单糖，食后血糖很快上升。其中果糖在代谢过程中不需要胰岛素的参与，所以糖尿病患者可以在营养师的指导下，根据病情选用部分水果。